AF377823

PUBLICATION

DE LA

RÉUNION DES OFFICIERS

GUIDE MÉDICAL PRATIQUE

DE

L'OFFICIER

PUBLICATION DE LA RÉUNION DES OFFICIERS

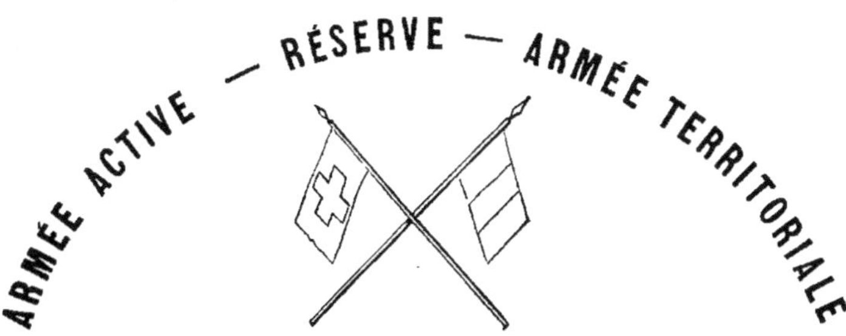

GUIDE MÉDICAL PRATIQUE
DE L'OFFICIER

GÉNÉRAUX ET CHEFS DE CORPS :

HYGIÈNE MILITAIRE ; — GRANDES ÉPIDÉMIES D'ARMÉES ; — HYGIÈNE DES CHAMPS DE BATAILLE

OFFICIERS DE TOUS GRADES :

APERÇU DE L'ORGANISME HUMAIN ; — PREMIERS SECOURS AUX BLESSÉS SUR LE CHAMP DE BATAILLE
(*Hémorragies, Fractures, Transport à l'Ambulance*) ; — CONSEILS D'HYGIÈNE DE COMBAT ; .
GUIDE MÉDICAL DE L'ALGÉRIE ; — GUIDE DES PETITES INDISPOSITIONS
POUR LES DÉTACHEMENTS SANS MÉDECIN ;

OFFICIERS DE RECRUTEMENT ET MEMBRES DES CONSEILS DE RÉVISION :

CHOIX DES RECRUES, POIDS, AGE ; — PÉRIMÈTRE THORACIQUE ;
DE L'APTITUDE AUX DIFFÉRENTES ARMES ; — LA FRANCE AU POINT DE VUE
DES DÉCHETS DE CONTINGENT ; — PREMIÈRES APPLICATIONS DU SERVICE OBLIGATOIRE 1873-74
RECRUTEMENT DES ARMÉES ÉTRANGÈRES ;

PAR

AMÉDÉE CHASSAGNE

Médecin-Major au 7e Dragons,

ET

EMERY-DESBROUSSES

Médecin-major au 4e Cuirassiers, Officier de la Légion d'honneur.

Ouvrage orné de nombreuses figures intercalées dans le texte.

PARIS
LIBRAIRIE CH. DELAGRAVE
58, RUE DES ÉCOLES, 58

—

1876

PRÉFACE

Il n'est pas difficile de conduire les troupes au feu, mais bien de les faire vivre et de les conserver.

(Maréchal BUGEAUD.)

A la suite des événements militaires de 1870-1871, une transformation profonde s'est accomplie dans la constitution et les habitudes de l'armée.

Par l'adoption du principe du service obligatoire, les forces militaires du pays se sont confondues avec la Nation même, dont la partie virile et valide, tout entière, est appelée, à divers titres, à participer à la défense.

L'armée, c'est désormais tout le monde; chaque famille y compte un fils, chaque foyer une attache.

De ce nouvel ordre de choses est sorti le sentiment général de la nécessité d'études plus variées et plus étendues qu'autrefois, dans les corps d'Officiers de toutes armes, à tous les degrés de la hiérarchie et dans tous les bans de l'armée nationale. Une émulation féconde s'est fait jour, favorisée par un haut et bienveillant patronage : ne faut-il pas qu'ici les aînés donnent l'exemple; là, que les nouveaux venus s'élèvent jusqu'aux aînés; que tous soient dignes de commander?

La création des Réunions d'officiers, les bibliothèques et les cours, les sacrifices matériels faits par l'État et les municipalités, en vue des études militaires, les conférences, les mémoires, les livres, l'extension énorme de la publicité sur les questions qui touchent, de près ou de loin, à l'art de la guerre, telles sont les conséquences de ce mouvement, plein de promesses pour les destinées de la patrie.

Les luttes de la parole et de la plume sont, en effet, un élément inévitable de la préparation à la guerre devenue plus que jamais une Science. Jusque dans les rangs, le soldat n'atteindra à l'intégrité de ses moyens, qu'à la condition de posséder une certaine somme d'instruction, que la loi, du reste, a sagement prévue.

La conception de ce livre, tout de vulgarisation, le rattache étroitement à cet ensemble de circonstances. En suivant le courant des aspirations communes, et lés progrés déjà réalisés, nous avons pensé qu'à côté de publications plus spéciales il y avait place encore pour un GUIDE MÉDICAL PRATIQUE DE L'OFFICIER, dans lequel on enseignerait les moyens de conserver, en paix pour la guerre, en guerre pour la bataille, le soldat instruit, ce capital, de si difficile reconstitution, aux moments critiques surtout (1).

Nous avons tenté ce travail, modeste, mais non sans difficultés et sans écueils. Pour en souligner, en quelque sorte, le caractère *usuel* et de *consultation quotidienne;* pour y mettre sous la main de chacun les *connaissances utiles* à

---

(1) Un travail analogue au nôtre existe à l'étranger : *Principes d'hygiène sanitaire pour les officiers de l'armée suisse*, par Alb. Wein mann. Lausanne, **1874**.

tous les degrés du commandement, nous en avons distribué les matériaux de la façon suivante :

ESQUISSE ANATOMO-PHYSIOLOGIQUE,
HYGIÈNE MILITAIRE,
GUIDE CHIRURGICAL,
GUIDE MÉDICAL,
RECRUTEMENT.

Dans notre pensée, ce sera un *Vade-mecum* de paix et de guerre, contenant tout ce qu'il est essentiel à l'officier de savoir, pour lui-même et pour sa troupe, en matière d'*Hygiène*, d'*Épidémies* d'armées, de *Premiers secours* aux blessés, et relativement aux délicates opérations du *Recrutement*.

Un exposé ANATOMIQUE, fait à grands traits, nous a paru devoir ouvrir le livre à titre d'introduction presque obligée et pour l'intelligence des autres parties. Malgré tous nos efforts pour réaliser la vulgarisation d'un sujet dont l'utilité n'est pas contestable, il ne nous échappe point que ce chapitre reste assez ardu et d'un abord difficile. Aussi l'avons-nous fait court et accompagné de figures qui, nous l'espérons, feront à la partie descriptive un complément matériel suffisant. A vrai dire, les lecteurs à qui nous nous adressons savent à merveille qu'on n'arrive pas sans efforts à mériter le commandement et nul d'entre eux n'est disposé à fléchir devant la besogne.

A de nombreux renvois qui eussent alourdi le texte nous avons substitué un Index bibliographique général, où sont indiqués tous les ouvrages consultés, depuis ceux des maîtres : Chenu, Legouest, Didiot, L. Colin, Villemin, Morache, Vallin, Parkes, Heyfelder, jusqu'aux plus récentes thèses de nos jeunes camarades. Nous espérons n'avoir oublié personne, bien que, dans le but d'être absolument précis et pratiques, de produire une œuvre d'*actualité*, nous ayons particulièrement dirigé nos recherches du côté des documents, français ou étrangers, nouvellement parus. Ceux-là sont, en effet, plus immédiatement, les enseignements des dernières guerres.

En terminant, nous adresserons nos remercîments, pour leurs si bienveillantes communications, à M. le lieutenant-colonel Cruzis, attaché militaire à l'ambassade d'Autriche-Hongrie, et à M. le colonel James Conolly, attaché militaire à l'ambassade anglaise.

LES AUTEURS.

PREMIÈRE PARTIE

ESQUISSE ANATOMO-PHYSIOLOGIQUE

GUIDE MÉDICAL PRATIQUE

DE L'OFFICIER

ESQUISSE ANATOMO-PHYSIOLOGIQUE

L'Anatomie a besoin d'être vue plutôt que lue.

Comme la Physique par les instruments, la Chimie par les manipulations, elle doit parler aux yeux, il lui faut des planches et plus de crayon que de plume.

Une description détaillée ne vaut jamais une médiocre figure ; — aussi avons-nous écourté le texte au bénéfice des dessins.

Ce n'est là du reste qu'un Aide-mémoire succinct destiné simplement à servir de fil conducteur, de *clef* pour l'intelligence des déductions ultérieures, — comme une Préface explicative des autres Parties du livre. Pour mieux l'indiquer, nous avons appuyé sur les deux points directement pratiques et essentiels, le *Squelette (Fractures, luxations)*, les *Artères (Hémorrhagies)*.

Il était impossible de ne pas faire suivre l'appareil, le mécanisme de notions sur sa mise en marche, son travail, — la FONCTION.

Nous l'avons fait en quelques lignes esquissant le jeu physiologique des Organes. Sans doute il faut des années pour devenir Anatomiste, mais il y a place là comme ailleurs pour une Vulgarisation mesurée qui s'est étendue du reste à l'Enseignement scolaire. On connaît avec détail les machines et moteurs, vapeur, électricité, — quelquefois *l'Hippologie*, — beaucoup moins la machine humaine — la NÔTRE cependant.

Nous diviserons ce sujet assez complexe en :

	I°			II°	
APPAREILS de la VIE DE RELATION (de communications extérieures, de vie sociale).	Organes locomoteurs.	Os, Articulations, Muscles, Aponévroses.	APPAREILS de la VIE DE NUTRITION (de la vie intime individuelle).	Circulation, Respiration, Sécrétions, Digestion, Absorption.	
	Système nerveux et organes des sens. Organe vocal, larynx.				

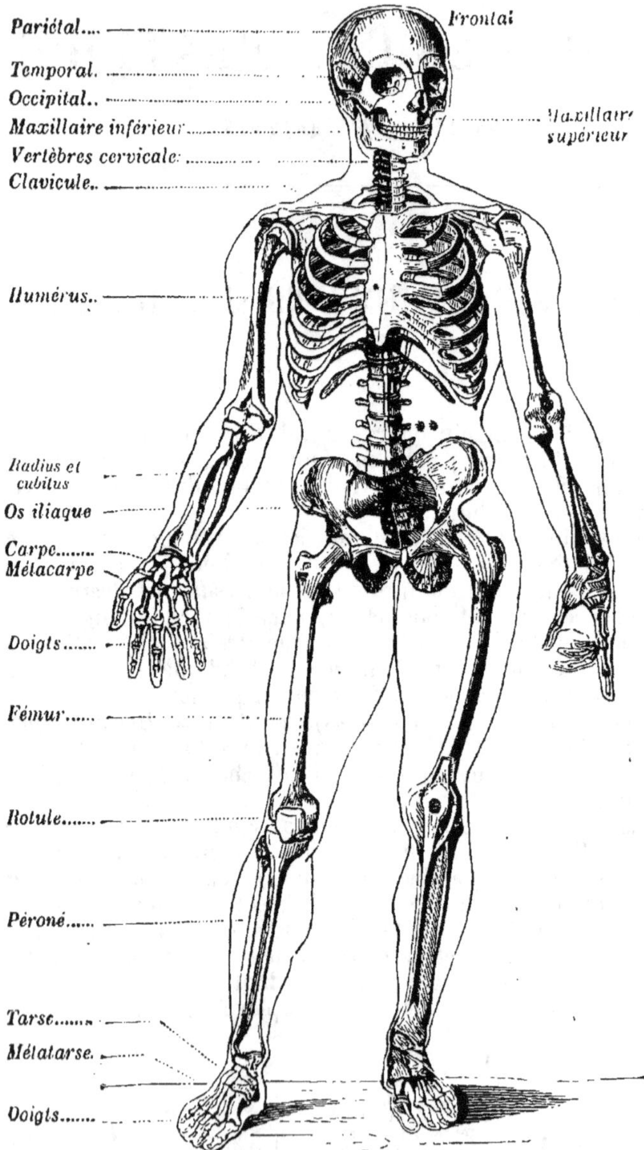

Fig. 1. — Squelette humain. — * Sternum. — ** Vertèbres lombaires. — Le côté gauche présente les articulations avec leurs ligaments.

TITRE IER

TITRE Iᴱᴿ

APPAREILS DE LA VIE DE RELATION.

CHAPITRE Iᵉʳ

ORGANES LOCOMOTEURS.

Article Iᵉʳ.—Os, Squelette.

Les Os constituent la charpente humaine.

Formés de deux substances, l'une cartilagineuse, — la trame organique, l'autre calcaire, incrustée dans les fibres et lamelles de la première, — ils sont entourés d'une membrane fibreuse (périoste), très-riche en vaisseaux et jouant dans la reproduction osseuse un rôle actif que la chirurgie moderne a utilisé (évidements, résections).

Les Os se divisent en os *longs*, *courts* et *plats*.

Le Squelette, assemblage, synthèse du système osseux, se compose de trois parties : *Tronc, Tête, Membres.* (V. fig. 1.)

§ Iᵉʳ.

Le Tʀᴏɴᴄ est décrit le premier, parce que son axe central, médian, la *Colonne vertébrale*, est le pivot, la clef de voûte de l'édifice humain.

Elle se compose de vingt-quatre os, *vertèbres*, divisés par régions descendantes en 7 *cervicales*, 12 *dorsales*, 5 *lombaires.* Elles reposent les unes sur les autres, séparées par des disques cartilagineux qui leur assurent une certaine mobilité de raccourcissement et de latéralité.

Vue d'ensemble, la Colonne présente une concavité cervicale et une lombaire séparées par une convexité dorsale. Cet S mécanique de renforcement ajoute beaucoup à sa résistance. En arrière, les apophyses épineuses constituent l'épine du dos, saillie osseuse servant de point d'attache à des muscles très-puissants. Latéralement, les apophyses transverses jouent un rôle analogue. (Voir fig. 8 la puissante musculature dorsale.)

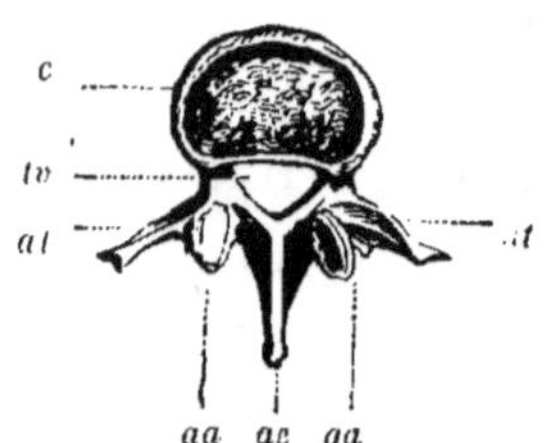

Fig. 2.— Vertèbre vue par sa face supérieure. — *c*, corps de la vertèbre. — *tv*, trou vertébral.—*at. at*, apophyses transverses. — *aa*, *aa*, apophyses articulaires. — *ae*, apophyse épineuse.

En avant, le corps des vertèbres forme une masse osseuse, épaisse, défensive, sous laquelle s'abritent, comme nous le verrons (page 32) des vaisseaux très-importants (aorte). Enfin, pour remplir son rôle essentiel d'amortissement des chocs et de cuirasse protectrice de la moelle épinière — la Colonne vertébrale est creusée d'un canal qui, s'abouchant en haut dans la tête (*trou occipital*), se soude en bas sur le bassin présentant, chemin faisant, des trous latéraux à chaque vertèbre (*trous de conjugaison*).

On devine que les fractures et luxations de la Colonne vertébrale — base anatomique du Squelette — sont aussi graves que rares, — le choc se décomposant sur chaque vertèbre et celle-ci étant unie à ses voisines par des insertions musculaires et des ligaments très-puissants (1). Comme nous le verrons en Hygiène, la concavité lombaire a été utilisée comme point d'appui physiologique très-rationnel de la charge du soldat (sac — valise Koppel, adopté en Angleterre et à l'étude en France.)

— En second lieu, le *Tronc* se compose du *sternum* et des *côtes*. Le *Sternum* est un os plat situé à la partie antéro-médiane de la poitrine. C'est le barreau de devant de la cage thoracique. Les côtes viennent s'arc-bouter sur lui et il s'articule en haut avec les clavicules.

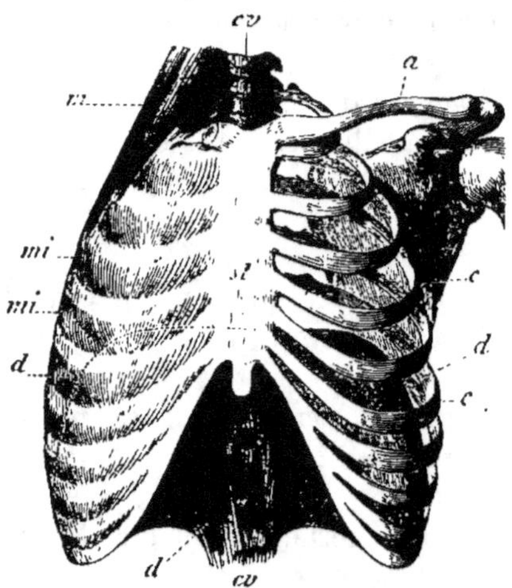

Fig 3. — Conformation de la poitrine. — (Le côté gauche de la figure présente seulement les parties osseuses.)— *cv*, colonne vertébrale, — *a*, clavicule. — *c, c*, côtes. — *st*, sternum. — *m*. muscles élévateurs des côtes supérieures. — *mi*, muscles intercostaux. — *d*, muscle diaphragme.

---

(1) Cette puissance est telle qu'on peut attacher un poids de 50 kilog. aux hanches d'un cadavre suspendu par la tête, sans que les vertèbres se disjoignent.   (PAULET.)

Les *Côtes*, arcs osseux aplatis et allongés,—formant le grillage latéral du thorax — s'articulent en arrière avec la colonne vertébrale; en avant avec le sternum par l'intermédiaire de prolongements (cartilages costaux). Il y en a 12 paires; les cartilages des sept premières (*vraies* côtes) s'articulent directement avec le sternum; ceux des cinq autres (*fausses* côtes) se réunissent à ceux des côtes précédentes.

Comme on le voit (fig. 3), formée par la colonne vertébrale en arrière — le sternum en avant, les côtes sur les deux faces latérales, — la poitrine ou *thorax*, est une cage en forme de cône tronqué; elle protége les organes si importants de la Circulation et de la Respiration.

§ II. — *Tête*. (V. Nombre des blessures de tête, Tableau p. 172.)

La TÊTE se divise en *crâne* et *face*.

1° Le CRANE est une boîte osseuse (très-résistante et défensive) logeant les centres nerveux. Il est formé de plusieurs os, qui sont : le frontal en *avant*,—*latéralement* les pariétaux en haut, les temporaux en bas,—en *arrière*, l'occipital; le sphénoïde et l'ethmoïde à *la base*. A cette même base existe une série de trous livrant passage aux nerfs crâniens. Ce sont les similaires des trous de conjugaison des vertèbres (fig. 4).

Les os du crâne s'engrènent par des sutures dentées, d'autant plus apparentes que le sujet est plus jeune. Aussi, chez l'enfant, voit-on deux espaces triangulaires, non encore ossifiés (*fontanelles*), et simplement formés par la peau et l'adossement de deux périostes, interne et externe. Ils sont situés aux extrémités de la suture médiane du crâne, unissant les deux pariétaux ; la fontanelle antérieure est la plus développée et la plus lente à s'ossifier.

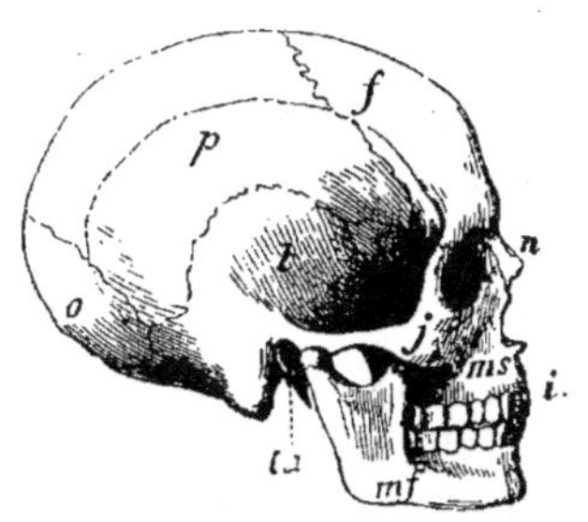

Fig. 4. — Tête osseuse. — *f*, frontal. — *p*, pariétal. — *t*, temporal. — *o*, occipital. — *s*, sphénoïde. — *ta*, trou auditif. — *n*, os nasaux. — *ms*, maxillaire supérieur. — *mf*, maxillaire inférieur.—*j*, os malaire ou os de la pommette.—*i*, arcades dentaires.

2° La FACE contient les organes sensoriaux de la Vue, de l'Odorat et du Goût; — elle est formée de plusieurs os, qui sont : les deux *maxillaires supérieurs*, les deux *malaires* (pommettes), le *maxillaire inférieur*, puis de petits os : les cornets du nez, le vomer (cloison des fosses nasales), les deux palatins (voûte de la bouche), l'os unguis, etc.

La face est irrégulière, creusée de plusieurs cavités : les orbites, les fosses nasales enfin, la bouche, dont l'ouverture est dessinée par les arcades dentaires.

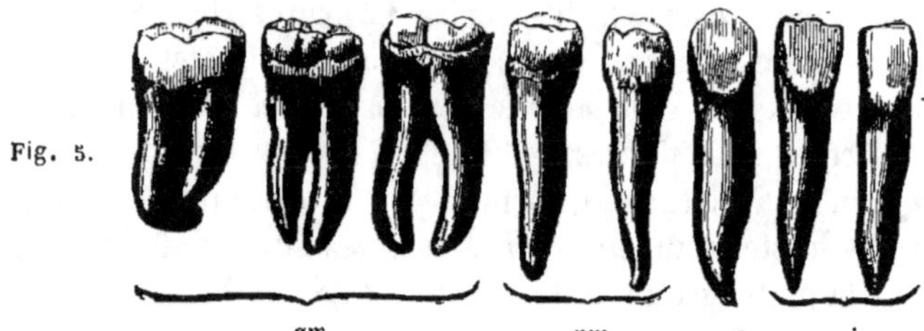

Dents de l'homme : *gm*, gr. molaires. *pm*, petites molaires. *c*, canine. *i*, incisives.

Fig. 5.

Les dents sont au nombre de 32 chez l'adulte : 4 incisives,
2 canines et 10 molaires à chaque mâchoire (fig. 5).

La tête — nous l'avons vu — repose sur la colonne vertébrale par
la portion horizontale de l'occipital, de façon à aboucher le canal
vertébral avec la cavité crânienne. Celui-ci devient le prolongement de celle-là, comme la moelle épinière, qu'il protége, est le
prolongement des centres nerveux défendus par les os du crâne.

Nous verrons plus loin que quelques os du crâne et de la face
(frontal, maxillaires supérieurs) contiennent dans leur épaisseur
des cavités dites *sinus*, communiquant avec les fosses nasales,
et jouant un rôle dans l'olfaction.

§ III. *Membres*. (V. Nombre des blessures des membres, Tableau, p. 172).

Les MEMBRES SUPÉRIEURS (dits BRAS) se composent : de
l'*épaule*, du *bras*, de l'*avant-bras* et de la *main*.

1° L'ÉPAULE n'a que deux os, la clavicule et l'omoplate.

La *clavicule* est placée transversalement à la partie supérieure
du thorax. Elle s'articule au dedans avec le sternum, en dehors avec l'omoplate ; elle est un peu contournée en S.

L'*omoplate*, placée à la partie postéro-supérieure du tronc et
appliquée sur lui, offre en avant une cavité articulaire (*glénoïde*)
qui loge la tête de l'humérus. (V. fig. 3.)

2° Le BRAS est formé par un seul os, l'*humérus*, cylindrique
en haut, prismatique et triangulaire en bas. Son extrémité supérieure arrondie (*tête* de l'humérus), articulée avec l'omoplate,
se relie au corps de l'os par une partie rétrécie, de moindre
résistance par conséquent et prédestinée aux fractures d'où le
nom de *col chirurgical*. L'extrémité inférieure forme une poulie
articulée avec les deux os de l'avant-bras. Les deux points

extrêmes saillants de la poulie, faciles à sentir sous le doigt (*épicondyle et épitrochlée*) servent d'attache à la plupart des muscles de la région. (V. fig. 1.)

3° L'AVANT-BRAS, nous l'avons dit, est composé de deux os prismatiques et triangulaires, le *cubitus* en dedans, le *radius* en dehors. Les extrémités inférieures de ces os se terminent par des apophyses styloïdes analogues aux malléoles du cou-de-pied ou *chevilles*.

Radius et Cubitus articulés l'un à l'autre en haut et en bas s'éloignent à la partie moyenne et sont reliés par un ligament fibreux dit *ligament interosseux* (existant aussi à la jambe) et servant de point d'attache aux muscles profonds de l'avant-bras.

4° La MAIN, organe de préhension et d'importance anatomophysiologique si grande, est formée : du *carpe*, du *métacarpe* et des *doigts*.

Le *Carpe* est composé de 8 petits os serrés les uns contre les autres et disposés en deux rangées transversales de quatre os entre l'avant-bras et le métacarpe.

Le *Métacarpe* est constitué par cinq os allongés et parallèles. Ces os s'articulent par leur extrémité supérieure avec la deuxième rangée du carpe, par l'inférieure avec les phalanges. On les désigne sous les noms de 1er, 2e, 3e, 4e, 5e, métacarpien, en commençant par le pouce; ils sont de volume et de force proportionnels à ceux des doigts correspondants; le métacarpien du pouce est le plus gros, celui du petit doigt le plus grêle.

Les *Doigts* sont divisés en phalanges articulées à la suite les unes des autres au nombre de trois pour chaque doigt, à l'exception du pouce, qui n'en a que deux. Les articulations des phalanges sont de véritables poulies très-mobiles se prêtant aux mouvements si variés de la main.

— Les MEMBRES INFÉRIEURS (dits *jambes*) sont absolument les similaires des membres supérieurs; une analogie évidente naît de la description de chacune de leurs parties, *hanche, cuisse, jambe, pied*.

1b La HANCHE est l'épaule du membre inférieur : elle est formée de chaque côté par un os large et fort, os *iliaque* (V.fig. 1). Les deux os iliaques s'articulent— en avant entre eux —en arrière avec le sacrum; ils constituent de la sorte une large ceinture osseuse, dite *Bassin*, qui sert comme le thorax à loger et protéger des organes importants.

Le Bassin (nous l'avons vu) sert de point d'appui à la Colonne vertébrale ; il repose lui-même sur les membres inférieurs.

2° La CUISSE, comme le bras, n'est formée que d'un seul os, le *fémur*. Cet os, le plus long et le plus fort du squelette, est un peu arqué en avant, — arrondi mais un peu plus mince, d'où moins résistant à sa partie moyenne ; — son extrémité, ou *tête* du fémur, va se loger dans la cavité *cotyloïde* de l'os iliaque (analogue de la cavité *glénoïde* de l'épaule). Cette tête est supportée elle aussi (analogie nouvelle) par une partie rétrécie ou *col*, très-prédisposé aux fractures (vieillards).

L'extrémité inférieure du fémur, plus volumineuse que la supérieure, présente deux éminences (*condyles*) qui constituent les saillies latérales du genou ; l'antérieure est formée par la *Rotule*, os triangulaire développé dans l'intérieur du ligament du muscle droit antérieur de la cuisse. La rotule ferme et protége en avant l'articulation du genou, la plus développée, la plus exposée du squelette.

3° La JAMBE est composée de deux os, *tibia* et *péroné*. Le premier, volumineux et fort, situé en dedans, le deuxième, grêle en dehors ; tous deux réunis par un ligament interosseux. On devine facilement les analogues du cubitus et du radius de l'avant-bras — les deux extrémités inférieures forment deux saillies appelées *malléoles* interne et externe (ou *chevilles*) circonscrivant une mortaise oblongue à saillie médiane pénétrant dans la rainure de la poulie astragalienne.

4° Le PIED présente les trois parties similaires de la main ; le *tarse*, le *métatarse* et les *orteils* (fig. 1).

Le *Tarse* est formé de sept os enclavés les uns dans les autres ; — les plus importants sont : l'*astragale*, qui supporte le poids du corps (centre de gravité du membre) et se place entre les deux malléoles, le *calcaneum* ou talon, le scaphoïde, le cuboïde et les trois cunéiformes qui s'articulent avec les métatarsiens.

Le *Métatarse* comprend cinq os, désignés, comme ceux du *métacarpe*, sous les noms de 1er, 2e, 3e, 4e, 5e métatarsiens et comptés, — comme à la main, — à partir du pouce. Les *orteils*, comme les doigts, sont constitués par des phalanges disposées de la même façon et en même nombre.

Nous ne saurions trop recommander l'étude anatomique du pied aux Officiers qui veulent résoudre la question si complexe et si intéressante de la meilleure chaussure du soldat.

Article II. — Articulations.

A grands traits voilà le Squelette; — il nous reste à dire comment ses diverses pièces sont ajustées, assemblées, articulées, ce qui logiquement varie selon la fonction et les mouvements. Dans les articulations immobiles, — simple juxtaposition, — l'union se fait à l'aide de dents de scie qui s'engrènent de manière à former des *sutures* (crâne).

Dans les articulations mobiles, les surfaces articulaires sont recouvertes d'un tissu cartilagineux poli, lisse et maintenues en position par des liens fibreux qui les fixent (*ligaments*).

Les mouvements variés suivant le mode articulaire, peuvent s'exécuter dans tous les sens, à l'épaule et à la hanche, parce qu'il y a là une tête osseuse fixée par une capsule dans une cavité.

Au coude et au genou, la flexion et l'extension sont seules possibles (fig. 6).

Les surfaces articulaires des articulations mobiles sont tapissées par une membrane séreuse (membrane synoviale), qui sécrète l'huile de la machine — graissant les pièces et facilitant les glissements — la *synovie*.

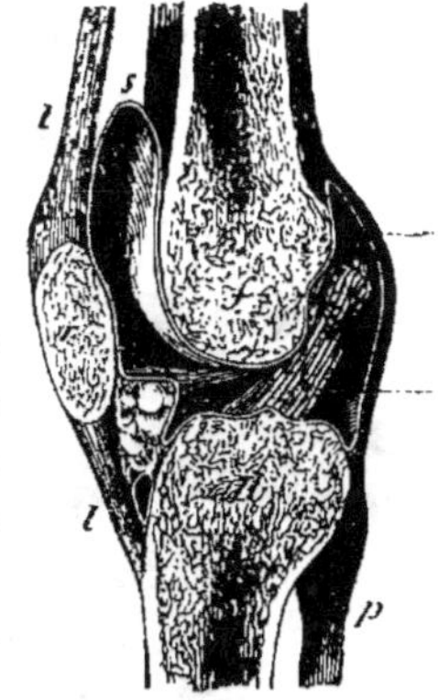

Fig. 6. — Coupe verticale de l'articulation du genou. — *tb*, coupe du tibia. — *p*, péroné. — *f*, coupe du fémur. — *r*, coupe de la rotule. — *t*, tendon qui ferme l'articulation en avant et contient la rotule. — *s*, membrane synoviale formant la capsule articul^re.

Article III. — Muscles.

Les *Muscles* sont les organes actifs, les générateurs du mouvement; en se contractant ils font jouer les diverses pièces du squelette.

Appelés vulgairement *chair*, ils sont formés de faisceaux de fibres dont l'élément chimique est le principe azoté dit fibrine. Il y a deux variétés de muscles : les uns, les plus nombreux, les seuls chirurgicaux dont les contractions sont soumises à la volonté, muscles *volontaires* ou muscles *de la vie de relation* (muscles striés); les autres, dont les mouvements sont involontaires (muscles lisses), de la vie *végétative* ou de *nutrition*.

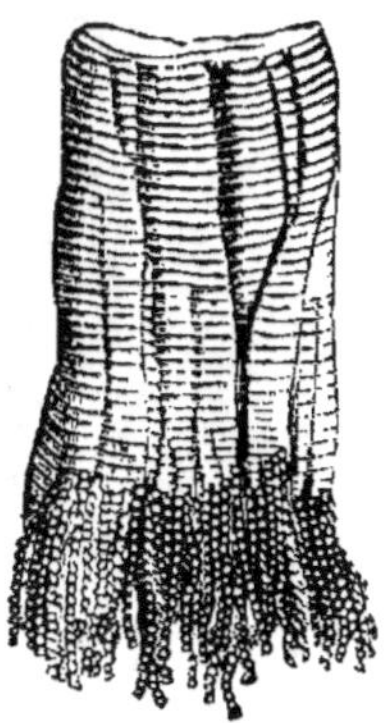

Fig. 7. — Faisceau de fibres musculaires vues au microscope.

Fixés aux os (leviers dont ils sont les ressorts), les faisceaux musculaires se terminent par des cordons blanchâtres, nacrés, (tendons), qui les continuent, les terminent, et—très-solides, d'une texture fibreuse, serrée,—prennent sur le squelette une implantation, un point d'appui des plus résistants. Des brides fibreuses ou gaines, placées en travers des tendons, les assujettissent en place et empêchent qu'ils ne dévient pendant la contraction musculaire : les unes sont spéciales à certains tendons (doigts), les autres à plusieurs (poignets, cous-de-pieds).

Considérés d'une manière générale, les Muscles des membres (les plus importants au point de vue de notre étude pratique) sont : *extenseurs*, *fléchisseurs*, *abducteurs* (éloignant le membre de l'axe du corps), *adducteurs* (l'y ramenant).

Leur volume varie en raison de la fonction et du travail ;—le *biceps* du bras, les *jumeaux* du mollet dessinent de fortes saillies ; — le *plantaire grêle* est presque filiforme.

Les figures 8 et 9 accusent très-bien ces contrastes : la première donne les puissants muscles du tronc, la deuxième les muscles su-

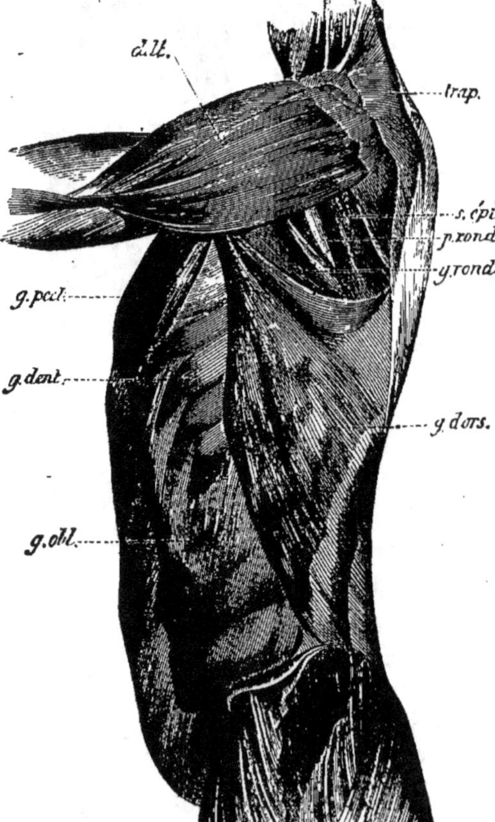

Fig. 8. — Muscles superficiels du tronc. — *trap.*, trapèze. — *delt.*, deltoïde. — *s-épi*, sous-épineux. — *p. rond*, petit rond. — *g. rond*, grand rond. — *g. pect.*, grand pectoral. — *g. dent.*, grand dentelé. — *g. dors.*, grand dorsal. — *g. obl.*, grand oblique.

perficiels de la face amenant les contractions de la peau, les rides, les plissements qui constituent le jeu de la physionomie.

Les fibres charnues des muscles sont unies entre elles par du tissu graisseux interposé dans toute l'économie sous le nom de tissu *cellulaire*; il est formé par un assemblage de cellules constituant un feutrage, un crible à cavités ou aréoles multiples, dans lesquelles s'accumule la graisse (fig. 10).

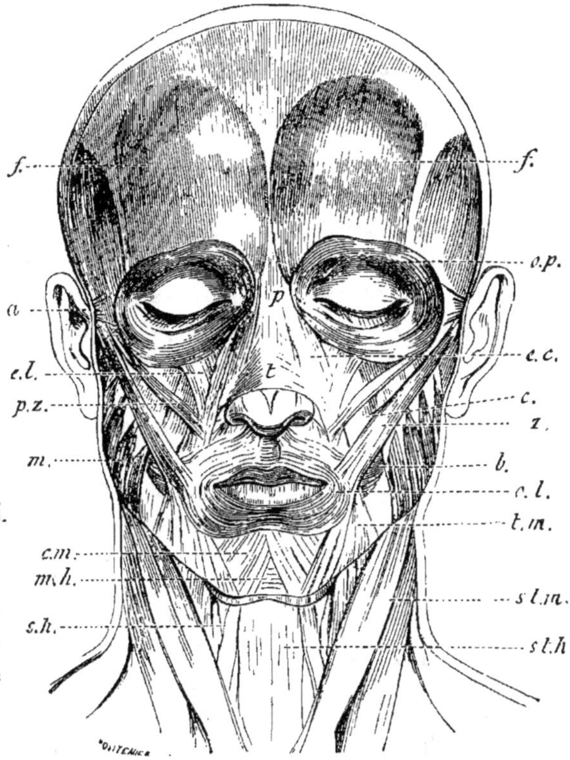

Fig. 9. — Muscles superficiels de la face.—*f*, frontal.—*o.p.* rbiculaire des paupières.—*a.a.*, auriculaire antérieur.—*p.*, pyramidal.—*t.*, triangulaire—*e.c.*, élévateur commun de la lèvre supérieure et du nez.—*e.l.*, élévateur propre de la lèvre supérieure —*c.*, canin.—*z.*, zygomatique.—*p.z.*, petit zygomatique.—*m.*, masseter.—*b.*, buccinateur.—*o.l.*, orbiculaire des lèvres *t.m.*, triangulaire du menton.—*cm.*, carré du menton.—*m.h.*, houppe du menton.—*st.m.*, sterno-mastoïdien. — *st.h.*, sterno-hyoïdien. — *s.h.*, scapulo-hyoïdien.

Ce tissu cellulaire sert de lit, de coussinet élastique aux artères, veines et nerfs qui descendent et se glissent presque toujours côte à côte entre les divers muscles.

Les *Aponévroses*, membranes fibreuses, blanchâtres, luisantes, résistantes servent d'enveloppe aux muscles, soutiennent leurs faisceaux pendant la contraction, limitent, individualisent leur travail. Aux membres il existe une aponévrose formant un véritable manchon autour de

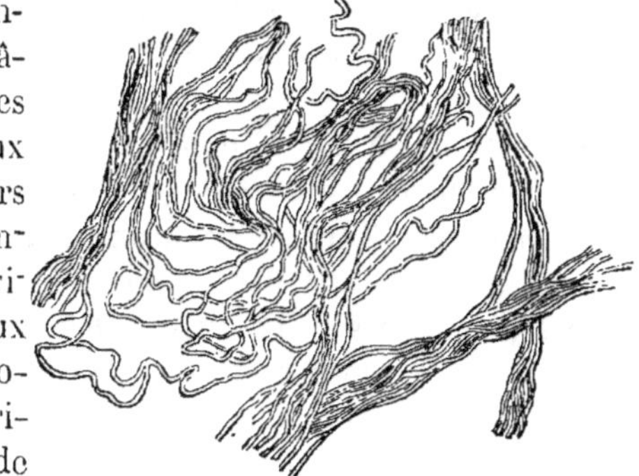
Fig. 10—Fibres du tissu cellulaire vues au microscope.

la masse musculaire ;—de la face interne de ce manchon rayonnent des prolongements, des cloisons ou feuillets aponévrotiques constituant *une gaine* spéciale à chaque muscle.

PHYSIOLOGIE. — MÉCANISME DU MOUVEMENT.

Voici donc des *os*, leviers, — des *ligaments* qui les unissent, des *muscles* qui les mettent en action. Assistons au jeu fonctionnel, — à la mise en marche.

Sous l'influence de la volonté ou d'une excitation électrochimique, les fibres musculaires se raccourcissent : c'est la contraction ; elle est produite soit par un plissement en zig-zag, soit par un raccourcissement fibrillaire analogue à celui du fil de caoutchouc. Ce raccourcissement a pour résultat obligé le rapprochement des os sur lesquels les tendons terminaux inextensibles vont s'implanter (fig. 11).

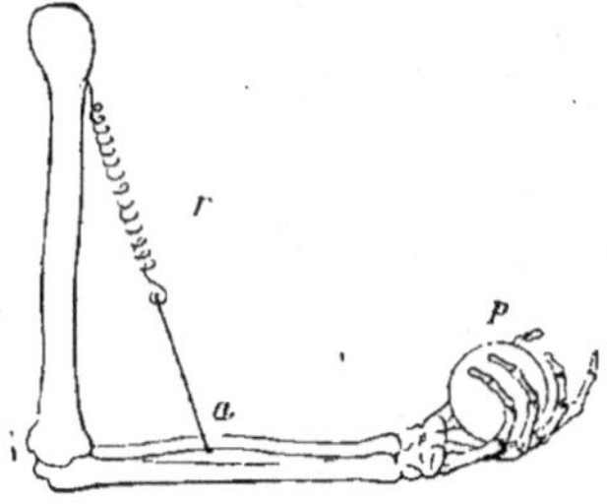

Fig. 11. — Mécanisme de l'action musculaire. — *p*, puissance. — *b*, point d'appui. — *a*, point d'application de la puissance. — *r*, résistance.

Comme en toute machine, le travail *utile* musculaire est amoindri par des frottements et glissements, par l'obliquité d'insertion, etc.

Les Os sont de véritables leviers des trois genres ; les plus répandus sont ceux des premier — et surtout troisième genres (le levier *locomoteur* par excellence).

Type de levier du premier genre, la *tête* : le *point d'appui* se trouve sur la colonne vertébrale, la *résistance* est le poids de la face qui l'entraîne en avant, la *puissance* est en arrière, à l'insertion des muscles postérieurs du cou.

Levier du troisième genre. *Flexion de la jambe sur la cuisse.* *Point d'appui*, articulation du genou. *Puissance*, muscles biceps, droit interne, couturier. *Résistance*, poids de la jambe soulevée.

Ces divers leviers sont mis en action dans les divers modes de déplacement : la *marche*, le *saut*, la *course*, la *natation*.

1° *Marche.* Le corps est transporté par l'effort successif des deux jambes, dont l'une supporte le poids du corps (qui ne quitte jamais le sol), tandis que l'autre se porte en avant. Cette alternative de repos de l'un des membres fait que l'allure peut être longtemps soutenue sans fatigue. La longueur du pas est mesurée par la grandeur du déplacement horizontal du centre de gravité.

2° Dans le *Saut*, très-fatigant au contraire, toutes les articulations sont d'abord fléchies, puis détendues soudain comme un ressort; le corps est lancé dans l'air à la façon d'un projectile.

3° Le pas *gymnastique* ou de *course* tient de la marche et du saut. C'est une succession de sauts dans lesquels le corps touche à terre par un pied, puis se trouve en l'air et séparé du sol; à ce moment les deux jambes flottent à la manière de pendules en oscillation; le centre de gravité est très-abaissé par la flexion des membres inférieurs et le corps fortement incliné en avant.

A toutes ces allures, les membres supérieurs jouent le rôle d'équilibre de balanciers, et l'arrêt est imposé non-seulement par la fatigue musculaire, mais par la suractivité respiratoire et de circulation (point de côté, palpitations).

CHAPITRE II.

SYSTÈME NERVEUX.

Les cavités osseuses que nous avons décrites (Crâne, Canal vertébral) si solides, si fortifiées — vrais réduits osseux — servent à défendre à enchâsser le moteur délicat, intime de l'organisme, le Système nerveux à la merci duquel sont les ressorts musculaires, les sens, — la vie.

Ce système comprend les centres nerveux (*cerveau, cervelet, protubérance, moelle épinière*), puis les rameaux s'irradiant de ces centres, les nerfs périphériques, fils conducteurs portant par tout le corps tous les tissus, la diffusion de la vie (fig. 12).

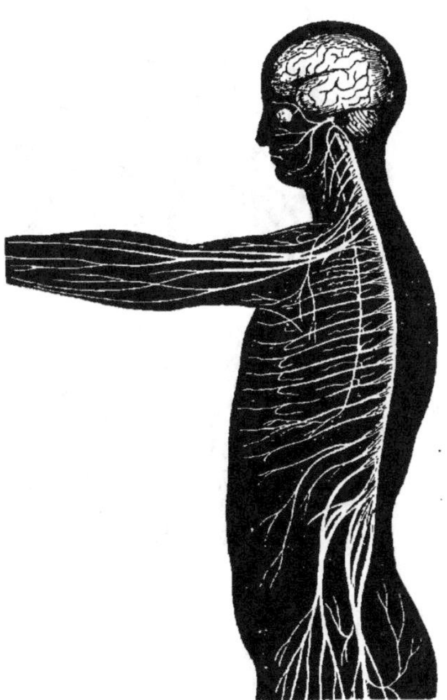

Fig. 12. — Silhouette du tronc de l'homme avec le système nerveux et les nerfs en filaments blancs.

De même qu'il y a deux variétés de muscles, les volontaires et ceux qui échappent à la volonté ; de même il y a deux systèmes nerveux qui les régissent : le système *ganglionnaire* à rôle effacé, présidant obscurément à la vie de nutrition (digestion, absorption), actes involontaires—et le Système nerveux *Cérébro-spinal*, foyer d'incitations voulues et réfléchies, le plus important, le plus répandu et le plus chirurgical.— Il nous occupera surtout.

Article Ier. — Système nerveux Cérébro-spinal.

Il comprend l'*encéphale* et la *moelle épinière*. L'*Encéphale* est le nom collectif de toute la masse nerveuse renfermée dans le crâne (cerveau, cervelet, protubérance et bulbe) (fig. 13).

1° Le *Cerveau* est la partie la plus antérieure et la plus volumineuse de l'encéphale (poids moyen 1200 gr.) ; il ressemble à un ovoïde déprimé dont la plus grosse portion est en arrière. Un sillon longitudinal le divise en deux parties (*hémisphères*); chacune se partage en *lobes* et chaque lobe en sillons circonscrivant des subdivisions ultimes, les *circonvolutions*. Dans l'intérieur du cerveau se trouvent quatre petites cavités (ventricules) communiquant toutes entre elles.

Le cerveau est formé deux substances : l'une *blanche* intérieure, l'autre *grise* externe ; il est enveloppé par trois membranes dites méninges, la *duremère* (fibreuse), l'*arachnoïde* (séreuse) et la *pie mère* la plus interne et la plus fine (celluleuse).

2° *Cervelet*. — Placé à la partie postérieure, occipitale du crâne, en arrière et au-dessous du cerveau, il est partagé comme lui en deux hémisphères, mais n'offre pas de circonvolutions.

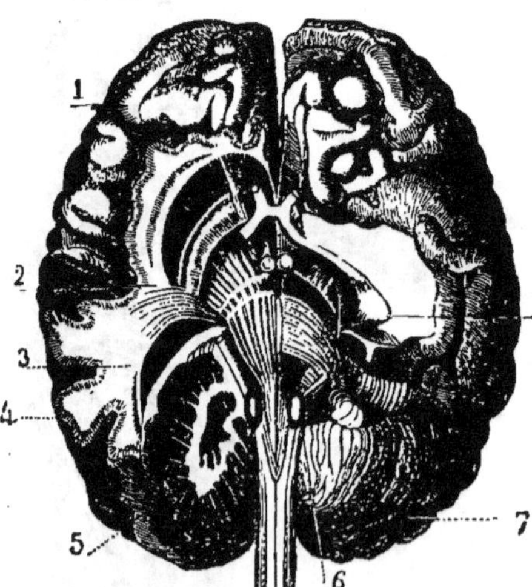

Fig. 13. — Coupe et vue d'ensemble de l'Encéphale. — 1, hémisphères cérébraux.—2, fibres de l'hémisphère droit, s'épanouissant dans les pédoncules du cerveau, après avoir passé sous la protubérance annulaire qui a été enlevée.—3, ventricule latéral droit ouvert.—4, substance grise.—5, coupe du cervelet montrant la disposition de la substance blanche et de la substance grise, *arbre de vie.*—6, corps olivaires.—7, cervelet.—8, nerf optique

Dans le cervelet la substance blanche et la substance grise s'entre-croisent de façon à dessiner à peu près la figure d'un arbre appelé *arbre de vie.*

Le cervelet est enveloppé lui aussi par les trois membranes énumérées plus haut (poids moyen 180 gr.).

3° *Protubérance annulaire.* — C'est une grosse éminence de substance blanche qui sert de lien, de trait d'union au cerveau, au cervelet et à la moelle épinière. Elle envoie deux prolongements en avant (pédoncules du cerveau) et six en arrière (pédoncules du cervelet).

4° Le *Bulbe rachidien.* — Renflement tronconique de la moelle qu'il continue dans le crâne ; — il présente deux faisceaux épais, prismatiques, dits *pyramides antérieures*, qui, à 25 millimètres de la protubérance, s'entre-croisent en natte de telle sorte que les fibres originaires de l'hémisphère gauche composent la pyramide droite et celle de l'hémisphère droit la pyramide gauche (fig. 14). Cet entre-croisement fait comprendre qu'une blessure du côté droit de la tête amène la paralysie du bras et de la jambe gauches, et une blessure à gauche la paralysie droite (effet *croisé*). Le bulbe se continue par la

MOELLE ÉPINIÈRE.

Long cordon nerveux qui descend verticalement dans

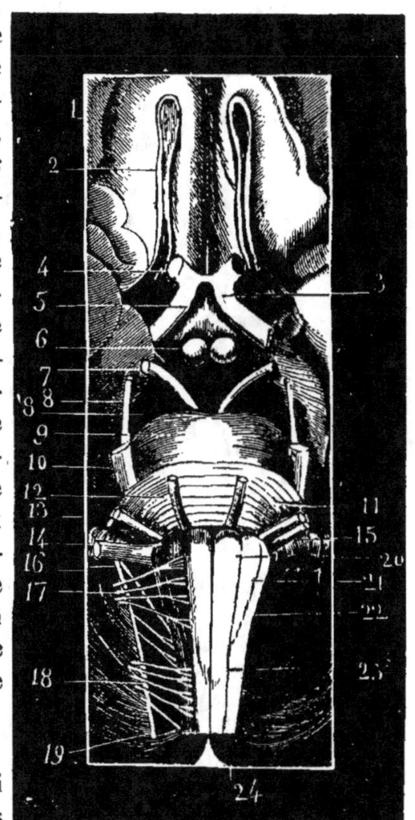

Fig. 14. — Entre-croisement des pyramides et origine des nerfs crâniens. — 1. Lobe antérieur du cerveau.—2 Nerf olfactif.—3, 5. Nerfs optiques et leur entre-croisement.—6. Éminences mamillaires.—7. Nerf moteur oculaire commun, —8. Nerf pathétique. 8. Pédoncules cérébraux.—9 et 11. Protubérance annulaire.—10. Nerfs trijumeaux — 12. Nerf moteur oculaire externe. —13 et 15. Nerf facial et nerf auditif.—14. Nerf pneumo-gastrique. — 16 et 17. Racines du nerf spinal. — 18. Racines du nerf hypoglosse.— Racine de la 1re paire cervicale.— 20. Pyramides antérieures.—21 et 22. Faisceaux latéraux et postérieurs du bulbe.—23. Point où s'entre-croisent les fibres dans les pyramides antérieures. — 24. Partie postérieure du cervelet.

la **Colonne** vertébrale creusée pour lui du canal vertébral, et se termine au niveau de la deuxième vertèbre lombaire par un faisceau, dit *queue de cheval.*

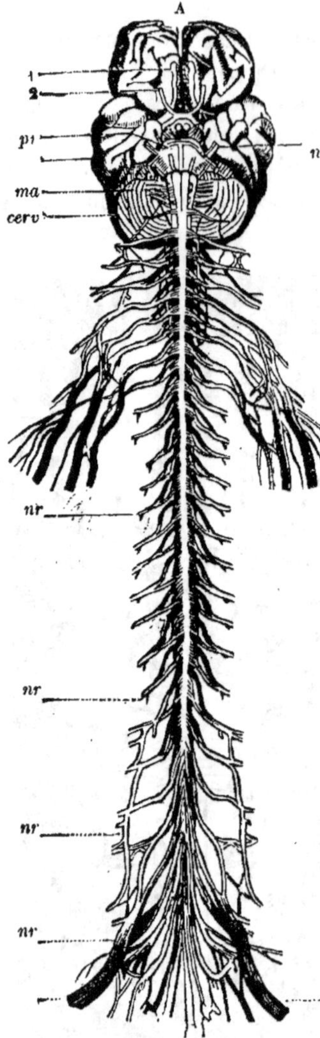

Fig. 15.—Système nerveux cérébro-rachidien. — A, grande scissure qui sépare le cerveau en deux hémisphères. — c, cerveau.— 1, nerf de l'odorat.—2, nerf de la vision.— *nt,* nerf trijumeau.—*pr,* protubérance annulaire.—*cerv,*cervelet. — *ma,* moelle allongée, origine de la moelle épinière. — *nr,* nerfs rachidiens, émanant de la moelle épinière.

Comme le cerveau, la Moelle est formée de deux substances, mais disposées en ordre inverse, la grise au centre et la blanche externe. Elle est aussi enveloppée et protégée par trois membranes qui portent mêmes noms, ont même superposition et mêmes fonctions d'attache et de protection que les méninges cérébrales.

Les Nerfs, qui font rayonner partout l'excitation vitale, sont des conducteurs blanchâtres de dimension variée (d'un cordon à un fil), formés de l'accolement de tubes nerveux parallèles et recouverts d'une seule membrane gaîne (le névrilème).

Il existe chez l'homme quarante-trois paires de nerfs : 12 paires, dits nerfs *crâniens,* naissent de la base du cerveau et de la protubérance annulaire (f. 14). Les trente et une autres paires,—nerfs *rachidiens,*— naissent de la moelle par deux racines, l'antérieure motrice, la postérieure sensitive.

Ces deux racines,en passant par les trous de conjugaison (dont nous avons déjà parlé), se confondent en un renflement (ganglion) au sortir du Canal vertébral et de là jettent deux branches, l'une *antérieure* aux muscles et à la peau de la partie antérieure, l'autre *postérieure* aux muscles et à la peau de la partie postérieure du corps. (Voir fig. 16.)

Article II. — Système nerveux ganglionnaire.

Nous ne dirons qu'un mot du système Ganglionnaire peu en évidence et à rôle chirurgical effacé. Il est constitué par de petits corps nerveux dits Ganglions placés de chaque côté de la Colonne vertébrale et formant une chaine non interrompue qui s'étend du crâne au sacrum—ils envoient des filets nerveux aux organes de la vie involontaire (cœur, poumons, foie, reins), au-devant et autour desquels ils entre-croisent leurs ramuscules en lacis nombreux ou *Plexus*. Ces petits centres d'action nerveuse dirigent la nutrition et la dénutrition, la vie intime, les échanges organiques.

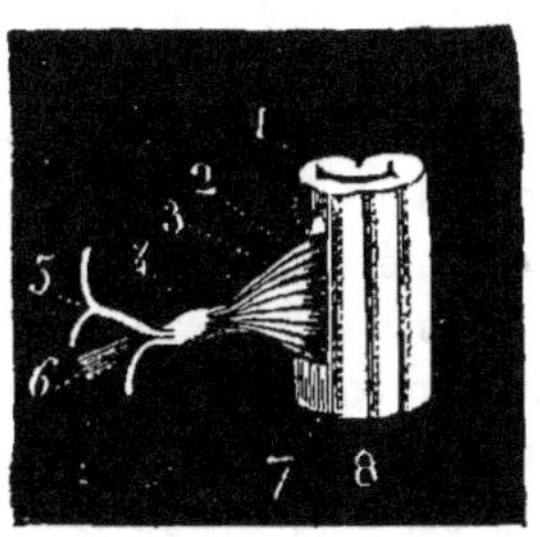

Fig. 16.—Racines des nerfs rachidiens : on a représenté l'origine d'un seul nerf ; la même disposition est répétée à droite.—1, coupe transversale de la moelle épinière ; celle-ci est vue par sa face postérieure.— 2. racines antérieures ou *motrices.*—3, racines postérieures ou *sensitives.*—4, ganglion spinal formé par ces dernières.— 5, filet mixte allant aux muscles du dos.— 6, nerf principal mixte. —7, sillon latéral postérieur d'où naissent les racines postérieures. —8, sillon médian postérieur.

PHYSIOLOGIE NERVEUSE.

Le Fonctionnement Cérébro-spinal exigerait un volume. Disons seulement que l'étendue et la portée de nos facultés paraissent en intime liaison avec le développement du cerveau (Béclard). Son petit volume, sa conformation défectueuse, ses altérations organiques semblent se traduire dans la plupart des cas par des déchéances proportionnelles de la pensée. Qu'un nerf soit coupé, les parties isolées deviennent insensibles et immobiles —le cerveau lésé entraîne de même une espèce de mort locale.

Le Nerf est le conducteur, le fil de transmission;— le Cerveau, le clavier de perception, le bureau récepteur où toute impression sensoriale ou douloureuse réveille une idée.

La vitesse du courant nerveux est estimée (Helmholtz) à 80 mètres par seconde; elle est donc considérablement inférieure à celle de l'électricité et de la lumière.

La substance grise du cerveau (comme celle du cervelet et de la moelle) est insensible;— elle peut être piquée sans manifestation de douleur sur un animal vivant.

Le développement des parties antérieures des lobes cérébraux se traduisant à l'extérieur par le développement de la partie antérieure du crâne, correspond (Béclard) au développement parallèle des plus hautes facultés de l'esprit. Cependant le système de Gall, qui subdivisait le cerveau en 27 localisations correspondant à 27 facultés, n'a, d'après M. Paulet, aucune signification physiologique :

1º Parce que la localisation est loin d'être démontrée ;

2º Parce que les bosses accidentelles sont presque toujours déterminées par une plus grande épaisseur de la paroi osseuse et non par le cerveau, comme cela devrait être dans l'hypothèse phrénologique. En un mot, c'est affaire d'ostéologie, de squelette et non de centres nerveux.

Le *Cervelet* préside à la coordination, à l'équilibration des mouvements; si on l'enlève, l'animal titube et chancelle. Gall y localise l'instinct de reproduction.

La section du *pédoncule cérébelleux moyen* détermine un curieux mouvement giratoire du côté de la lésion,—l'animal exécute des cercles réguliers en piste de manége et fait jusqu'à soixante tours à la minute; si on coupe le pédoncule du côté opposé, la giration s'arrête.

Elle tient (Schiff) à la déviation de la tête et du cou qui entraîne le quadrupède de ce côté. Dans les blessures des pédoncules chez l'homme, il ne se produit aucun mouvement de ce genre.

Le *Bulbe rachidien* régit les mouvements de la Respiration; en piquant un point précis dit *nœud vital* (Flourens), on tue de façon foudroyante. On peut enlever toute la masse cérébrale à un animal—il ne meurt que lorsqu'on arrive à ce point précis du bulbe.

La *Moelle épinière* préside à la motilité et à la sensibilité du tronc et des membres;—par ses entre-croisements avec le système ganglionnaire, elle concourt aussi à la vie de nutrition. La paralysie produite par une blessure de la moelle s'appelle paraplégie; l'hémiplégie est la paralysie cérébrale, elle est presque toujours, nous l'avons dit, d'effet *croisé*.

CHAPITRE III

ORGANES DES SENS.

Article Iᵉʳ. — Sens de l'Odorat.

L'appareil de l'ODORAT se compose du *nez*, des *fosses nasales* et de la *muqueuse* qui les tapisse. Le nez, outre ses parties osseuses et musculaires, se compose d'un cartilage, de quatre fibro-cartilages et de la peau.

Le cartilage, formé de trois portions, occupe les parties latérales du nez, et par une lame médiane concourt avec le *vomer* à former la cloison nasale. Des quatre fibro-cartilages, 2 s'adossent pour compléter en bas la cloison; 2 autres forment les parties latérales inférieures mobiles dites *ailes* du nez.

Les fosses nasales, séparées par la cloison ostéo-cartilagineuse décrite, présentent à leur bord externe des os dits *cornets* qui forment 3 saillies et laissent entre eux 3 enfoncements dits méats (Fig. 17).

La muqueuse olfactive ou

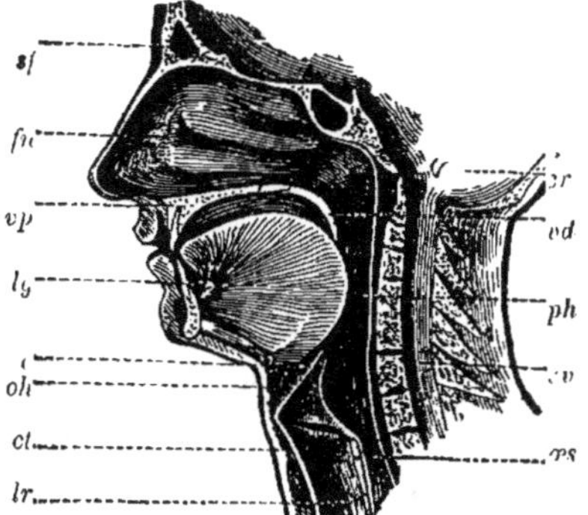

Fig. 17. — *fn*, fosses nasales, et leurs trois cornets et méats — *sf*, sinus frontal.— — *vp*, voûte palatine. — *vdp*, voile du palais. — *lg*, langue coupée suivant la ligne médiane et montrant ses fibres charnues.— *oh*, coupe de l'os hyoïde, sur lequel s'attachent certains muscles de la langue, et auquel est suspendu le larynx.— *ph*, pharynx.— *œs*, œsophage.— *lr*, larynx.— *ct*, cartilage thyroïde. — *e*, épiglotte. — *cr*, cavité crânienne. — *cv*, canal vertébral.

pituitaire, tapisse les fosses nasales, les sinus frontaux et maxillaires. Elle sécrète un mucus destiné à aider l'olfaction, et c'est à sa surface que viennent s'épanouir les deux nerfs sensoriaux (V. leur origine dans le cerveau, fig. 14).

Le jeu fonctionnel de l'ODORAT est très-simple : l'air, chargé de molécules odorantes effleure la pituitaire, dont les papilles constituent les mille branches terminales du nerf olfactif. Le mucus nasal retient et fixe les émanations odorantes; le nez sert à briser la colonne d'air inspiré dont partie reflue dans les sinus; ces derniers sont des réservoirs d'où l'air revient sur la pituitaire et complète l'impression.

L'Odorat est plus sensible que les réactifs chimiques : il décèle la présence dans l'air de l'hydrogène sulfuré au 2 millionième. Les perceptions sensoriales ont lieu surtout à la partie supérieure des fosses nasales.

Article II. — Sens de l'Ouïe.

L'appareil de l'AUDITION se compose de l'oreille divisée anatomiquement en *externe*, *moyenne* et *interne*.

1° L'oreille *externe* comprend le *pavillon* — fibro-cartilage recouvert de peau qui présente des saillies variées et dont la fonction est de rassembler et réfléchir les ondes sonores.

Il est mobile chez quelques animaux et se dresse — pour les recueillir — vers les vibrations.

Au fond de l'oreille externe est la conque, suivie du conduit auditif. Ce conduit, mi-osseux mi-cartilagineux, s'étend jusqu'à l'oreille moyenne, dont il

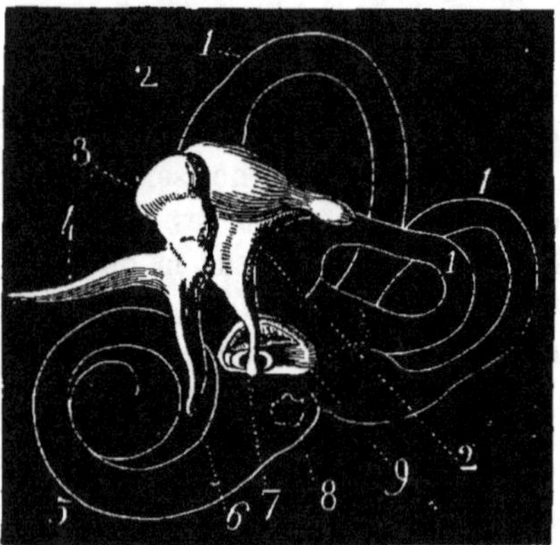

Fig. 18. — Vue d'ensemble de l'appareil de l'Audition. — C, ouverture de l'Oreille en forme de conque. — A, le conduit auditif. — T, *le tympan;* ensuite la caisse. — E, Trompe d'Eustache. — L, limaçon. — V, vestibule. — S, canaux demi-circulaires. — N, Nerf auditif. — R, os du rocher (partie du temporal).

Fig. 19. — Les Osselets de l'oreille humaine, grossis 7 fois en diamètre. On a tracé derrière le labyrinthe (grossissement : 7 diamètres.— 1. 1, 1, les trois canaux semi-circulaires. — 2, 2, l'enclume. — 3, 4, 6, le marteau; 3, sa tête; 4, son manche; 6, sa pointe. — 5, le limaçon. — 7, l'os lenticulaire fixé entre la pointe de l'enclume et le sommet de l'étrier.— 8, fenêtre ronde. — 9, l'étrier vu en raccourci et appliqué contre la fenêtre ovale.

est séparé par la membrane du tympan.

2° L'Oreille *moyenne* se compose de la *caisse du tympan*, de la *trompe d'Eustache* et des *osselets* de l'ouïe.

La *Caisse* est une cavité placée à la base de l'os temporal (rocher); elle communique en arrière avec les cellules mastoïdiennes — analogues des sinus du nez — en avant avec le pharynx par la trompe d'Eustache (Fig. 18).

Sa paroi externe est formée par la membrane du

tympan susceptible de tension ou de relâchement; l'interne présente deux ouvertures, la fenêtre ovale et la fenêtre ronde s'ouvrant sur l'oreille interne.

La *Trompe d'Eustache* — conduit ostéo-fibreux se rendant au pharynx — a pour principale fonction, en renouvelant l'air de l'oreille moyenne, d'équilibrer la pression atmosphérique de chaque côté du tympan.

Enfin la Caisse est traversée d'une chaîne de petits os dits osselets de l'ouïe, réunis par des ligaments et mus par des muscles, le *marteau*, l'*enclume*, l'*étrier* et l'*os lenticulaire* (Fig. 19).

3°. — L'Oreille *interne* est la partie sensoriale essentielle. Elle se compose d'une partie postérieure, les trois *canaux demi-circulaires*, une moyenne, le *vestibule*, une antérieure, le *limaçon*; c'est là que s'épanouit le nerf acoustique venant du cerveau par le trou auditif interne.

Le Son, recueilli par l'oreille externe — véritable cornet acoustique, — est renforcé des vibrations de la membrane du tympan et des os-selets.

La perforation de cette membrane, la perte du marteau et de l'enclume n'entraînent pas une surdité absolue. La perception réelle se fait dans l'oreille interne. Nul sens ne se prête plus que l'Ouïe aux hallucinations et sensations subjectives : tintements, bourdonnements.

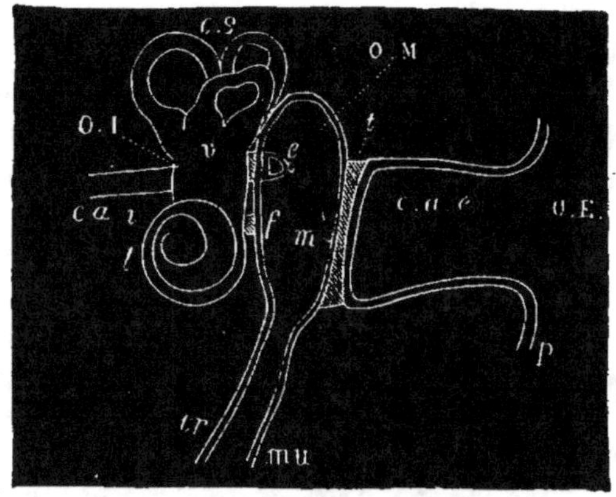

Fig. 20. — Dessin *théorique* destiné à faire comprendre l'arrangement des parties de l'oreille humaine. — *cae*, conduit auriculaire. — *t*, tympan. — *e,f,m*, caisse du tympan.—*tr*, trompe d'Eustache. —*e*, étrier et os lenticulaire appuyés contre la fenêtre ovale. — *f*, fenêtre ronde. — *m*, portion du marteau. — *v*, vestibule. — *cs*, canaux demi-circulaires. — *l*, limaçon.

Le Son, dont la vitesse est de 333 mètres par seconde dans l'air, de 1.500 dans les liquides et de 3.000 dans les solides, est perçu par la même oreille avec des variations journalières; la *hauteur* en est plus facilement distinguée que *l'intensité* (V. p. 29).

Article III. — Sens de la Vue.

Nous appuierons quelque peu sur la Vue en raison de son importance croissante avec les armes à longue portée et l'ordre dispersé. (V. p. 229).

Les cavités orbitaires, sorte de pyramides quadrangulaires à base dirigée en avant, servent à loger le plus merveilleux et le plus parfait instrument de physique du corps — *l'œil*, —protégé en outre par une série d'organes défensifs : sourcils, cils, paupières. Nous étudierons ces accessoires et un appareil spécial de sécrétion, l'appareil lacrymal, après avoir décrit le globe lui-même.

Le *Globe de l'œil* est un organe de forme sphéroïdale, composé de plusieurs membranes et de milieux transparents à travers lesquels se réfracte la lumière.

Ces membranes sont :

1° La *Sclérotique,* qui forme le *blanc* de l'œil, la coque, le squelette sur lequel viennent s'implanter les muscles moteurs.

En arrière, elle présente un trou pour le nerf optique, en avant, une large ouverture dans laquelle s'enchâsse la cornée comme un verre de montre (Fig. 21).

2° La *Cornée.* — Placée à la partie antérieure du globe oculaire, cette membrane transparente paraît de couleur variable suivant les sujets; sa coloration vient de l'iris.

3° La *Choroïde.* — Mince et vasculaire, servant de doublure à la sclérotique et placée en avant de la rétine, elle est enduite sur ses deux faces d'un pigment noir (*Chambre noire* de l'œil), qui absorbe la lumière avant qu'elle ait traversé la rétine.

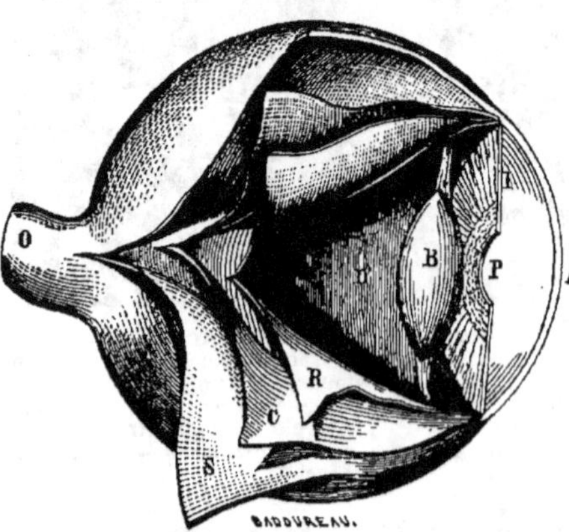

Fig. 21. — Intérieur du globe de l'œil. — S, sclérotique appelée *blanc de l'œil*. — A, cornée. — I, iris. — P, pupille. — B, cristallin. — D, humeur vitrée. — R, rétine tapissant l'intérieur de l'œil. — C, choroïde. — O, nerf optique communiquant avec le cerveau. Voir son origine (Fig. 14.)

4° La *Rétine.*—Nerveuse, épanouissement des filets terminaux du nerf optique, elle est l'organe de perception de l'image que les autres membranes ne font que transmettre.

Les milieux réfringents de l'œil sont d'avant en arrière : *l'humeur aqueuse*, le *cristallin*, le *corps vitré* (Fig. 21).

L'Humeur aqueuse est un liquide limpide et transparent, remplissant l'espace compris entre la cornée et le cristallin. Cet espace est divisé en deux chambres, antérieure et postérieure, par une cloison (iris) qui est percée d'un trou (pupille) susceptible de s'agrandir (obscurité), de se rétrécir (lumière vive), et faisant communiquer les deux chambres.

Le *Cristallin* est une lentille biconvexe recouverte d'une membrane transparente (capsule cristalline); il est plus bombé en arrière (contact avec l'humeur vitrée) qu'en avant (humeur aqueuse).

Enfin, entre le cristallin et la rétine se trouve un espace rempli par un liquide gélatineux et diaphane; c'est *l'humeur vitrée*.

Les *Cils* et *sourcils* sont des écrans mobiles protecteurs de l'œil, qu'ils défendent contre une lumière trop vive ou les atomes poussiéreux de l'air.

Les paupières sont aussi deux voiles de protection.

Leur bord libre doit sa consistance à un fibro-cartilage — cartilage *tarse*. Les deux cartilages tarses se réunissent aux extrémités de la fente palpébrale en deux angles; l'externe contient la glande, l'interne la caroncule lacrymale (Fig. 22).

La *Glande lacrymale* sécrète les larmes, qui servent à lubréfier le globe oculaire et sont ensuite conduites dans l'intérieur du nez par les points lacrymaux et le canal nasal.

Six muscles font mouvoir le globe de l'œil en tous sens; ce sont les droits supérieur et inférieur, droit interne et externe, le grand et le petit obli-

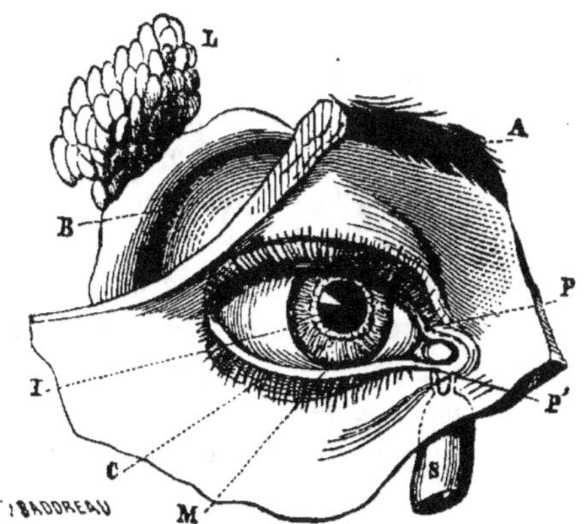

Fig. 22.—A, sourcils—1, iris.—C, cils. —M, paupière inférieure. — P, P', points lacrymaux. et S, canal nasal, par lesquels s'écoulent les larmes.—L, glande lacrymale.

que. Le Strabisme est dû à la prédominance de l'un de ces muscles sur son antagoniste. Enfin, en avant, l'œil est recouvert par une très-fine membrane muqueuse adhérente sur la cornée, mobile sur la sclérotique, qui se réfléchit sur elle-même et va tapisser les paupières. C'est la *conjonctive*.

PHYSIOLOGIE DE LA VISION.

L'Œil est une Chambre noire.

La pupille est l'ouverture graduée suivant intensité qui donne passage aux rayons lumineux.

Le cristallin représente une lentille bi-convexe qui reproduit l'image de l'objet ; enfin, la rétine est l'écran sur lequel il se dessine renversé, mais l'image, peinte renversée sur la rétine, est vue droite.

Notre cadre restreint échappe aux nombreuses hypothèses explicatives de cette étrangeté ; disons seulement que pour assurer la netteté et la précision de la vue il fallait que l'œil, échappant à l'aberration de sphéricité des lentilles, soit achromatique[1] ; il fallait surtout que la rétine se trouvât exactement à la distance focale de l'image.

Cette distance varie avec l'objet, et le mécanisme de la vision eût été bien incomplet si l'œil n'eût joui de la merveilleuse faculté de s'adapter, de s'accommoder aux distances. Il la doit au cristallin et au muscle ciliaire. Ce muscle, dit *accommodateur*, a des fibres circulaires qui, en se contractant, pressent sur les deux extrémités du grand axe du cristallin et augmentent sa courbure en avant, pendant que ses fibres longitudinales, entourant le corps vitré, le resserrent et empêchent le même cristallin de se bomber en arrière. Dès lors la fixité focale de la rétine est assurée.

Chez les vieillards le cristallin devient plus ferme, plus consistant et moins élastique ; il en résulte une impossibilité d'accommodation de l'œil, le foyer se forme en arrière de la rétine ; la vision distincte cesse à 0 m. 50 c. de l'œil ; on ne voit bien que de loin : c'est la *presbytie*.

Dans la *myopie*, le foyer est en avant de la rétine, la vision distincte arrive jusqu'à 1 décimètre de l'œil, mais on voit mal de loin.

---

[1] C'est par l'examen de l'œil humain qu'Euler décrivit les lois de l'achromatisme.

On remédie à ces infirmités avec des verres biconcaves pour les presbytes — des biconvexes pour les myopes.

Article IV. — Sens du Goût.

Le Gout a pour organe la *Langue*; elle est mobile dans la bouche, mais fixée en arrière à l'os hyoïde, aux temporaux et au maxillaire inférieur, par des muscles qui la constituent presque complétement.

Elle est recouverte par une muqueuse très-vasculaire présentant un grand nombre d'éminences nommées papilles, pointes terminales des ramuscules du glosso-pharyngien, nerf sensorial du goût.

Si on coupe le glosso-pharyngien, les saveurs ne sont plus perçues, et la sensation déterminée par le contact des papilles avec les corps sapides n'existe plus[1].

Les piliers antérieurs du voile du palais, la base, la pointe et les bords libres de la langue, sont le siége spécial du goût; sa partie moyenne est peu sensoriale. Le *Goût* ne donne du reste que les quatre perceptions *sucrées, amères, salines, acides*.

Les variétés de viandes, vins, aromes, bouquets, sont perçues par l'odorat — sens complémentaire. En avalant le nez fermé, et les yeux bandés, il est impossible de les distinguer par le Goût ainsi isolé.

Article V. — Sens du Toucher.

Il faut distinguer le tact du toucher — le *tact* s'exerce indistinctement par toute la surface cutanée.

Le Toucher, ou la palpation, est un acte volontaire, intelligent, servi par un appareil spécial, la main et les doigts.

La *Peau*, siége principal du toucher, est le tégument externe du corps et se continue avec les muqueuses, ou tégument interne; elle se compose de trois couches qui sont, de dedans en dehors, le *derme*, le *corps muqueux* et l'*épiderme*.

Le *derme*, résistant et élastique, est la partie la plus profonde de la peau, sa face inférieure repose sur du tissu cellulaire; la supérieure présente des aspérités coniques plus ou moins pro-

---

[1] On peut alors faire avaler à un chien de la coloquinte (très-amère) et le soumettre aux impressions gustatives les plus douloureuses.

noncées, visibles à travers l'épiderme qui engaine leur sommet; ce sont les papilles, siége spécial du toucher.

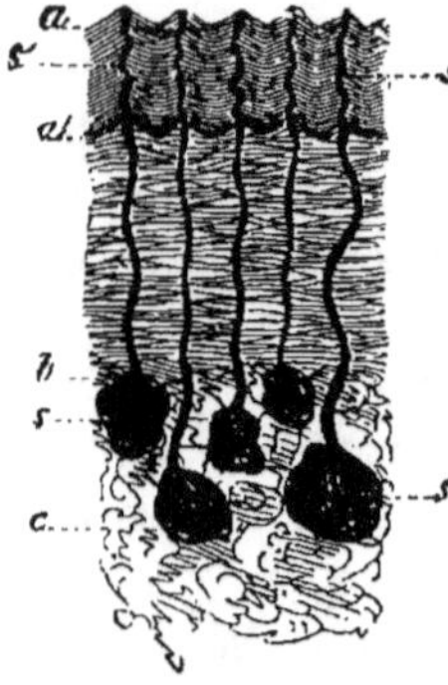

Fig. 23. — Structure de la peau. — *a*, épiderme. — *b*, pigment. — *c*, tissu cellulaire sous-cutané. — *ss*, glandes de la sueur. — *s's'*, leurs canaux excréteurs.

Le *corps muqueux* est constitué par la réunion des nerfs, des vaisseaux sanguins, lymphatiques, et enfin par une matière colorante appelée *pigment*, qui donne au corps sa coloration, suivant les races, et dont l'absence constitue l'albinisme.

L'*épiderme* est la partie externe, superficielle—le vernis isolant;—il met à l'abri de son revêtement corné et insensible les orifices dits *pores de la peau*, des glandes sudoripares et sébacées, logées dans l'épaisseur du derme avec les bulbes pileux. (V. fig. 23 et 24.)

Le degré de sensibilité de la peau est mesuré à l'aide des deux pointes d'un compas dont on distingue le contact à des distances variables.

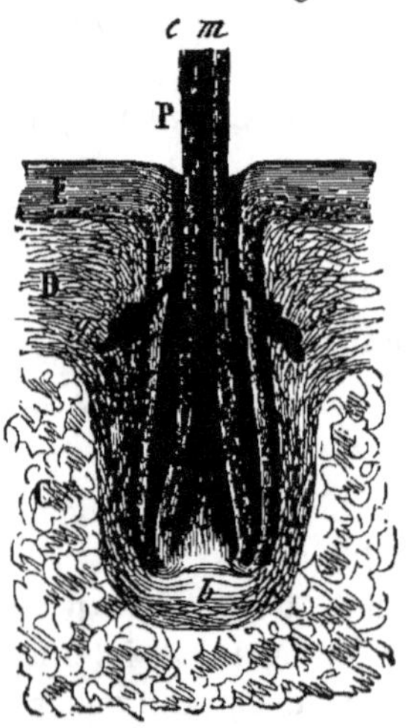

Fig. 24. — Bulbe pilifère vu à un grossissement de 28 diamètres.— E. épiderme qui descend dans le bulbe jusqu'à la base du poil. — D, derme.— C, tissu cellulaire sous-cutané. — P, poil. — *b*, tubercule du derme, placé au fond du bulbe et sur lequel le poil se développe. — *gs*, glandes sébacées, dont la matière grasse se répand sur le poil. — *c*, substance corticale du poil.— *m*, substance médullaire.

L'écartement d'un millimètre est perçu à la pointe de la langue; $1^{mm}5$ à la pulpe des doigts, tandis que dans le dos il faut, pour deux perceptions distinctes, un écartement de 5 centimètres.

La température n'est appréciée que par écarts de 3 ou 4 degrés au moins. Pour les poids, la main droite (plus éduquée) peut apprécier les différences de 5 grammes, soit de 100 à 105 grammes. Enfin, la résistance des corps est leur propriété la plus nettement perçue.

Dans les opérations de rhinoplastie, un lambeau de peau est pris sur le front pour former un nez; les attouchements sur ce nez nouveau ne sont pas rapportés entre le nez et les yeux, mais au front. Chacun sait que les amputés souffrent de *leur* jambe.

CHAPITRE IV

ORGANE VOCAL. — LARYNX.

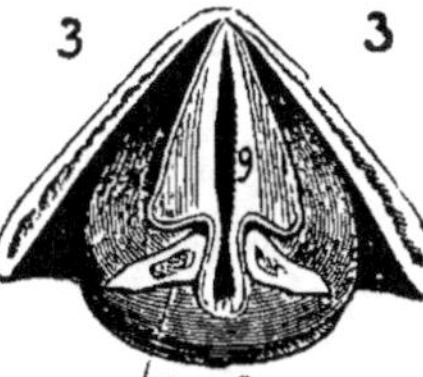

A la partie supérieure des voies aériennes est le *Larynx*, organe de la voix. Séparé en haut de l'arrière-bouche par une languette ou soupape membraneuse, l'*épiglotte*, il se continue en bas avec la trachée.

Le Larynx est formé de quatre cartilages : le cartilage *thyroïde*, qui forme la saillie appelée pomme d'Adam ; le *cricoïde*, anneau situé au-dessous du précédent, et les cartilages *aryténoïdes*. Des ligaments attachent ces pièces entre elles et une série de muscles font varier leurs rapports respectifs.

(Voir fig. 25 et 26.)

Fig. 25.—Larynx humain vu de profil.

Fig. 26.—Le même vu de face.

Fig. 27. — Coupe transversale du larynx à la hauteur des ventricules.

Fig. 25, 26 et 27. — 1, portion de la membrane muqueuse de la gorge. — 2, os hyoïde, auquel est suspendu le larynx et qui porte la langue. — 3, cartilage thyroïde. — 4, ligaments supérieurs. — 5, ligaments inférieurs. — 6. cartilage cricoïde.— 7, cartilages aryténoïdes. — 8, partie supérieure de la trachée-artère. — 9, glotte.

Les *Cordes vocales*, divisées en supérieures et *inférieures* (les plus importantes), sont des replis faisant saillie dans le larynx par leur bord libre. Leur tension est mesurée par la contraction des thyro-aryténoïdiens et crico-thyroïdiens, muscles phonateurs par excellence. Elles circonscrivent une fente (*glotte*) qui est triangulaire à l'état de repos, mais qui devient très-étroite et linéaire quand les cordes vocales sont tendues (Fig. 27).

Le Son est le résultat d'oscillations vibratoires imprimées aux molécules de l'air. L'intensité du son dépend de l'amplitude des vibrations ; la note, de leur nombre.

Ce nombre, qui varie de trente-deux à soixante-dix mille par seconde, est déterminé lui-même par la longueur des cordes vocales chez la femme et l'enfant elles sont plus courtes que chez l'homme, aussi produisent-elles des sons plus élevés.

La note la plus basse du Larynx humain (instrument à anche) donne quatre-vingts vibrations par seconde ; la plus élevée, mille (Budge). Le timbre dépend de la résonnance des parties environnantes; ainsi le voile du palais empêche la voix d'être nasillarde, par vibration des fosses nasales.

La parole est la voix articulée; elle se produit principalement dans la bouche à l'aide de mouvements combinés de la langue, des joues, des mâchoires et des lèvres.

Les voyelles sont des sons laryngiens presque purs; elles arrivent presque toutes formées de la glotte, tandis que les consonnes exigent un travail plus ou moins compliqué des parties supérieures du tuyau vocal,—travail qui rend si dures les langues germaniques.

TITRE II

APPAREILS DE LA VIE DE NUTRITION

CHAPITRE Ier

CIRCULATION.

Les Os, muscles, nerfs, etc., ne tarderaient pas à s'étioler, à mourir, si un liquide revivifiant ne leur portait la vie à chaque seconde—ce liquide est le Sang; la fonction, la CIRCULATION.—Les organes en sont le cœur, *pompe foulante*, les artères, veines et vaisseaux capillaires, tubes communiquants de transmission.

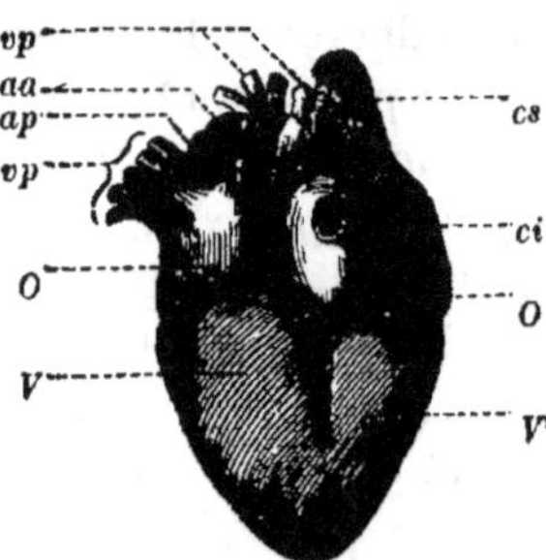

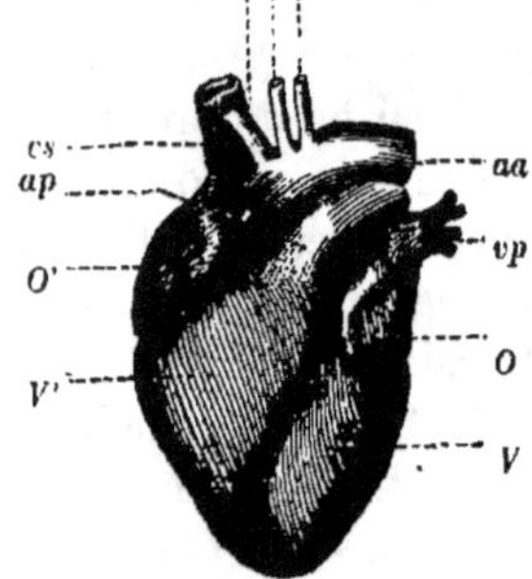

Fig. 28. — Face postérieure du cœur.   Fig. 29. — Face antérieure du cœur.

O', oreillette droite. — V', ventricule droit.— O, oreillette gauche.— V, ventricule gauche. — aa, artère aorte. — ap, artère pulmonaire. — vp, veines pulmonaires gauches. — vp', veines pulmonaires droites. — cs, veine cave supérieure. — ci, veine cave inférieure. — ca, tronc commun de l'artère du bras droit et du côté droit de la tête.

Article Ier. — Cœur.

Le *Cœur*, organe d'impulsion du sang, est un gros muscle creux, placé à la partie antérieure gauche de la poitrine, entre les deux poumons, et reposant sur le diaphragme. Il est entouré, ainsi que les gros vaisseaux qui en partent et y aboutissent, par une poche fibro-séreuse (péricarde).

Le Cœur a la forme d'un cône renversé; son volume est celui du poing (poids 250 grammes). Sa base est derrière le sternum au niveau de la deuxième côte gauche, sa pointe, de la 6me; son plus grand diamètre, au niveau des 4me et 5me côtes.

Il est divisé par une cloison médiane verticale qui forme en quelque sorte deux cœurs distincts, le *droit* et le *gauche*, ne communiquant pas entre eux. Chacune de ces deux parties est à son tour divisée en deux cavités, l'une supérieure, l'oreillette, l'autre, le ventricule, communiquant entre elles de haut en bas— de l'oreillette dans le ventricule — à l'aide d'une soupape ou valvule dite *tricuspide* à droite — *mitrale* à gauche.

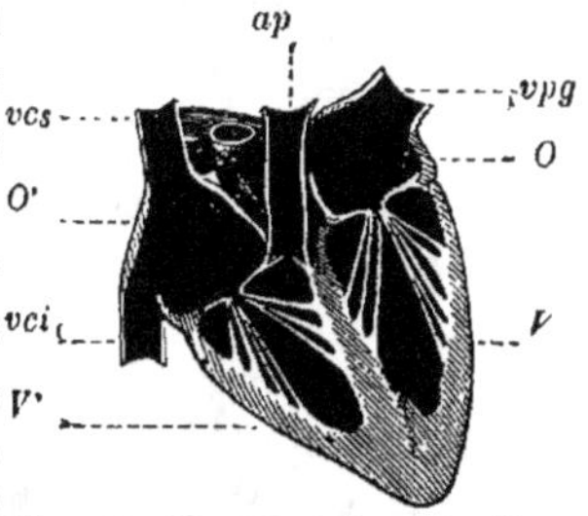

Par ces valvules, le sang descend de l'oreillette dans le ventricule, mais ne peut remonter dans l'oreillette quand le ventricule se contracte.

Les parois du cœur varient d'épaisseur; les ventricules sont plus épais que les oreillettes—le ventricule gauche surtout, en raison de son rôle physiologique, a deux fois et demi plus de paroi musculaire que le droit (Voir fig. 28, 29 et 30).

Fig. 30.—Coupe montrant la disposition des valvules.— *O,V*, oreillette et ventricule gauches.—*vpg*, veines pulmonaires gauches.—*O'*, *V'* oreillettes et ventricules droits. — *ap*, artère pulmonaire. — *vcs*, veine cave supérieure.—*vci*, veine cave inférieure.

Trois ordres de vaisseaux concourent à la circulation :

Les *Artères*, qui portent le sang du cœur aux extrémités ;

Les *capillaires*, qui le prennent des artères et le rendent aux veines;

Les *Veines*, qui le ramènent au cœur.

Article II. — Artères.

Nous nous étendrons un peu sur la circulation artérielle des membres en raison de son importance directement pratique dans les Blessures de guerre—au point de vue de l'arrêt hémorrhagique et des points compressibles.

Les Artères naissent du ventricule gauche par un gros tronc, l'*Aorte*, qui se recourbe en forme de crosse et descend verticalement, un peu à gauche, puis tout à fait en avant de la Colonne vertébrale ; cette dernière la recouvre, la protége de toute son épaisseur osseuse et de la masse charnue des muscles du dos.

L'aorte se bifurque, au niveau de la quatrième vertèbre lombaire, en deux artères *iliaques* destinées aux membres inférieurs.

Chemin faisant, elle a fourni :

1° Les artères *coronaires* du cœur, *cœliaques* (estomac, foie), *rénales*, *mésentériques* (intestins), toutes profondes, à applications chirurgicales rares, et dont nous ne nous occuperons pas.

2° Les artères *carotides*, destinées à la tête, aux organes des sens, au cerveau ; elles montent chacune sur un des côtés du cou, le long du muscle sterno-mastoïdien ; un moment elles affleurent presque (fig. 31) et ne sont recouvertes que par l'apo-

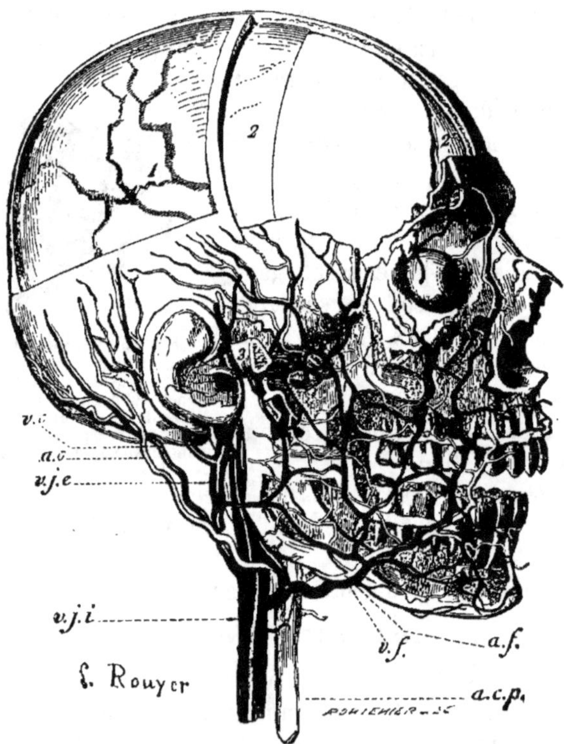

Fig 31. — Veines et artères superficielles de la tête. — De 3 à 4, l'arcade zygomatique a été enlevée ; en 5 et en 6, les mâchoires ont été creusées pour mieux montrer la direction des vaisseaux ; on voit en 1 les vaisseaux qui sillonnent l'intérieur des os du crâne ; en 2 et 2, la dure-mère. — *a. c. p.*, artère carotide primitive. — *a. f.*, artère faciale. — *a. o.*, artère occipitale. — *v. j. i*, veine jugulaire interne. — *v. j. e*, veine jugulaire externe. — *v. f.*, veine faciale. — *v. o.*, veine occipitale. — Les vaisseaux ombrés fortement sont les ramifications veineuses ; les autres, les ramifications artérielles.

névrose cervicale et le mince muscle peaucier — d'où danger, d'hémorragie grave, dans les blessures du cou. (v. leur gravité, p. 173.)

3° L'artère *sous-clavière*, qui se rend par ses terminales au bras, à l'avant-bras, à la main et fournit des points compressibles.

Elle traverse l'aisselle en diagonale et, en se rapprochant de l'humérus, devient très-superficielle, presque sous la peau et vulnérable; puis elle descend le long du bras et du bord interne du biceps jusqu'au pli du coude sous le nom d'*Humérale* (fig. 32 et 34).

Là elle se termine en deux branches, *radiale* et *cubitale*, qui suivent la direction des deux os de l'avant-bras et vont constituer à la paume de la main un réseau artériel très-fourni (*arcades palmaires*) et à blessure très-hémorragique.

Le long du trajet de ces artères il y a deux points compressibles très-pratiques :

1° L'*Humérale*, qu'on applique sur l'os du bras le long du bord interne du biceps (Voir page 176);

2° La *Radiale*, au point où on tâte le pouls; elle repose alors et peut être comprimée sur le plan osseux du radius.

— Reprenons l'une des artères iliaques, terminaison de l'aorte (elles sont similaires de chaque côté). Après avoir fourni quelques branches au bassin, l'iliaque descend dans la cuisse au milieu du pli de l'aine, devient très-superficielle, presque sous-cutanée et très-vulnérable sous le nom d'artère *Fémorale* puis suit profondément une ligne allant du milieu du pli de l'aine à quelques centimètres au-dessus du côté interne du genou; — là elle se porte en arrière, se loge dans les creux du jarret et se divise en artère *tibiale antérieure* et tronc *tibio-péronier*,

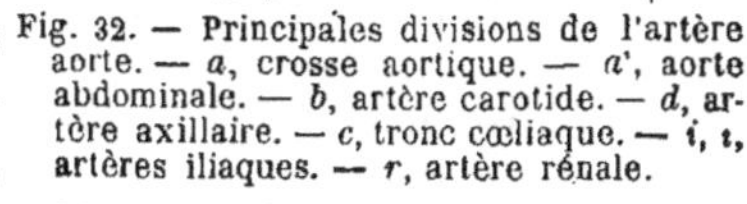

Fig. 32. — Principales divisions de l'artère aorte. — *a*, crosse aortique. — *a'*, aorte abdominale. — *b*, artère carotide. — *d*, artère axillaire. — *c*, tronc cœliaque. — *i, t*, artères iliaques. — *r*, artère rénale.

lequel se subdivise bientôt en artères *tibiale postérieure* et *péronière*.

La *tibiale antérieure* descend, comme son nom l'indique, en avant de la jambe et se termine par la *pédieuse* sur le dos du pied. La *tibiale postérieure* et la *péronière* vont s'épuiser sur les parties plantaire et externe du pied.

Les Artères du membre inférieur présentent deux points facilement compressibles : l'un est sur le dos du pied, la *pédieuse*, peu employé en raison du petit volume de l'artère, — le second, est au milieu du pli de l'aine et de très-haute importance. La *Fémorale*, comprimée sur l'éminence iléo-pectinée, arrête toute circulation de sang artériel dans le membre inférieur. (Voir p. 176.)

C'est cette compression qui est pratiquée par un aide dans les amputations de cuisse et de jambe. C'est la compression pouvant se faire avec le doigt pratique — immédiate — du *Champ de bataille*.

Article III. — Vaisseaux capillaires et veines.

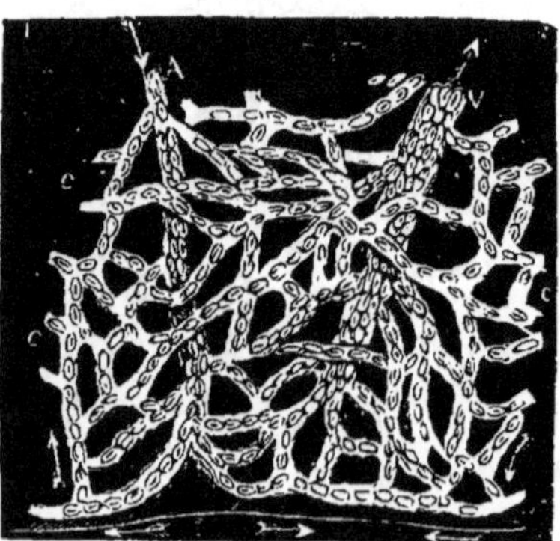

Fig. 33. — Réseau capillaire de la grenouille grossi environ 250 fois en diamètre. — A, dernier ramuscule artériel. — V, premier ramuscule veineux né des vaisseaux capillaires. — cc, rameaux de communication avec les autres vaisseaux capillaires.

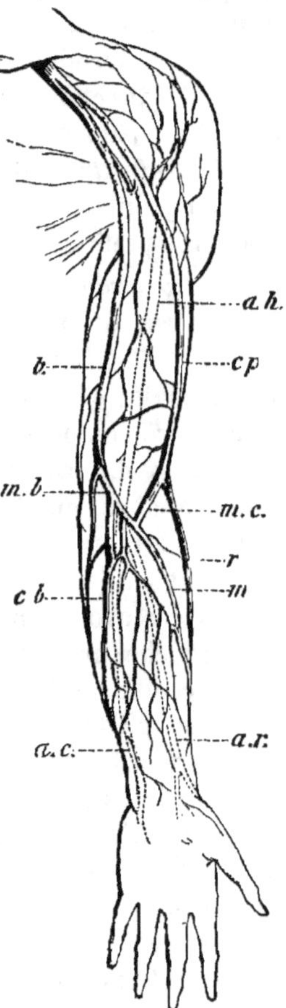

Fig. 34.— Veines superficielles du membre supérieur. — *ah*, artère humérale.— *ac*, artère cubitale.— *ar*, artère radiale. — *cp* veine céphalique. — *mc*, veine médiane céphalique. — *b*, veine basilique. — *mb*, veine médiane basilique. — *cb*, veine cubitale.— *r*, veine radiale.

Aux extrémités des Membres, les *vaisseaux capillaires* invisibles à l'œil, et de ténuité excessive, prennent le sang des artères et le rendent aux veines, qui doivent le ramener au cœur (fig. 33).

Les *Veines* sont plus nombreuses et en général plus superficielles que les artères (chaque artère est accompagnée d'une ou deux veines satellites fig. 34); elles aboutissent toutes à l'oreillette droite par deux gros troncs, les veines *Caves supérieure* et *inférieure.*

Les Veines ont une texture moins résistante que les artères; — coupées, elles ne restent pas béantes comme elles, leurs parois sont plus minces, sans élasticité. On observe, surtout aux membres inférieurs, des replis muqueux appelés valvules, destinés à aider l'ascension du sang, à l'empêcher de rétrograder dans sa lutte contre la pesanteur (fig. 35). Les varices des jambes sont une preuve des difficultés de cette circulation de bas en haut.

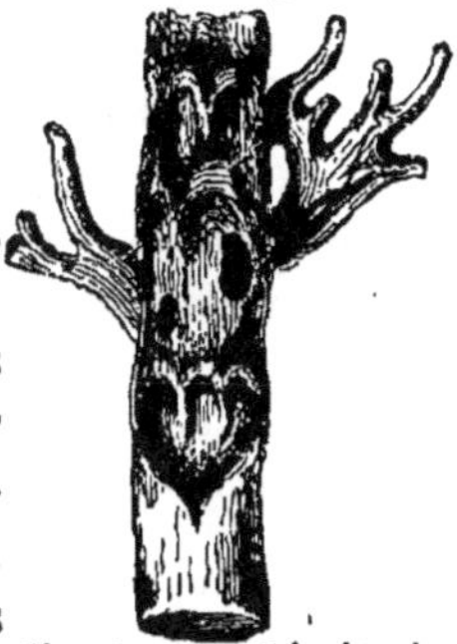

Fig. 35. — Valvules des veines.

CIRCULATION PHYSIOLOGIQUE.

Le Cœur est le point de départ d'une double circulation, et chaque ventricule préside — le gauche à la *Grande*, le droit à la *Petite Circulation.*

L'oreillette gauche reçoit par quatre veines du sang artérialisé; elle se contracte et chasse tout ce qu'elle renferme dans le ventricule gauche. Celui-ci se contracte à son tour, la valvule mitrale s'abaisse et le sang — ne pouvant refluer dans l'oreillette — est chassé dans l'aorte et ses subdivisions, de là dans le corps entier. Disons de suite que des valvules placées à l'embouchure de l'aorte, empêchent elles aussi le reflux dans le ventricule.

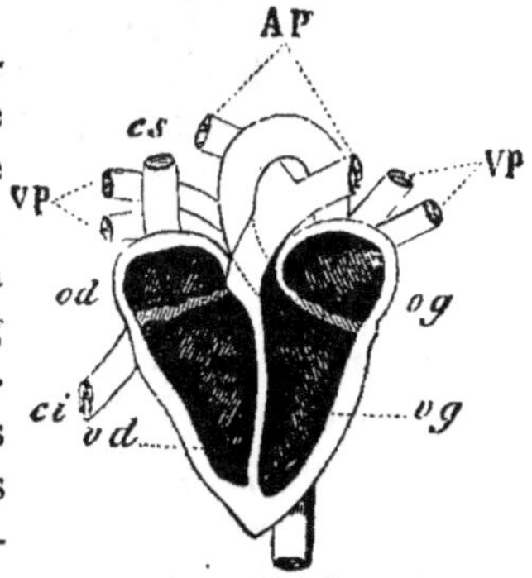

Le sang passe des dernières ramifications artérielles dans les capillaires, de là dans les veines; finalement il revient au cœur par les deux veines caves s'ouvrant dans l'oreillette droite, après avoir parcouru le cycle entier. C'est là *la corde sans fin* de la GRANDE CIRCULATION.

Fig. 36. — Coupe théorique du cœur de l'homme. — *vg*, ventricule gauche. — *vd*, ventricule droit. — AP, artère pulmonaire. — *a*, artère aorte. — *og*, oreillette gauche. — *od*, oreillette droite. — *cs*, veine cave supérieure. — *ci*, veine cave inférieure. — VP, veines pulmonaires.

Alors l'oreillette droite, pleine de ce sang veineux, le jette dans le ventricule droit qui, se contractant à son tour, le chasse dans l'artère pulmonaire. La valvule tricuspide se trouvant fermée par le même mécanisme que sa similaire la mitrale de gauche, ce sang veineux est lancé dans les poumons, s'y oxyde et revient par quatre veines dans l'oreillette gauche, d'où il repart — ainsi *remis à neuf* — pour toutes les parties du corps.

Ce circuit, beaucoup plus court, constitue la *petite Circulation*.

Grande et petite, toutes deux se complètent, l'une désoxydant le sang dans les organes et le ramenant à l'autre pour oxydation nouvelle par l'air respiré. (V. les fig. 36 et surtout 37.)

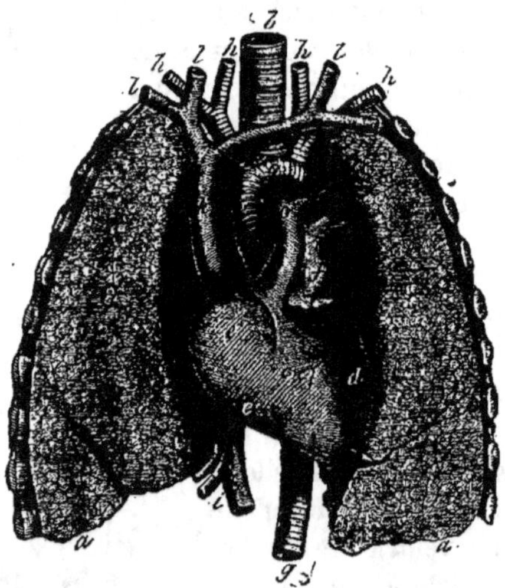

Fig. 37. — Appareil de la circulation sanguine chez l'homme. — *a,a* poumons. — *b* trachée-artère. — *c*, cœur. — *d*, ventricule gauche. — *e'*, ventricule droit. — *f*, oreillette gauche recevant les veines pulmonaires. — *e*, oreillette droite. — *gg*, aorte. — *hhhh*, artères carotides et sous-clavières. — *k*, veine cave supérieure. — *i*, veine cave infér. — *llll*, veines jugulaires et s.-clavières. — *o*, artère pulmon.

Les *forces motrices* de la Circulation sont :

    1° Les battements (contractions) du cœur ;

    2° L'élasticité et la contractilité des artères;

    3° La pression atmosphérique (Budge).

Les battements (contractions) du Cœur [1] s'effectuent au nombre d'environ 72 par minute chez l'adulte, 110 chez l'enfant (deux

---

[1] Le pouls est plus lent chez les hommes de haute taille — par la même loi il accélère dans la série animale à mesure que diminue le volume du corps.

      Cheval. . . . . . . 40 pulsations par minute.
      Chien 120   —   —
      Lapin 150   —   —

(Béclard *Physiol.* p. 288, Paris, Asselin, 1870.]

ans), 80 chez le vieillard. Ils diminuent pendant le sommeil, s'accélèrent par la digestion et l'exercice.

La durée d'une révolution circulatoire (temps que met le sang à partir du cœur et à y revenir) est d'environ 23 secondes (Vierordt).

A chaque contraction du ventricule gauche (la pompe foulante de l'organisme), 180 grammes de sang sont lancés dans l'aorte; c'est ce refoulement qui constitue le pouls artériel; — on comprend dès lors qu'il est le reflet exact de la poussée sanguine; c'est un *témoin* des altérations circulatoires. A l'aide d'un petit appareil, on l'a fait lui-même enregistreur-mécanique de ses variations (sphygmographe de Marey).

Composé de $\frac{875}{1000}$ d'un liquide, le *plasma*, et de corpuscules arrondis, les *globules* $\frac{125}{1000}$, (fig. 38), le sang est rouge (artériel) ou noir (veineux). Cet état est dû à l'oxydation du premier et à la présence de l'acide carbonique dans le second — on peut reproduire ces saturations chimiques et les colorations qui en sont la conséquence par des expériences de laboratoire.

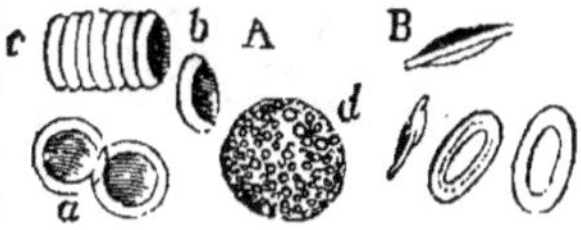

Fig. 38. — A, globules rouges du sang de l'homme, grossis 600 fois. — *a*, globules vus de face. — *b*, vus de côté. — *c*, empilés et vus de profil. — *d*, globules blancs qui accompagnent les globules rouges, mais qui sont bien moins nombreux.

Le poids du Sang peut être évalué à 1/12 ou 1/13 du poids total, soit, pour un homme, de 60 à 65 kilog. 5 kilog. de sang.

Claude Bernard a constaté que la masse du sang est moindre à jeun qu'en pleine digestion, et qu'il faut, pour tuer en ce dernier cas, une dose de poison double. De cette plus grande facilité d'absorption chez l'homme à jeun, découle l'indication pratique, en temps d'épidémie ou dans un pays à affections miasmatiques, d'éviter la vacuité absolue de l'estomac.

CHAPITRE II

RESPIRATION.

Le Sang veineux, avons-nous dit, vient s'oxyder à l'air. C'est par la *Respiration* que cette révification s'accomplit.

L'appareil de la RESPIRATION comprend le tube d'arrivée d'air, les poumons et leurs enveloppes — les plèvres — membranes séreuses de glissement analogues du péritoine abdominal.

Les *Poumons*, au nombre de deux, sont des organes cellulo-vasculaires, spongieux, mous, compressibles, élastiques, qui, avec le cœur, remplissent la cavité de la poitrine, sur les parois de laquelle ils se moulent. (Fig. 39.)

Chaque poumon a la forme d'un cône irrégulier à sommet en haut, et dont la base repose sur le diaphragme. L'air leur est amené par un long tube appelé *trachée-artère*, qui fait suite à la partie inférieure du larynx (V. p. 29).

La trachée se divise en deux bronches, chaque bronche se subdivise en une multitude de ramuscules qui vont constituer la charpente, le lacis pulmonaire (fig. 40) Les plus ténues ramifications bronchiques se terminent par de petits culs-de-sac, dits

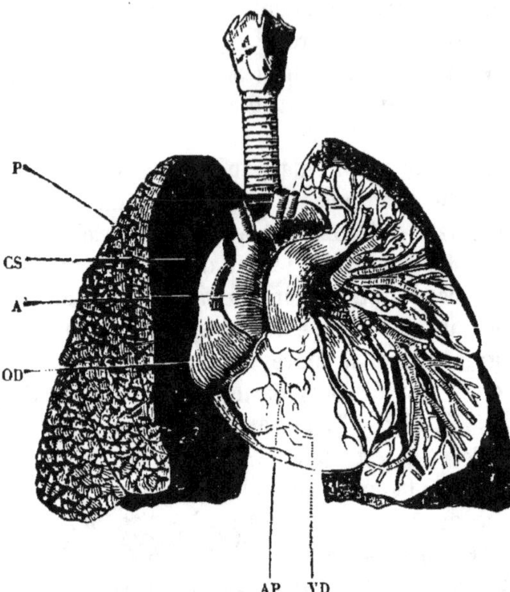

Fig. 39. — Poumons et cœur. — Le poumon gauche a été préparé de manière à montrer l'enchevêtrement des vaisseaux sanguins et aériens. — P, poumon droit. — CS, veine cave supérieure. — A, artère aorte. — VD, ventricule droit. — AP, artère pulmonaire. — OD, oreillette droite.

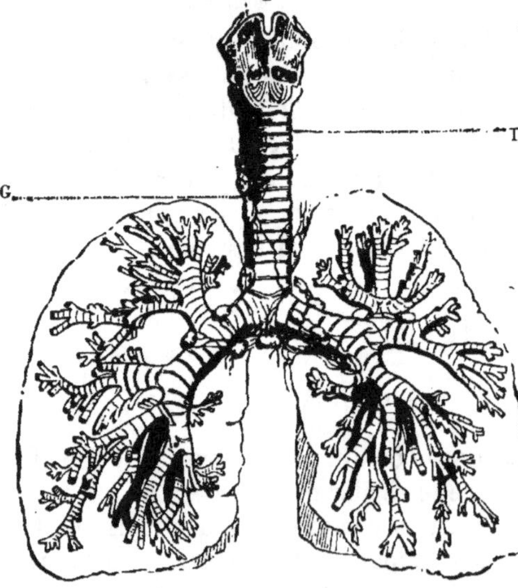

Fig. 40. — Distribution des bronches. — L, larynx. — T, trachée-artère. G, ganglions lymphatiques.

Vésicules Pulmonaires à parois d'une minceur extrême, parcourues par les ramuscules ultimes de l'artère pulmonaire, dont le réseau très-délié les entoure et les tapisse (fig. 41)

Là s'accomplit par endosmose l'échange chimique de l'oxygène de l'air et de l'acide carbonique du sang. Le sang oxydé, artérialisé, est repris par d'autres petits vaisseaux qui, en confluant dans les veines pulmonaires, le ramènent au Cœur — (nous l'avons déjà vu).

Le volume des poumons varie avec les individus; il est en raison directe de la capacité thoracique[1]. Le poumon droit, plus volumineux, est composé de trois lobes; le gauche de deux. Le poumon aéré est plus léger, le poumon non aéré d'un fœtus qui n'a pas respiré, est plus lourd que l'eau. Cette constatation décide des problèmes médico-légaux d'infanticide.

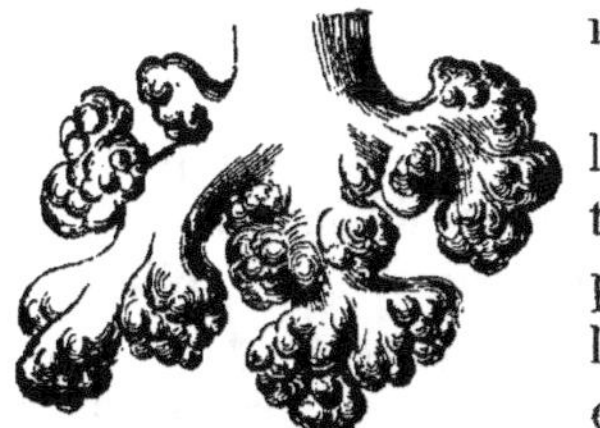

Fig. 41. — Vésicules pulmonaires considérablement grossies.

RESPIRATION (*Physiologie*).

La RESPIRATION est un jeu de soufflet; l'entrée de l'air s'appelle *Inspiration*, sa sortie *Expiration*.

Un homme adulte, bien portant, fait dix-huit inspirations par minute, une environ pour quatre battements du cœur.

C'est un appel d'air par le vide, résultant de la dilatation musculaire de la poitrine. Le diaphragme, en s'abaissant, allonge le diamètre vertical; les muscles, en soulevant les côtes et les rendant verticales (d'obliques qu'elles étaient), augmentent les diamètres transverse et antéro-postérieur.

Les Poumons suivent ce mouvement d'ampliation: —il s'établit un appel énergique.

L'expulsion de l'air qui vient d'oxyder le sang s'accomplit quand, les muscles inspirateurs cessant de se contracter, le diaphragme se relève, les poumons, par leur élasticité, reviennent sur eux-mêmes et certains muscles spéciaux abaissent les côtes : — c'est l'*expiration*.

Nous nous étendrons peu sur les échanges chimiques intervenant entre l'air et le sang; nous traiterons cette question

---

(1) Voir au *Guide du Recrutement*, périmètre thoracique, p. 225. '

plus pratiquement en HYGIÈNE à propos de l'aération des Casernes (p. 101).

Disons seulement que l'air inspiré cède son oxygène au sang et lui reprend l'acide carbonique. Il perd 4,87 d'oxygène environ, et rapporte à l'expiration une quantité à peu près égale (4,26) d'acide carbonique, ce qui élève ce dernier à 18 litres 5 décil. environ par heure (poids 36 grammes)[1].

On comprend par là combien la Respiration vicie l'air en substituant de l'acide carbonique à l'oxygène. La proportion de ces deux gaz dans le sang serait, d'après Magnan :

Sang artériel, 38 d'oxygène
Sang veineux, 25 d'acide carbonique } pour cent.

L'Air extérieur varie peu en composition, mais la pression atmosphérique diffère sensiblement.

La pression barométrique de 76, niveau de la mer,

Devient, à 1,000 mètres, de 67) Par contre, elle
— 2,000 — 60 } augmente en des-
— 3,000 — 53 { cendant dans les
— 4,000 — 47) mines.

C'est un moyen rapide de mensuration des niveaux, la pression diminuant environ de 1/9 par 1,000 mètres d'altitude.

Sur les hauts plateaux du Mexique, la respiration devenait pénible et l'acclimatation des poumons européens de nos soldats à l'air raréfié nécessitait un certain temps.

Nous ne pouvons séparer de la Physiologie respiratoire ses déductions pratiques (*Respiration artificielle, insufflation d'air*) constituant les :

§ Ier. — *Premiers secours en cas d'Asphyxie.*

L'Asphyxie est la non-oxydation du sang.

Qu'elle ait lieu mécaniquement par compression du cou, (pendaison);

— de la poitrine (éboulement de terre);

— manque d'air (noyés).

— substitution à l'air d'un gaz toxique (*oxyde de carbone*);

— ou irrespirable (*acide carbonique, Grotte du Chien*).

les premiers secours (après les variantes : de couper la corde du pendu, les vêtements, la cravate, enlever le sable ou la vase

---

[1] Un adulte expire 1 kil. d'acide carbonique équivalent à environ 273 gr., ou à peu près une demi-livre de carbone par jour. (C. VOGT, *Lettres physiologiques.* — Paris, Reinwald, 1875.

qui obstrue le nez et la bouche du noyé, porter au grand air l'asphyxié par vapeur de charbon), les premiers secours, disons-nous, sont identiques.

Ils consistent à coucher le malade sur le dos, un peu incliné à droite (*en aucun cas ne le suspendre par les pieds*).

Puis à *réveiller :* 1° la CIRCULATION — briques chaudes, couvertures de laine chaudes, frictions de gants de crin sèches ou excitantes par tout le corps;

2° L'INNERVATION — vinaigre ou ammoniaque sous le nez, allumettes soufrées;

3° Mais surtout la RESPIRATION, par des compressions alternées de relâchement avec les mains posées à plat sur les fausses côtes (*Respiration artificielle*) et des insufflations d'air dans la bouche, soit de bouche à bouche, soit avec un soufflet.

Bien que ces manœuvres gagnent à être faites par un médecin, on arrive vite à comprendre les alternances de relâchement et de pression à exercer en s'étudiant respirer.

C'est le calque du mouvement respiratoire normal.

En tout état de cause il faut continuer les secours très-longtemps : on a vu des asphyxiés revenir à la vie après une heure et demie de soins.—On ne devra que très-tardivement désespérer.

RESPIRATION PAR LA PEAU.

Comme les poumons, la Peau concourt à la respiration, mais la quantité d'acide carbonique exhalée par cette voie est minime, 38 fois moindre que celle du poumon ; par contre, la vapeur d'eau s'élève en moyenne à 1 kilog. en 24 heures, tandis que la vapeur d'eau pulmonaire n'est que de 1/2 kilog. environ.

Cette évaporation insensible, qu'il ne faut pas confondre avec la sueur, est sujette à des fluctuations considérables, suivant la température et l'état hygrométrique de l'air.

CHAPITRE III

SÉCRÉTIONS

Ce sont des liquides extraits du sang artériel — plus ou moins transformé par des organes spéciaux, les *Glandes*.

Pour les unes c'est une fonction à faciliter : *salive, suc gastrique* (*digestion*), larmes (vision), synovie, etc., pour les autres une simple dépuration du sang (urines, sueurs).

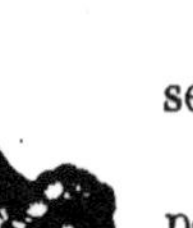

Fig. 42.— Fragment grossi d'une glande composée.

Les *Glandes* sont simples ou composées.

Les *simples* sont formées de petites poches, ou tubes très-fins, terminés en ampoule à une de leurs extrémités, offrant à l'autre un orifice qui vient s'ouvrir à la surface des membranes.

Les *composées* (fig. 42), sont constituées par l'agglomération de ces poches ou tubes communiquant ensemble par de petits canaux qui finissent par confluer en un seul conduit excréteur. Nous ne nous occuperons que des principales sécrétions — Urinaire, Sudorale, Spermatique.

Article Iᵉʳ. — Sécrétion Urinaire.

Reins. — Uretères. — Vessie. — Urètre.

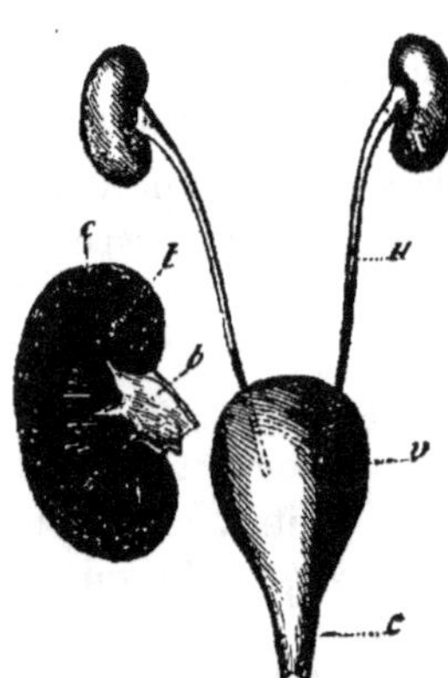

Fig. 43. — Appareil urinaire. —*ru vc*, l'appareil vu dans son ensemble.—*r*, rein.— *u*, uretère.— *v*, vessie urinaire.—*c*, col de la vessie .— *ctb*, coupe d'un des reins.—*c*, substance corticale.— *t*, substance tubuleuse.—*b*, bassinet.

Les *Reins*, espèce de filtres situés de chaque côté de la Colonne vertébrale — région lombaire — sont incessamment parcourus par une masse considérable de sang.

Leur forme est ovoïde, aplatie, assez semblable à un haricot; ils présentent, sur le bord interne une scissure profonde qui livre passage aux artères, veines, nerfs et conduits urinaires.

Leur structure interne, faite d'une substance extérieure corticale, rougeâtre et d'une intérieure tubuleuse plus pâle, consiste essentiellement en tubes urinifères et *Corpuscules* de *Malpighi*.

— Les tubes urinifères à circonvolutions multiples dans la substance corticale deviennent rectilignes dans la tubuleuse.

Les *Corpuscules de Malpighi*, placés dans l'intérieur des ampoules et origines des tubes urinifères, sont formés par un pelotonnement sphéroïde de petits vaisseaux artériels. Le tout se groupe en faisceaux coniques (*pyramides*) dont les sommets convergent dans de petites cavités membraneuses (*calices*); les calices se réunissent à leur tour à une poche (*bassinet*) qui, par un long

canal *uretère*, va s'ouvrir obliquement dans la vessie (fig. 43).
Enfin l'urine est rejetée au dehors par le canal de l'urètre.

FONCTIONNEMENT PHYSIOLOGIQUE.

L'urine est un liquide jaunâtre, acide quand il est frais, alcalin
à la longue par décomposition de son urée en carbonate d'ammoniaque.

Elle spolie l'organisme de 1200 à 1500 grammes de liquide en
24 heures, quotité variable et sensiblement proportionnelle aux
liquides ingérés. Dans les pays chauds avec l'augment des
sueurs, l'urine diminue.

Elle est composée de 93 0/0 d'eau et de 7 0/0 de produits
— ou *azotés* (acide urique, créatine, créatinine — surtout *urée*),
— ou *salins* (chlorure de sodium, phosphate de chaux, phosphate ammoniaco-magnésien — bases des calculs urinaires).

L'Urée est la caractéristique, l'élément physiologique le plus
important de l'urine ; c'est le résidu des combustions des tissus,
le dernier degré d'oxydation des principes albuminoïdes ; —
elle donne les pertes, le déchet de l'organisme, le chiffre de la
dénutrition.

C'est par elle qu'on a précisé, mathématiquement, les déperditions d'azote organique (20 grammes en 24 heures), dont on a dé-
duit la dose indispensable d'alimentation réparatrice quotidienne
(V. Hygiène, p. 59). Par sa décomposition rapide en carbonate
d'ammoniaque, l'Urée est une des causes les plus actives de féti-
dité ammoniacale dans les fosses d'aisances — d'où nécessité
de créer des urinoirs séparés et irrigués.

L'acide *urique*, la *créatine*, la *créatinine* sont aussi des produits azotés, incomplétement oxydés, brûlés — mais à chiffres
infiniment plus faibles, l'acide urique quotidien oscille entre
1 gr. 25 et 1 gr. 50.

La rapidité avec laquelle les substances absorbées passent
dans l'urine est en rapport avec la vitesse circulatoire et l'état
de vacuité ou de travail digestif de l'estomac — à jeun le ferro-
cyanure de potassium apparaît dans l'urine en une minute, il
en met 16 pendant la digestion (Erichsen).

Article II. — Sécrétion Sudorale.

Les *Glandes sudoripares* situées sous la peau (tissu graisseux
de la couche profonde du derme) sont formées par l'enroulement

d'un tube en cul-de-sac se terminant par un canal excréteur contourné en spirale, qui traverse derme et épiderme. (Voir *figure 23*). Il y a environ 800 de ces glandes par centimètre carré de surface (paume de la main, plante du pied), 100 sur le reste de la peau.

La Sueur, acide comme l'urine quand elle est fraîche—devient alcaline comme elle — par décomposition de son urée en carbonate d'ammoniaque; elle renferme ¡99 0/0 d'eau, un peu d'urée, du chlorure de sodium, enfin de l'acide lactique en faible proportion.

La Sueur maintient l'équilibre thermique du corps; quand la température normale tend à être dépassée, la peau se couvre de sueur qui, par évaporation (production de froid), absorbe le calorique tendant à s'accumuler dans les organes.

C'est ainsi que par les $+$ 58° à l'ombre des pays équatoriaux, le corps ne dépasse guère la normale de 36 à 37°.

Article III. — Sécrétion spermatique.

Les *testicules* sont des glandes cloisonnées en une foule de loges par des prolongements de la tunique albuginée qui les enveloppe.

Chaque loge contient un lobule formé par les canaux séminifères, petits tubes à diamètre capillaire contournés sur euxmêmes. Il y a de 3 à 400 lobules, dont les conduits, s'abouchant avec ceux du lobule voisin, forment les canaux afférents, et ceuxci l'*épididyme* accolé à la partie antéro-externe de chaque testicule.

L'*épididyme* se continue de chaque côté par le canal déférent, qui remonte dans le ventre par l'anneau inguinal, gagne les côtés de la vessie, s'unit au canal excréteur des vésicules séminales et va finalement s'ouvrir dans l'urètre sous le nom de canal éjaculateur.

Le sperme contient environ 90 0/0 d'eau. Au microscope on y remarque une foule de petits filaments à mobilité très-vive, les *spermatozoïdes*, qui ont la forme de têtards avec longueur de 1 dix-millimètre et des globules dits cellules spermatiques, qui ne sont que les phases initiales de développement des premiers.

Les spermatozoïdes conservent leur mobilité 24 heures après la mort d'un animal — à l'air ils ne se meuvent que quelques heures, encore faut-il s'opposer au desséchement et maintenir le liquide à 36°, température du corps.

L'érection est due à une énorme accumulation de sang dans les mailles du tissu érectile de la verge.

Nous ne dirons rien de la fécondation dans cette esquisse forcément écourtée ; — mais nous emprunterons quelques chiffres à la statistique du Dr Bertillon (*Influence du Mariage sur la Vie humaine*) (1).

Ils sont de démonstration nette et prouvent clairement le bénéfice hygiénique, sanitaire du mariage.

Tableau comparé des chances de mortalité des Époux, des Célibataires et des Veufs.

De 25 à 30 ans.

1,000 époux donnent	6,24 décès.
1,000 célibataires......	10,17 —
1,000 veufs	21,8 » —

De 30 à 35 ans.

1,000 époux donnent.........	7 » décès.
1,000 célibataires.............	11,5 —
1,000 veufs	19 » —

De 35 à 40 ans.

1,000 époux donnent..........	7,5 décès.
1,000 célibataires.............	13 —
1,000 veufs	17,5 —

Au contraire, la mortalité des époux au-dessous de 20 ans est très-élevée (50 sur 1000), et ces chiffres de l'éminent statisticien montrent que le service militaire, en reculant le mariage vers vingt-cinq ans — époque de développement physique plus accusé — ne peut que servir les intérêts individuels et ceux de la société (2).

La *rate*, le *corps thyroïde* (dont l'exagération produit le *goître*) le *thymus*, les *capsules surrénales* sont des organes dont le rôle physiologique est assez obscur et contesté pour les faire éliminer de notre *Guide Pratique* essentiellement fermé aux hypothèses.

_____

(1) Lu à l'Académie de médecine, séance du 24 novembre 1871.

(2) L'usage prématuré des organes génitaux est le plus sûr moyen de s'inoculer la vieillesse (Hufeland).

CHAPITRE IV

DIGESTION.

Article Ier. — Tube Digestif.

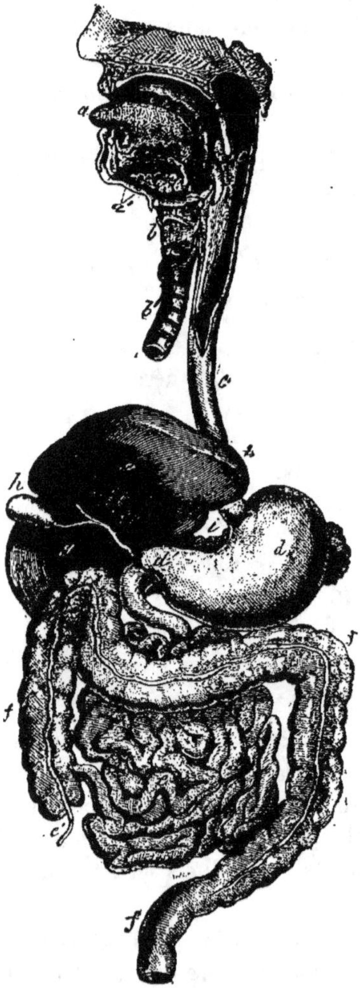

Fig. 44. — Vue d'ensemble de l'Appareil de la Digestion.

a langue.
a' glandes salivaires.
b larynx.
b' trachée-artère.
c pharynx.
c' œsophage.
d estomac.
d' duodénum.
e intestin grêle.
e cæcum.
fff gros intestin.
gg foie.
h vésicule biliaire.
ii pancréas.

L'Appareil digestif comprend :

1° La *Bouche*, cavité ovalaire comprise entre les deux mâchoires, limitée en avant par les lèvres, en haut par le palais, en bas par la langue, latéralement par les joues, en arrière par le voile du palais. Les deux mâchoires sont creusées de trous (alvéoles) dans lesquelles s'implantent les dents (canines, incisives et molaires).

2° Le *Pharynx*, canal musculo-membraneux, qui fait suite à la bouche, communique en haut avec les fosses nasales, en bas avec les voies aériennes (larynx), sur les côtés avec l'oreille moyenne (par la trompe d'Eustache) et se continue par :

L'*Œsophage*, conduit cylindrique—prolongement du pharynx—qui suit la colonne vertébrale, pénètre dans le thorax en passant derrière le cœur et les poumons, traverse le diaphragme et aboutit dans l'estomac par une ouverture appelée *cardia* (fig. 44).

3° L'*Estomac*, organe central de la Digestion, est une vaste poche membraneuse à forme de cornemuse, située à la partie supérieure du ventre (creux de l'estomac) au-dessous du diaphragme, communiquant en haut et à gauche avec l'œsophage par le cardia, en bas et à droite avec l'intestin grêle par une deuxième ouverture appe-lée *pylore.* Il présente une grande courbure en bas, une grosse extrémité à gauche, une petite à droite (fig. 45).

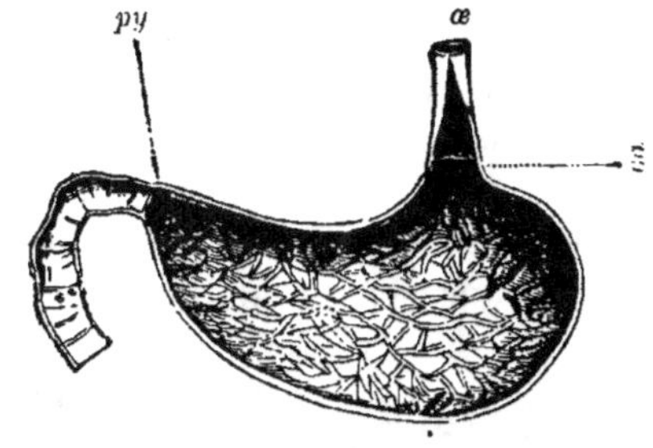

L'estomac est formé de trois membranes, une *sé-reuse*, le péritoine, dont nous reparlerons, une *mus-culeuse* à fibres longitudi-

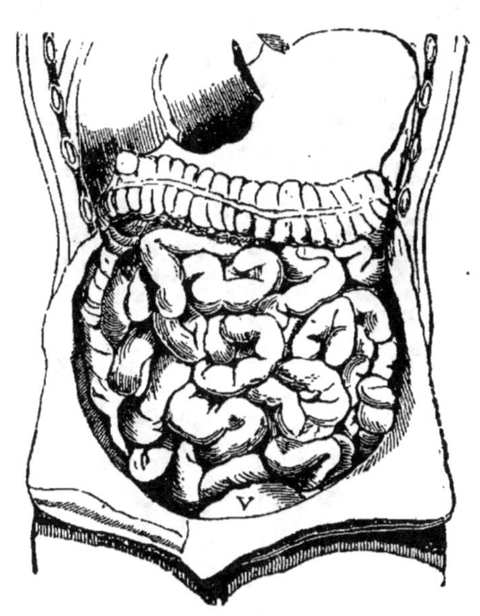

Fig. 45. — Estomac ouvert e montrant les plis de la muqueuse ; à sa suite, le duodénum, également ouvert. — *œ,* œsophage. — *ca,* cardia. — *py,* pylore.

nales, obliques et circulaires, enfin une *muqueuse,* l'interne, la digestive, la physiologique, criblée de glandules qui sécrètent le *suc gastrique.*

4° *Intestin Grêle.* —C'est un long tube plusieurs fois contour-né sur lui-même qui s'étend de l'estomac au gros intestin; sa longueur est de cinq à six fois celle du corps (plus long chez les her-bivores que chez les carnassiers) (fig. 46).

Il se divise classi-quement en *duodé-num, jéjunum* et *iléum;* il est formé (comme l'estomac — comme va l'être le gros intes-tin) des trois tuni-ques, séreuse, mus-culeuse et muqueuse. (fig. 47.)

Fig. 46. — Cavité abdominale de l'homme ouverte et mon-trant, de haut en bas successivement : le foie, l'esto-mac, le gros intestin ou côlon transverse, les intestins grêles et en V la vessie urinaire.

La *séreuse* dépend aussi du péritoine ; elle forme, en s'adossant à elle-même, un double-feuillet, le *mésentère,* qui maintient en position les nombreuses circonvolutions intestinales.

La *musculeuse* est composée d e fibre circulaires et longitudinales.

La *muqueuse* est épaisse et blanchâtre ; elle présente, à intervalles très-rapprochés, des replis transversaux nommés valvules, conniventes, dont la fonction est de ralentir la marche des aliments, ainsi qu'une quantité de follicules et de villosités qui lui donnent l'aspect du

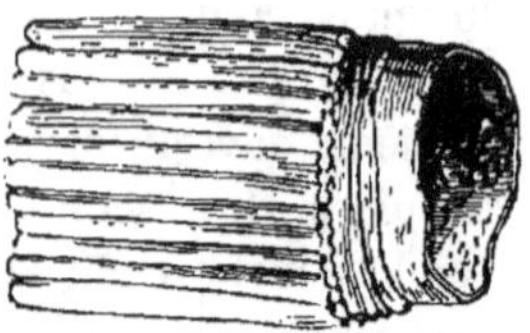

Fig. 47. — Fragment d'intestin dépouillé de sa tunique externe ou péritonéale, et montrant sa muqueuse et ses fibres musculaires circulaires et longitudinales.

velours et semblent être les agents de l'absorption intestinale (fig. 48).

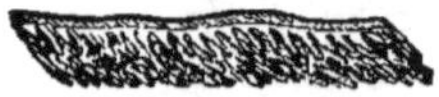

Fig. 48. — Surface villeuse de l'intestin grêle.

5° *Gros Intestin*. — Moins long que l'intestin grêle, qu'il continue, mais d'un calibre beaucoup plus fort, le gros intestin reçoit, pour l'expulser au dehors, le résidu de la Digestion ; on le divise en *cæcum, côlon, rectum* ; — même texture que le précédent, mais organes absorbants plus rares et pas de circonvolutions (fig. 49).

Enfin le *Péritoine* est une vaste séreuse qui tapisse tous les organes renfermés dans la cavité abdominale, les soutient, les maintient et en favorise les glissements. C'est l'inflammation de cette membrane (péritonite), qui rend dangereuses les blessures de l'abdomen, absolument comme celle des *plèvres* pulmonaires, leur analogue, complique les plaies de poitrine.

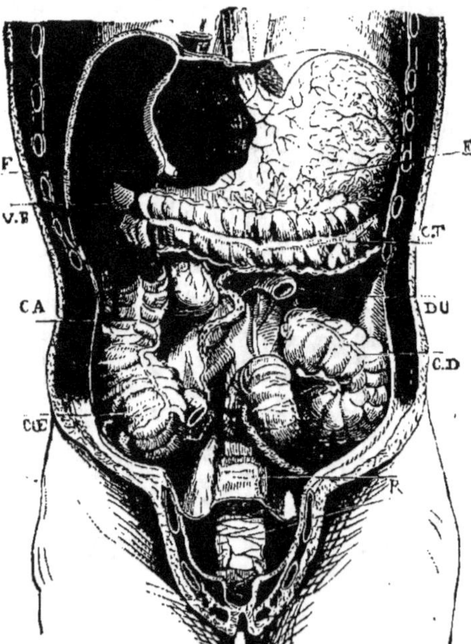

Fig. 49. — Cavité abdominale ouverte et après qu'on a enlevé l'intestin grêle et la vessie. — ŒS, œsophage. — E, estomac. — F, foie. — VB, vésicule biliaire. — CÆ, cæcum. — CA, Côlon ascendant. — CT, côlon transverse. — CD, côlon descendant. — DU, Duodénum coupé. — R, rectum, caché en haut sous le péritoine.

Article II. — Glandes annexes du Tube digestif.

1° *Glandes salivaires*.— Au nombre de six,— les deux glandes *parotides* situées au-devant de l'oreille, les deux *sous-maxillaires* logées sous l'angle du maxillaire inférieur, enfin les deux *sublinguales*.

Toutes ces glandes sécrètent la salive, qu'elles versent dans la bouche par de petits conduits excréteurs.

2° Foie. — C'est la plus grosse glande du corps.

Situé à la partie supérieure droite (flanc droit) de l'abdomen, son poids varie de 1 kil. 500 gr., à 2 kilog.; — diamètre transversal 30 centimètres, vertical 12 à 14 centimètres.

Son tissu brun rougeâtre, est dense, friable, formé d'une infinité de petites granulations auxquelles viennent aboutir les vaisseaux sanguins, et d'où partent les petits conduits excréteurs de la bile. Ces derniers finissent par se réunir en un gros canal, le *Canal hépatique*. Avant d'arriver dans l'intestin, il reçoit le canal cystique du réservoir de la bile ou *Vésicule biliaire*, et — prenant après le confluent, le nom de canal *Cholédoque* — il s'ouvre dans le duodénum, à une faible distance du pylore, par un orifice étroit et taillé en biseau (V. fig. 50).

Le *Foie* préside à la double fonction *biliaire* et *glycogénique*.

Le sucre (glycogénie) produit dans le foie et que décèlent les réactifs est indépendant d'une alimentation amylacée et même d'une alimentation quelconque.

Le foie renferme dans son sein une matière capable de se transformer en sucre par métamorphose lente, et la production continue à s'opérer après la mort (Schiff).

La *Bile* coule normalement dans l'intestin par une espèce de suintement; mais pendant le travail digestif, la vésicule-réservoir la déverse rapidement.

Elle contient 89 0/0 d'eau et 3 de matières grasses (cholestérine, oléine, margarine). La sécrétion est d'environ 15 gr. par kilog. du poids du

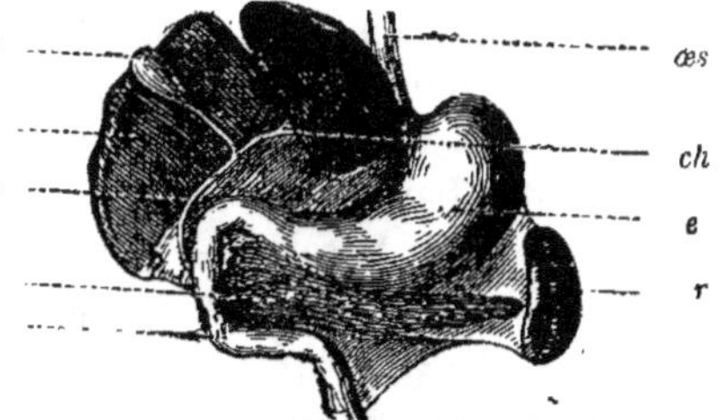

Fig. 50. — Estomac et annexes du Tube digestif. — Dans cette figure, les viscères sont un peu dérangés de leur position normale. — *œs*, œsophage. — *e*, estomac. — *d*, duodénum. — *f*, foie, soulevé de manière à montrer sa face inférieure. — *ch*, canal hépatique. — *vb*, vésicule biliaire avec le canal cystique. — *cc*, canal cholédoque. — *p*, pancréas, un peu abaissé. — *r*, rate, un peu éloignée de l'estomac.

corps, soit un kilogramme en 24 heures pour un homme de 65 kilogrammes.

3° *Pancréas.* — Cet organe, profondément placé entre la Colonne vertébrale et l'estomac, a une grande analogie de tissu avec les glandes salivaires, d'où son nom de *glande salivaire abdominale.* Il est blanc grisâtre, granuleux, et donne naissance à deux canaux excréteurs qui vont s'ouvrir dans le duodénum, l'un au même niveau que le canal cholédoque, l'autre un peu au-dessus et plus près du pylore.

PHYSIOLOGIE.

L'*Histoire d'une Bouchée de pain*, de Macé, vulgarise très-bien les phénomènes digestifs qui sont d'ordre Mécanique ou Chimique et ouvrent la voie à l'Absorption. Nous les décrirons successivement.

§ 1er. — **Mécanique digestive.**

Elle comprend :

1° La *préhension* des aliments : main et bouche.

2° Leur *mastication*, ou division et trituration.

Le maxillaire *supérieur* étant fixe, c'est l'*inférieur* qui, sous la tension de muscles puissants (masséters, temporaux), exécute tous les mouvements nécessaires à la mastication.

Des dents (dont la forme est un élément de classification dans la série animale) les incisives et canines, divisent, coupent les aliments ; les molaires les broient.

L'aliment trituré s'offre alors à l'*Insalivation*. La salive, versée dans la bouche par les glandes salivaires, ramollit le bol alimentaire et joue un rôle chimique sur lequel nous reviendrons.

3° La *Déglutition.* — Le bol alimentaire se place sur la face dorsale de la langue, qui se creuse en gouttière en se relevant ; le pharynx le soulève, le happe ; en même temps, pour lui fermer tout échappement — le voile du palais clôt l'orifice postérieur des fosses nasales — l'épiglotte obture le larynx (orifice respiratoire) ; — l'aliment n'a donc plus qu'une issue (l'œsophage), dans lequel il se précipite et qu'il suit jusqu'à l'estomac.

Ce dernier organe est doué de mouvements dits *péristaltiques* indépendants de la volonté, mouvements qui se continuent inconsciemment le long de l'intestin et servent au cheminement des aliments, qui viennent ainsi s'offrir successivement aux divers réactifs de la

§ II. — Chimie digestive.

L'action de la Salive a lieu la première (1 kil. 5, en 24 heures) ; elle renferme un ferment spécial, la *ptyaline*, qui transforme les matières féculentes, d'abord en dextrine, puis en sucre de raisin, ou *glucose*, et les rend par ce fait solubles et assimilables ; cette action se continue dans l'estomac.

Le *Suc gastrique*, agent de la digestion stomacale (500 gr. par heure), est un liquide à réaction acide (acide lactique), clair, transparent, de goût un peu salé et renfermant un ferment azoté (la *pepsine*), qui dissout et rend assimilables toutes les matières azotées (fibrine, albumine) en les transformant en albuminose.

Le résultat de cette double action salivaire-gastrique sur les aliments est la formation, dans l'estomac, d'une bouillie ou pâte semi-liquide, grisâtre, dite *Chyme*.

La durée moyenne de la digestion stomacale est de 3 à 4 heures.

Arrivé dans l'intestin grêle le chyme se trouve en présence de la *bile*, qui a mission d'émulsionner les matières grasses alimentaires par une action analogue à celle du liquide *pancréatique*.

Ce dernier (10 gr. à l'heure) incolore, filant, alcalin, à consistance de sirop, agit par une matière organique spéciale, la *pancréatine*, sur les matières grasses, qu'il émulsionne et rend aptes à l'absorption. Il termine aussi l'action transformatrice (fécule en glucose) de la salive.

Alors le chyme, traité, modifié par la bile et le liquide pancréatique, se transforme en *Chyle* ou liquide absorbable.

Le *suc intestinal* — produit des innombrables glandules de l'intestin — termine le travail digestif ; il achève les réactions chimiques retardées, incomplètes ; il a la triple action, mais à faible degré, de la salive, des sucs gastrique et pancréatique.

C'est un aide de la dernière heure, à travail terminal.

Enfin les matières insolubles, non transformées et impropres à l'Absorption, continuent à cheminer dans l'intestin grêle, et de là passent dans le gros intestin, d'où elles sont excrétées.

§ III. — Absorption.

L'Absorption est le but final de la Digestion. Les diverses substances alimentaires, transformées ou rendues solubles par la chimie digestive, vont rendre au sang les matériaux détruits et excrétés dont — nous l'avons vu — l'*urée* traduit le déchet.

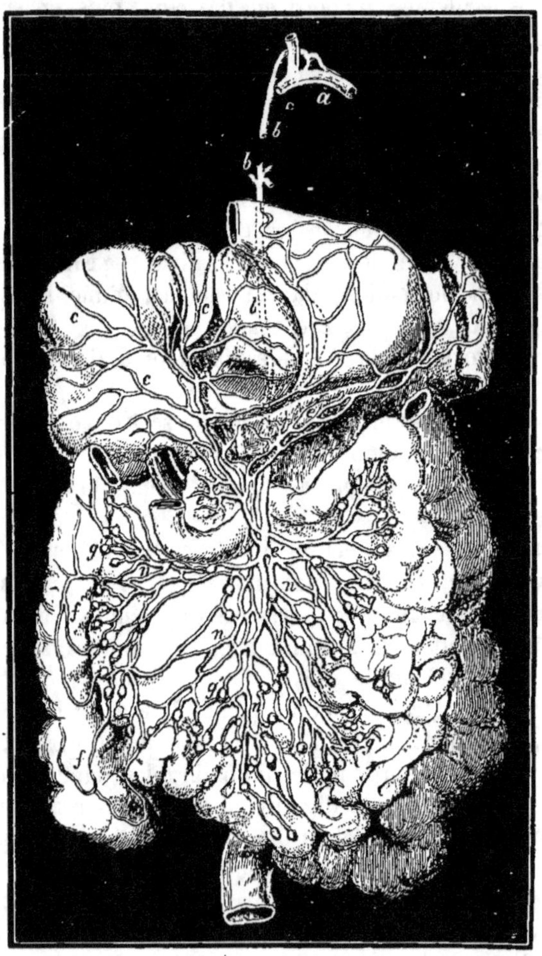

Fig. 51. — Mécanisme de l'Absorption. — Ganglions et Vaisseaux chylifères de l'Intestin débouchant dans le Canal thoracique et celui-ci dans la Veine sous-clavière gauche. — *a*, sous-clavière gauche. — *bbb*, canal thoracique. — *cccc*, vaisseaux lymphatiques de la face inférieure du foie. — *d*, vaisseaux lymphatiques de la rate. — *ee*, vaisseaux lymphatiques du pancréas. — *e'*, vaisseau lacté commun qui s'ouvre dans le canal thoracique. — *ff*, vaisseaux lymphatiques du gros intestin. — *gg*, ganglions mésentériques. — *nnnn*, vaisseaux lymphatiques de l'intestin grêle, vaisseaux lactés ou chylifères. — *g'g'* ganglions mésocoliques.

L'Absorption s'accomplit dans l'estomac et l'intestin :

1° *Par les Veines;* elle s'exerce par force osmotique sur les boissons, sels — aliments azotés et féculents, — transformés les premiers en albuminose, les seconds en glucose;

2° *Par les Chylifères*, qui, à l'absorption veineuse joignent celle des matières grasses émulsionnées.

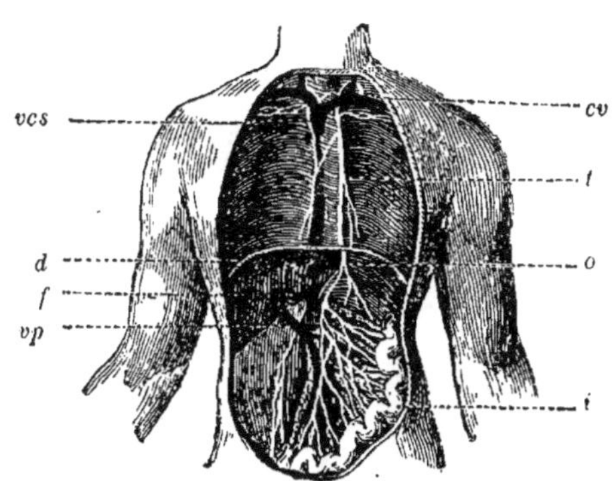

Fig. 52. — Système absorbant intestinal.— *i*, portion de l'intestin grêle suspendue à un lambeau du mésentère qui contient les veines et les vaisseaux lactés correspondants. — *d*, diaphragme. — *f*, foie. — *vp*, veine porte, qui réunit les veines de l'intestin et va se ramifier dans le foie. — *o*, origine du canal thoracique. — *ct*, canal thoracique. — *cv*, terminaison du canal thoracique dans la veine sous-clavière gauche. — *vcs*, veine cave supérieure.

Les Chylifères naissent au sommet des villosités de l'intestin grêle; ils se rendent d'abord dans des ganglions placés dans les replis du mésentère, puis de là se jettent dans le canal thoracique, qui, remontant le long du côté gauche de la Colonne vertébrale, va s'ouvrir dans la veine sous-clavière gauche (Voir fig. 51 et 52).

Le Chyle absorbé, né de la digestion, va donc refaire, revivifier et enrichir le Sang.

L'Absorption varie beaucoup comme rapidité; elle est très-active à jeun et chez les débiles ou convalescents.

Tel est, à grands traits abréviatifs, *le Mécanisme humain.*

Pour mieux en synthétiser le jeu et en faciliter la compréhension à l'esprit — plus familiarisé avec les machines usuelles qu'avec l'Anatomie — nous avons dressé le tableau de semi-assimilation suivant, destiné à servir de repère mnémotechnique.

Leviers . . . . | Squelette.

Ajustage ou assemblage. . . . { Articulations. / Ligaments.

Organes de transmission de force | Muscles. — (Locomotion.)

Organes de mise en marche . . | Système nerveux. — (Volonté.)

Générateurs . . . . { Cœur. — Circulation. / Poumons. — Respiration.

Organes d'alimentation. . . . | Estomac, appareil digestif, chylifères

Organes de condensation et de { Sécrétions. — Excrétions. / purge. . . . . { Sueurs. — Urines.

Combustible. . . . . | Les aliments.

Rendement . . . . | Le travail.

FIN DE LA PREMIÈRE PARTIE.

DEUXIÈME PARTIE

GUIDE D'HYGIÈNE MILITAIRE

GUIDE D'HYGIENE MILITAIRE

L'Hygiène est l'art de conserver la Santé.

Ses grandes lois générales, — immuables comme les lois physiques et vraies pour tous —sont cependant soumises dans l'Armée à des modifications professionnelles (uniformité d'alimentation, vie en commun), à des fatigues de campagne, à des expédients de pis aller qui justifient un cadre spécial.

Comme il y a des maladies des armées, des épidémies des armées, il y a une Hygiène militaire.

Nous avons divisé ce sujet assez complexe suivant les grandes lignes ordinaires, insistant de façon spéciale sur les questions d'avenir soulevées tout récemment et la plupart à l'étude : Vivres-Conserves, fourgon-cuisine, Marmite norwégienne, Sac-valise Koppel, Carte d'identité, etc. Voici du reste quelles seront les principales divisions, les principaux secteurs hygiéniques :

Ier. — ALIMENTATION DU SOLDAT.

Déperditions organiques servant à la fixation de la ration individuelle.

Ration de paix : Pain de munition, viande, soupe du soldat.

Ration de guerre :   —   —   —

Ration de Conserve ou d'expédient. Conserves de l'Officier et du soldat : *Erbswürst*, saucisson de viande et de légumes, extrait Liebig, *of meat*, Soupe française, viandes de l'Australie, de la Plata, du Texas, etc.

Fonctionnement journalier.

Commission des ordinaires : cuisiniers permanents, Cuisines à vapeur, Cuisines en Marche — variété d'Alimentation.

Boissons du soldat : eaux potables, boissons alcooliques, thé, Café (percolateur.)

IIᵉ. — LOGEMENT DU SOLDAT.

Viciation de l'air servant à la fixation de la ration respiratoire; Cube d'air (France et étranger).

Logement permanent (caserne),
— temporaire (tente, camp, baraques);
— de guerre (casemate, cantonnements);

Chauffage — Éclairage — Ventilation.

IIIᵉ. — VÊTEMENT.

Vêtement, équipement et charge du soldat en campagne.

Vêtement, équipement et charge du soldat des principales Armées européennes. Nouveaux sacs-valise Koppel et Dumont.

IVᵉ. — SOLDAT EN GARNISON.

Préparation musculaire à la Guerre — escrime, natation, entraînement, gymnastique, manœuvres, étapes, marches de paix et de guerre.

Préparation intellectuelle — Écoles; préjugés du soldat.

Vᵉ. — SOLDAT MALADE.

Morbidité et mortalité militaires d'après la statistique des dernières années. — Morbidité et mortalité des Armées étrangères.

Infirmeries, hôpitaux permanents, hôpitaux-baraques, hôpitaux sous tentes, ambulances, trains sanitaires; livret médical du soldat.

VIᵉ. — SOLDAT BLESSÉ OU INVALIDE.

Hôpitaux thermaux militaires.

Propositions; Tableau des diverses Saisons.

Bains de mer; non-activité pour infirmités temporaires; réforme ou retraite — tarif des pensions des Officiers, veuves et orphelins d'Officiers; — modes de demandes, certificats médicaux, certificats d'origine de blessures.

VIIᵉ. — HYGIÈNE DES CHAMPS DE BATAILLE DE LA DERNIÈRE GUERRE (Paris, Metz, Sedan.)

Procédés de désinfection hospitalière pratique. — Désinfection des champs de bataille. — Lits de chaux. — Poudre Peyrat. — Crémation au goudron de houille. — Inhumations, — Carte d'identité.

TITRE Ier.

ALIMENTATION DU SOLDAT.

> Celui qui veut organiser une armée doit commencer par le ventre, car celui-ci est la base de celle-là.
>
> FRÉDÉRIC II DE PRUSSE.

L'Homme physique est une machine à calorique brûlant du charbon avec de l'oxygène comme toutes les machines usuelles. Comme elles (ce qu'on ne doit pas oublier, surtout en campagne), il a un rendement, travail proportionné à sa ration d'alimentation.

Comme elles encore, il a ses déperditions et ses usures d'organes.

La nutrition quotidienne obéit donc à un double besoin, Fournir :

1° l'élément de combustion — le *Carbone;*

2° L'élément de réparation, le principe le plus répandu dans le corps, celui dont la déperdition est la plus marquée — l'*Azote.*

C'est une balance de doit et avoir, assimilation et désassimilation, l'*équivalent nutritif* de Payen, une équation dont les termes varient quelque peu avec les climats, les saisons, les races, mais qui a toute l'autorité mathématique [1].

Il faut donc que l'alimentation quotidienne donne et le carbone de combustion et l'azote de déperdition dont s'appauvrit l'organisme en vingt-quatre heures.

Payen l'estime à un minimum de :

20 gr. d'azote,
et 310 gr. de carbone.

---

[1] La chaleur se transforme en mouvement, etc.

Un travail de 425 kilogrammètres donne une calorie, et réciproquement la chaleur capable d'élever 1 litre d'eau à 0, d'un dégré (calorie) élève à 1 mètre un poids de 425 kilog.

C'est l'*Équivalent mécanique* de la chaleur. Le pouvoir calorifique de presque toutes les substances alimentaires est connu, il est donc possible d'évaluer ce que leur oxydation complète donne de force libre, soit en chaleur, soit en travail.

L'usure étant en raison directe du travail, nous verrons plus loin (Ration de guerre) que l'on a compris à peu près partout en Europe, la nécessité de dépasser ce minimum pour faire supporter les fatigues de campagne[1].

Les Aliments destinés à subvenir aux consommations et déperditions journalières seront donc logiquement divisés en *Azotés* et en *Carbonés*.

Aliments azotés.....
{ Chair des animaux (albumine, fibrine, caséine).
{ Chair des végétaux (albumine, fibrine, caséine, glutine végétales).

Aliments carbonés...
{ Matières grasses.
{ Matières amylacées.
{ Matières sucrées.

A petite dose, accessoirement et comme condiments ou réparateurs localisés, viennent les

Aliments minéraux .
{ Sels de soude.
{ — de chaux.
{ — de fer.
{ Soufre, phosphore.

Le Tableau *A* donnera une idée très-exacte de la composition chimique des divers aliments; on y remarquera la richesse en azote des légumineuses (haricots, pois, fèves, lentilles), ce qui a donné aux Prussiens l'idée de leur *Erbswürst*, ou saucisson de pois. Avouons toutefois que l'azote végétal a un pouvoir nutritif inférieur à l'azote d'origine animale[2].

La proportionnalité en sera nettement établie quand nous traiterons de la ration de conserve et d'expédient (V. p. 91).

---

[1] « Il ne faut pas oublier que bien des raisons doivent faire adopter un » régime réel supérieur au régime théorique ; tout ce qui est ingéré n'est pas » complétement utilisé; l'accroissement du corps dans le jeune âge, l'habitude, » l'exercice énergique, voilà les motifs principaux qui doivent être pris en » considération. »

         (*De l'Alimentation insuffisante*, BOUCHARDAT, 1852.)

[2] ARNOULD, *Alimentation et régime du soldat, Annales d'Hygiène*, 2e série. T. XXXV, 1871, p. 241.

TABLEAU (*A*)

des quantités d'Azote, de Carbone, de matières grasses et d'eau dans 100 parties de différentes substances alimentaires.

DÉSIGNATION.	AZOTE. (A)	CARBONE	GRAISSE.	EAU.	OBSERVATIONS.
Viande de bœuf sans os......	3.00	11.00	2.00	78.00	(A) Les nombres de cette colonne, mutipliés par 6.5 donnent le poids de la substance azotée.
Bœuf rôti...............	3.528	17.76	5.19	69.89	
Morue salée...............	5.02	16.00	0.38	47.02	
Sardines à l'huile..... ...	6.00	29.00	9.36	46.04	
Harengs salés...............	3.11	23.00	12.72	49.00	
Œufs de poule.........	1.90	13.50	7.00	80.00	(B) Avec le blutage à 12 p. 100.
Lait de vache............	0.66	8.00	3.70	86.50	
Fromage de Brie..........	2.93	35.00	25.73	45.25	(C) Avec le blutage à 20 p. 100.
Fromage de Gruyère........	5.00	38.00	24.00	40.00	
Fromage de Hollande........	4.80	43.54	27.54	36.10	
Fèves..................	4.50	42.00	2.50	15.00	(D) Infusion de 100 grammes de café torréfié à la couleur blonde.
Haricots................ .	3.92	43.00	2.80	9.90	
Lentilles................	3.87	43.00	2.60	11.50	
Pois secs ordinaires.... ...	3.66	44.00	2.10	8.30	
Blé dur du Midi...........	3.00	41.00	2.10	12.00	
Blé tendre................	1.81	39.00	1.75	14.00	
Farine blanche de Paris.....	1.64	38.50	1.80	15.00	
Farine de seigle...........	1.75	41.00	2.25	15.00	
Orge d'hiver..............	1.90	40.00	2.20	13.00	
Maïs.	1.70	44.00	8.80	12.00	
Sarrasin.................	2.20	42.50	2.84	12.00	
Riz...................	1.80	41.00	0.80	13.00	
Pain de munition ancien (B).	1.07	28.00	1.50	41.00	
Pain de munition nouveau (C).	1.20	30.00	1.50	35.00	
Pain de farine de blé dur...	2.20	31.00	1.70	37.00	
Pommes de terre...........	0.33	11.00	0.10	74.00	
Ignames, Patates de l'Algérie.	0.39	13.00	0.30	77.00	
Carottes..................	0.51	5.50	0.15	88.00	
Châtaignes ordinaires........	0.64	35.00	4.10	26.00	
Café (infusion de 100 gr.) (D).	1.10	9.00	0.50	975.00	
Thé (infusion de 20 grammes).	0.20	2.10	0.04	995.00	
Chocolat (100 grammes).....	1.52	58.00	26.00	8.00	
Bière forte................	0.08	4.50	»	90.00	
Alcool pur à 100 degrés.....	»	52.00	»	»	
Eau-de-vie commune........	»	27.00	»	49.00	
Vin...................	0.015	4.00	»	90.00	A. Payen, *Précis théorique et pratique des Substances alimentaires.* 4e édition, p. 488, Paris, 1865.
Couscouss des Arabes........	3.00	42.00	2.00	12.00	
Beurre ordinaire...........	0.64	83.00	82.00	14.00	
Huile d'olive.............	Traces	98.00	96.00	2.00	
Lard...................	1.18	71.14	71.00	20.00	

La Ration du Soldat répond-elle aux déperditions, surtout si l'on considère (V. *Recrutement*, p. 230) que les tailles verticale et thoracique du conscrit se développent très-réellement de vingt à vingt-cinq ans pendant les quatre années de service effectif.

En voici la composition :

Ration de paix :		RENDEMENT CHIMIQUE	
		Azote	Carbone
Pain	750 gr.		
Viande	300		
— désossée[1] .	225		
Légumes frais.	100	20.81	346.30
Légumes secs.	30		
Sel	12		
Poids total.	1,417		

Ration de guerre :		RENDEMENT CHIMIQUE	
		Azote	Carbone
Pain	1,000 gr.		
ou Biscuit . .	750		
Viande fraîche.	300		
— désossée. .	225	22.	365.80
Légumes secs[2].	60		
Sucre	21		
Café	16		
Sel	16		
Poids	1,438		

Le sucre et le café peuvent être remplacés comme pis aller par 25 centilitres de vin ou 0,06 centilitres 1/4 d'eau-de-vie.

Un Chef de Corps s'opposera autant que possible à cette substitution d'expédient, qui est très-loin de l'équivalence nutritive ; il n'oubliera pas que le café est le *tonique de guerre* par excellence, que le rationnement français est déjà faible, et que le soldat prussien en reçoit 30 grammes au lieu de 16.

Toutefois l'alimentation de garnison, la Ration de paix est suffisante.

La décision du 1er juillet 1873, qui a porté la quantité de viande de 250 à 300 grammes, a très-hygiéniquement élevé le niveau réparateur de ce régime. Seule la Ration de guerre reste inférieure (au point de vue azoté surtout) à celle de la plupart des grandes puissances européennes, or c'est l'élément azoté (VIANDE) qu'il faut surtout élever, quand on veut demander un effort vigoureux et de durée.

---

[1] 1 kilogramme de viande de boucherie correspond à 250 grammes d'os et 750 grammes de viande désossée. (Expériences d'Alfort.)

[2] Les légumes secs sont invariablement *du riz*, qui n'est guère plus nutritif, dit Boussingault, que le foin des prairies. Le riz est un aliment des pays équatoriaux, des pays de sobriété ; il y aurait tout avantage à lui substituer des légumineuses. (V. CHAMPOUILLON, *Recueil de Mémoires de Médecine militaire*, 1871, t. XXVII, p. 97.)

Un régime trop fortement animalisé, combiné avec l'oisiveté, conduit à la goutte, gravelle et aux accidents uriques.

Pareils inconvénients ne sont guère à redouter avec les continues déperditions que causent les fatigues de guerre.

Aussi, au lieu de nos trois cents grammes de viande, les

États-Unis (guerre de Sécession) donnèrent jusqu'à 566 grammes
Les Anglais (Crimée)............................. 483 —
Les Russes (Crimée).............................. 453 —
Au Mexique (marches très-longues), la ration de
    nos troupes fut de................... 600 —
Enfin les Prussiens, 1870-71, se tinrent presque
    constamment à.................. ..... 500 —

Nous ne saurions trop recommander aux Chefs de Corps dont l'initiative sera débarrassée, dans l'avenir, des restrictions actuelles et qui auront à nourrir leurs soldats en campagne, d'animaliser le plus possible le régime et cela en raison directe des efforts exigés. — *La* VIANDE *est l'aliment de* TRAVAIL [1].

Le Tableau synoptique (p. 64 et 65) donne un aperçu très-complet du régime alimentaire de diverses Armées européennes, de sa variété et de sa richesse chimique.

Deux colonnes figurent l'argent de poche en paix et en guerre; cette considération n'est pas indifférente, car cet argent sert *quelquefois* à améliorer le régime individuel.

N'abandonnons pas la question de quotité alimentaire sans nous élever contre l'identité de rationnement imposée au fantassin de 1 m. 54 c. et au cuirassier de 1 m. 80 c. d'une ossature et d'une musculature bien autres.

La proportionnalité entre la taille, le développement organique et les besoins d'alimentation avait été admise par l'ancienne *Ordonnance* du 13 juillet 1727, qui réglementait de notables différences.

	Infanterie.	Dragons.
Pain.....................	750 gr.	750 gr.
Viande	500 —	750 —
Vin	931 —	931 —
Bière.	500 —	1,500 —

---

[1] Aucun aliment n'agit aussi rapidement que la viande elle-même pour réparer la substance musculaire dépensée par le travail. (LIEBIG. *Nouvelles lettres sur la Chimie*, p. 150).

TABLE[AU]

DU RÉGIME ALIMENTA[IRE]

NATIONS	PAIN		VIANDE		LÉGUMES		PATES		POISSONS	CO[NDIMENTS]
	en paix	en guerre	en paix	en guerre	en paix	en guerre	en paix	en guerre	en paix	en paix
	Gr.	Gr.	Gr.	Gr.			Gr.	Gr.	Gr.	
Suède. . . .	850	»	277	»	1 l. 1/10 (secs) 167 gr. (orge).	»	7	»	114	32 gr. (beu[rre] 2 centil. ([…
Russie . .	1228	1228	200	300	102 g. (gruau) Légumes des jardins militaires.	102 g. (gruau)	»	»	»	Prélevé s[ur] l'Ordinair[e]
Danemarck	750	750	»	323	»	1/2 litre (orge mondé).	»	»	»	»
Angleterre[2]	453	630	340	453 fraiche ou porc salé	Indemnité représentative	»	»	»	»	Indemni[té] représenat[ive]
Prusse . . .	700	750	375	500	96 gr. (riz).	125 g. riz ou lég. secs 250 g. ou pommes de terre 1500 g.	»	»	»	25 gr. (se[l]
Autriche[3] .	875	960	190	300	L'ordinaire est très-intelligemment varié chaque jour, voir pages 80 et 81.		225	225	»	20 gr. (sel 0,50 (poivr[e] 2 cen.(vina[igre]
Hollande. .	750	750	250	250	2 lit. (pommes de terre). 50 gr. (riz).	2 lit. (pommes de terre). 50 gr. (riz).	»	»	»	25 g. (grais[se] 20 gr. (sel
Belgique . .	750	750	250	250	1,000 gr. de pommes de terre.	30 gr. (riz).	»	»	»	Lard, vinai[gre] moutard[e] achetés s[ur] l'ordinair[e]
France . . .	750	1000	300	300	Selon les ressources de l'Ordinaire.	60 gr. (riz).	»	»	»	Selon les ressource[s] de l'Ordina[ire]
Portugal . .	700	700	»	250	Idem.	»	»	»	Moru selon les ressources.	Idem.
Espagne . .	700	700	»	500	Idem.	»	»	»	Idem.	Idem.
Italie. . . .	735	750	200	300	3 centimes d'indemnité.	120 gr. (riz). ou pâtes 100	150	»	»	2 centime[s] d'indemni[té]

1. Une partie de ces chiffres est empruntée à l'Hygiène de M. le Dr Douillot.
2. Renseignements dus à M. le colonel J. Conolly, attaché militaire à l'ambassade anglaise.

OPTIQUE

PRINCIPALES ARMÉES D'EUROPE[1]

uerre	CAFÉ en paix	CAFÉ en guerre	BOISSON ALIMENTAIRE en paix	BOISSON ALIMENTAIRE en guerre	ARGENT de poche en paix	ARGENT de poche en guerre	OBSERVATIONS	RENDEMENT CHIMIQ Azote	RENDEMENT CHIMIQ Carbone
	cent	cent						Gr.	Gr.
»	»	»	»	»	8 1[2	»	La composition de la ration de campagne est à l'étude.		
7é sur naire.	»	thé 2gr5 à essai.	Kwas (presque à discrétion).	Kwas (presque à discrétion).	3	6	Le poisson fumé alterne avec la viande.	21	450
(sel).	»	»	»	37 c. (eau-de-vie).	Indé-term.	23	En garnison le soldat se nour-rit avec 69 c. et reçoit le pain.	18	380
(sel). poivre).	»	25	10 c (bière). Id. (thé).	25 c. (thé), à Hong-Kong (ration hyg.) porter 75 c.	38	38	En paix le soldat reç. 16 c. pour lég. thé épicer. rations péc. colonies.	22	330
(sel).	»	30 g. sans sucre.	»	»	25	25		paix 16,4 guerre 25	p. 310 g. 350
(sel).	»	18 ou 36 thé russe	»	36 c. (vin).	13	24 1[2	Les allocations p. vivres sont dé-livrées en de-niers (menage-geld).	p. 23 g. 32	p. 305 g. 430
(sel). ilitres gre).	25	25	»	»	15 à 10	20 1[2		19	320
ilitres gre).	25	25	»	5 c. (genièvre.)	10	»			
(sel).	»	25	»	»	5	25		p. 20,8 g. 22	p 346,3 g. 365
es res-ces de naire.	»	»	»	40 c. (vin).	11	11	On ne donne de la viande qu'une fois par semaine.		
(lard). (sel).	»	25	»	50 c. (vin). 5 c. (eau-de-vie).	10	20	De temps en temps la morue est remplacée p. de la viande.		
(lard). 5 gr.	»	25	25 c. (vin).	25 c. (vin).	10	26	En paix on donne en plus 183 gr. de pain de soupe.	20	350

dification récentes d'après les communications de M. le lieutenant-colonel Cruzis, attaché militaire assade d'Autriche.

5

Depuis, la commission d'hygiène hipppique a admis et appliqué le principe. On a divisé les chevaux en :

Cavalerie légère....
Cavalerie de ligne.. } avec rations d'avoine progressivement croissantes.
Grosse cavalerie....

Cette mesure pourrait avec profit remonter du cheval à l'homme.

Avouons du reste que de grands progrès se réalisent à peu près partout. Dans la dernière expédition de *Khiva*, 1873, les Russes ont élevé l'alimentation de leurs troupes (effectif 14,000 hommes) à :

Azote 30 gr.   Carbone 400 gr.

Malgré des marches très-pénibles et des intempéries prévues, le nombre des malades a été très-restreint[1].

CHAPITRE Ier.

EXAMEN DES ALIMENTS CONSTITUTIFS DE LA RATION DU SOLDAT.

Viande du soldat,
Pain du soldat, } SOUPE du soldat.
Légumes et condiments du soldat.

Article Ier. — Viande du Soldat.

La consommation annuelle de viande en France s'élevait en 1850, d'après Boudin (*Annales d'Hygiène*) à 673,387,681 kilog. soit 20 kilog. par an, ou 50 gr. par jour et par individu.

Ce chiffre a grandi depuis, avec la richesse publique ; mais on peut encore affirmer aujourd'hui que le régime du Soldat est plus animalisé que celui de la moyenne des consommateurs[2].

Les viandes de boucherie se classent par ordre décroissant de digestibilité en :

Mouton, Bœuf, Agneau, Veau, Porc.

Le Bœuf est à peu près l'unique viande de boucherie du soldat ; c'est d'elle surtout que nous allons nous occuper.

---

[1] *Impressions d'un médecin militaire russe pendant l'expédition de Khiva*, par le Dr GRIMM. Saint-Pétersbourg, 1874.

[2] Tableau de la consommation moyenne annuelle de la viande des divers Etats de l'Europe, par habitant et par an :

Danemark ..,. 27k640	Autriche ..... 20k »	BLOCK, *Statistique de la France*
Angleterre.... 27 546	Prusse........ 16 923	*comparée avec les autres Etats*
Bavière....... 21 100	Belgique...... 16 »	*de l'Europe.*—Paris, Amyot, 1860,
Suède... .... 20 200	Espagne...... 12 900	p. 365.

§ Ier.— *Caractères distinctifs de la bonne Viande de Bœuf.*

La viande de bœuf doit présenter à la section transversale une teinte rose, un grain fin strié de marbrures dites *persillé en boucherie*; une odeur douce, fraîche; — la graisse doit être blanche, la moelle des os longs ferme, solide, d'un blanc mat légèrement rosé ou jaunâtre.

§ II.—*Caractères distinctifs des Viandes de Bœuf, Vache, Taureau, des Viandes d'animaux surmenés, vieux, ou malades.*

Les Membres de la Commission des Ordinaires qui reçoivent la viande et peuvent voir l'animal entier ou par moitié avant débit, s'appuieront sur les différences anatomiques suivantes :

Le bœuf a le bassin beaucoup plus étroit, les os du pubis plus forts, plus durs, mieux soudés, la pointe de culotte (la partie qui correspond à l'ischion) plus allongée, les côtes moins courbes que la vache; — on retrouve toujours chez cette dernière trace des ligaments suspenseurs des mamelles.

La viande de taureau est plus rouge, plus dure, d'un grain plus gros, d'une odeur forte, surtout dans les muscles profonds de la cuisse; enfin elle est très-rarement *persillée.*

Il faut REFUSER *impitoyablement :* 1° les viandes secondaires qui se reconnaissent à l'absence ou rareté de graisse, aux muscles mous et quelquefois marbrés, à la moelle remplissant imparfaitement la cavité des os longs;

2° Les viandes d'animaux *surmenés* ou *malades* — molles, à odeur forte, à épanchements sanguins dans les muscles ou les articulations (dites *guiches* en boucherie), à tumeurs ganglionnaires ou autres et dont les tissus, pressés, laissent suinter de la sérosité. Le Typhus des bêtes à cornes, survenu en 1870-71, et qui est à prévoir pour les nombreux parcs des grandes Armées de l'avenir, donne, paraît-il, aux chairs une couleur *acajou foncé* caractéristique.

La viande de cheval, dont il a été fait usage aux siéges de Metz et de Paris en 1870, au siége de Bilbao en 1874, est un pis aller très-acceptable; elle donne un bouilli peu agréable et assez filandreux, mais le rôti et le bouillon en sont excellents[1].

La viande de porc est sujette à quelques altérations qui l'ont

---

[1] La consommation de la viande de cheval qui était, à Paris, en 1867, de 494,380 kilog., s'est élevé, en 1873, à 1,488,460 kilog. — Elle a triplée.

fait frapper d'exclusion par les lois — d'Hygiène si élevée — mosaïque et musulmane.

Ces altérations sont le *tœnia* et la *trichine*.

Le premier provient de petits kystes, en grains de millet ou de lentille, qu'on peut apercevoir à l'œil nu, surtout sous l'épaule et dans la région sterno-humérale. Quand la maladie est plus avancée, ces kystes, plus ou moins indurés, envahissent le jambon, le filet et le contre-filet.

L'examen microscopique seul fait apercevoir les *trichines*. Ajoutons que ces mêmes viandes, cuites à ébullition, peuvent être consommées sans danger — la température de + 120° frappant de mort tous les germes.

La Trichinose n'a guère été contractée qu'en Allemagne, où quelques préparations de viande de porc subissent une cuisson très-imparfaite.

Article II. — Pain du Soldat.

Le Pain de froment est le pain du soldat. Le blé, la plus nutritive des céréales est un aliment *azoté* par le gluten; un aliment *carboné* par les matières grasses, amylacées (amidon) et sucrées qu'il contient.

Le Tableau synoptique suivant donne une idée très-exacte de la richesse comparative des diverses céréales; elles sont classées par ordre de rendement décroissant en *azote*.

On voit là, une fois de plus, la pauvreté du *riz* en matière azotée (il occupe le dernier rang), c'est presque de l'amidon et de l'eau. Nous demandons à nouveau son élimination de la ration de guerre, au bénéfice des légumineuses tout aussi bien transportables que lui en sacs ou en barils — tout aussi faciles à distribuer.

COMPOSITION MOYENNE DES CÉRÉALES.

CÉRÉALES	MATIÈRES AZOTÉES	GRASSES	AMIDON	SUCRÉES	MATIÈR. MINÉR.	EAU	CELLULOSE
Blé dur d'Afrique	19.50	2.12	52.67	7.60	2.71	12.40	3.90
Blé dur de Brie. .	15.25	1.95	56.75	7.00	2.75	13.03	3.00
Blé en moyenne .	14.60	1.20	59.70	7.20	1.60	1 .00	1.70
Orge d'hiver. . .	13.40	2.80	54.90	8.70	4.50	0.13	2.60
Maïs.	12.80	7.00	58.40	1.50	1.10	17.70	1.50
Avoine.	11.80	5.50	53.60	7.09	3.00	14.00	4.10
Seigle	9.00	2.00	37.50	10.00	1.90	16.60	3.00
Riz en moyenne .	6.43	0.43	77.75	0.60	0.68	14.40	0.50

On voit d'après ce Tableau qu'il y a deux variétés de blé :

1° Le blé *dur* produit par les pays chauds, à consistance dure, cornée, plus pesant, contenant moins de son et plus de gluten (azote) ;

2° Le blé *tendre* des pays tempérés.

	Farine.	Son.	Gluten desséché.
103 kil. de blé dur donnent. . .	88 kil.	12 kil.	13 à 15 0/0
103 kil. de blé tendre donnent .	80	20	10 —

Attaqué par l'aleucite, la teigne, le charançon — le blé doit sa conservation :

Au sulfure de carbone (*silos Doyère*). } Auxquels on fait traverser
A l'azote (*silos Haussmann*).   } les tas de blé.

Ou simplement à l'aération fréquente.

(*Greniers Huart*) montant et descendant et équivalant à un pelletage continu.

Les greniers Huart fonctionnent à la **Manutention** militaire du quai de Billy.

Dans certaines conditions, du reste, devenues historiques, le blé est d'une conservation indéfinie — le blé des pyramides d'Égypte et des ruines de Pompéi a pu se reproduire après des siècles de sommeil.

§ Ier. *Caractères distinctifs d'une bonne Farine.*

Le produit de la mouture du blé, la *farine*, varie beaucoup en qualité, d'après le blutage.

Les bonnes *sortes* doivent être d'un blanc mat, tirant plutôt au jaunâtre qu'au gris, douces au toucher, sèches, d'odeur agréable.

La pâte qu'elles forment avec moitié de leur poids d'eau est susceptible de s'allonger, de s'étendre en nappes minces et élastiques, homogènes, dans lesquelles on ne doit rencontrer ni insectes, ni grumeaux, ni aucun corps étranger. Que la pâte s'attache aux doigts ou se déchire, c'est une farine de qualité inférieure.

Après cette épreuve à première vue, le dosage du Gluten est la plus sûre, la meilleure pierre de touche de la richesse des farines. On prend 30 grammes de farine et 15 d'eau, on pétrit et on laisse reposer une demi-heure, puis on malaxe sous un mince filet d'eau jusqu'à ce que l'eau, ayant épuisé l'amidon, ne passe plus blanchie, mais limpide.

Il reste une masse grisâtre qu'on dessèche à 110° — c'est le *Gluten;* — la partie *azotée* et de nutrition la plus effective.

Nous l'avons vu, la farine de blé dur doit en donner de 13 à 15 0/0 ; — celle de blé tendre, 10 seulement.

Les farines qui se vendent en sacs (Europe), en barils (États-Unis) et dont le meilleur mode de conservation est la dessiccation à l'étuve par réduction d'eau (de la normale 18 0/0 à 15 0/0), sont altérées par le mélange :

1° De farines étrangères (le plus souvent) ;

2° De substances minérales.

Les farines de seigle, d'orge, de sarrasin, de riz, de maïs, de pommes de terre, sont reconnues soit au microscope (forme spéciale de l'amidon de blé, de la fécule de pommes de terre, de maïs, d'avoine), soit par l'altération que ces mélanges font subir au gluten (Méthode Villain).

Le mélange de substances minérales (craie, gypse), devenu très-rare depuis la marche en avant de la Chimie, est trahi par l'incinération et les réactifs.

Nous nous abstenons de détails trop techniques et de pratique rare, car une Commission de Vérification créée en 1851 contrôle les achats des Manutentions et a amené l'heureux progrès de l'excellent pain d'aujourd'hui sur la *boule de son* d'autrefois.

Le blutage (farine de blé tendre), qui était de 10 0/0 en 1822, a été élevé à 15 en 1845 et à 20 0/0 en 1853.

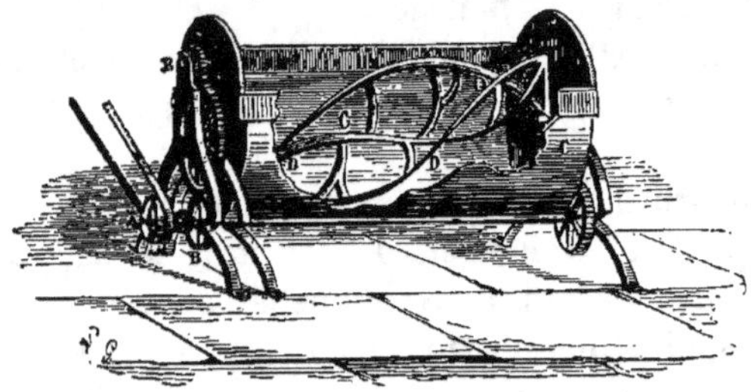

Fig. 53. — Pétrin mécanique de Boland. — CC' cylindre. — DD, lames de fer en spirale allongeant et déplaçant la pâte avec lenteur (moteur quelconque).

Tout le monde sait que la farine mêlée à de l'eau et du sel constitue la pâte qui est pétric à la main ou mieux, mécaniquement (pétrin mécanique de Boland, fig. 53). — L'addition de levain crée la digestibilité de l'aliment en transformant une partie de l'amidon en sucre, lequel se dédouble en alcool et acide carbonique ; ce dernier boursoufle la pâte et produit les *yeux.*

Mais il y a déperdition.

La méthode récente *Dauglish* (Londres) incorpore directement l'acide carbonique en faisant la pâte avec de l'eau chargée à six atmosphères de ce gaz, c'est un véritable pain levé sans ferment, qui est plus poreux, plus blanc et plus azoté. On fabrique déjà à Londres, par ce procédé — qui nous paraît appelé à beaucoup d'avenir — plus de 150,000 kilogrammes de pain par jour.

§ II. *Caractères distinctifs d'un Pain de munition de bonne qualité.*

Le Pain de munition, que Payen dit plus nutritif que le pain de ménage, doit avoir la forme d'un disque aplati sur une de ses faces et bombé sur l'autre (dimensions de 25 à 30 c. de diamètre sur 8 à 9 d'épaisseur, — poids 1,500 gr. 24 heures après avoir été retiré du four). Sans *baisures*, ou traces d'accolement de deux pains, il doit être de couleur jaunâtre, d'odeur et saveur agréables, la croûte bien cuite, unie et adhérente à la mie.

Celle-ci, parsemée de trous inégaux et spongieux, doit être élastique, se relever, quand on l'a pressée et, pétrie entre les doigts, ne pas s'y attacher. La conservation du Pain de munition peut être de cinq jours en été — de huit en hiver.

On doit REFUSER tout pain brûlé ou mal cuit, lourd, compacte, brunâtre, ayant une odeur et une saveur désagréables.

Comme rendement, — 100 kilog. de farine de blé dur donnent 146 kilog. 250 gr. de pain.

100 kilog. de farine de blé tendre 139 kilog. de pain.

Malheureusement la dose d'eau qui sert à faire la pâte peut être forcée de 35 0/0, la normale à 55 0/0. Cette transformation de *20 kilog. d'eau sans valeur en 20 kilog. de pain* est une des fraudes les plus fréquentes et les plus coupables — car elle s'exerce surtout sur le pauvre.

Tout pain qui dépasse 40 0/0 d'eau *est à refuser ;* — sa croûte est mince, sans consistance, humide, elle *sue ;* la mie pétrie adhère aux doigts et moisit vite.

M. le général Lewal (*Réforme de l'armée*), à côté d'excellentes idées, comme de mettre le pain en commun, d'abaisser la ration de pain au bénéfice de la viande — ce qui est à l'étude, — propose l'abandon des Manutentions militaires [1].

---

[1] L'expérience en a été faite en 1849. On a dû revenir aux Manutentions.

Chaque Corps achèterait son pain aux boulangers civils, comme on prenait la viande aux bouchers. Il serait à craindre, en ce cas, que les 20 kilog. d'eau d'écart — absolument innutritifs — soient aussi souvent subis par les Commissions des Ordinaires que l'était la viande maigre et surmenée d'autrefois, — le tout aux dépens du consommateur — du Soldat.

Cette fraude si répandue de l'hydratation à outrance atteint non-seulement la valeur alimentaire du pain, mais encore sa Conservation.

L'humidité est en effet si bien la cause des altérations cryptogamiques, que la durée du pain biscuité et du biscuit est tout uniment basée sur leur dessiccation. A l'humidité, le pain ne tarde pas à se recouvrir de moisissures dues à deux variétés de cryptogames, le *penicillium glaucum* à filaments terminés en pinceaux verts bleuâtres, et l'*ascophora mucedo* à tiges noirâtres plus élevées. Ces champignons transforment la matière amylacée du pain en sucre et acide carbonique; ils s'assimilent les matières azotées et grasses, en un mot; ils détruisent l'aliment à leur profit — ils le consomment.

En 1843, Payen, depuis, en 1871, M. Poggiale, ont signalé une autre variété, l'*oïdium aurantiacum*, qui, du jour au lendemain couvre le pain d'efflorescences rouges à odeur nauséeuse ; cette dernière altération assez rare peut donner lieu plus facilement encore que les autres à des accidents d'indigestion, d'embarras gastrique et même de demi-empoisonnement.

§ III. — *Biscuit et Pain biscuité.*

Le *Biscuit*, en galette carrée de 200 grammes, est soumis à une cuisson plus longue, mais de température moins élevée que le pain.

Il doit être de couleur jaunâtre, d'odeur et saveur agréables, non boursouflé, sonore, très-sec, n'attirant pas l'humidité de l'air, cassant à cassure nette ; l'intérieur d'un blanc jaunâtre, serré, uni, ne présentant pas les cavités de la mie de pain.

Le biscuit ne s'altère qu'à la longue; le secret de sa conservation à longue échéance, est, nous l'avons dit, dans son hydratation moindre, dans sa dessiccation presque parfaite. Cette absence d'eau le rend, à poids égal, un peu plus nutritif que le pain; — mais, très-dur, il est mal broyé et ses fragments, quelquefois à angle aigu, agissant sur l'intestin par irritation mécanique, causent la si connue *diarrhée de biscuit* [1]. Le mieux est de le tremper dans le café ou dans le bouillon (*Turlutine*).

Le *Pain biscuité* est tout simplement du pain cuit plus longuement et dans lequel, comme pour le biscuit, on a pratiqué des trous, pour faciliter la déshydratation par évaporation,— c'est une transition entre le pain et le biscuit.

Article III.— Légumes et Condiments du Soldat.

Les Légumes habituels, usuels du Soldat sont — les pommes de terre, choux, raves, haricots, fèves; — ils tempèrent l'action excitante de l'alimentation animale et la rendent plus digestible; —ils ont, en outre, une action directe sur la composition du sang par leur albumine végétale (la privation de légumes frais étant une des causes les plus actives de scorbut).

En se reportant au Tableau (composition chimique des aliments, page 61), on verra que les pommes de terre sont d'une équivalence nutritive très-médiocre, mais qu'en revanche les légumineuses, par leur bas prix et par leur richesse en azote, ont des titres très-réels à l'adoption.

	Azote.	Carbone.
Les fèves contiennent	4 gr. 50	42 gr.
Les haricots	3 92	43
Les lentilles	3 87	43
Les pois secs	3 66	44

Ce sont des aliments très-nutritifs — la VIANDE DU PAUVRE.

Les pommes de terre n'ont que : azote, 0,33 et carbone 11.

A ce propos de légumes usuels, nous ne saurions trop mettre en garde :

1° Contre la ressemblance du persil et de la petite ciguë (cette dernière n'en différant que par une odeur nauséeuse très-vive);

2° *Surtout* contre les cueillettes de Champignons, que tout le monde croit bien connaître. Le *Conseil de Santé* a déclaré qu'il n'existe pas de caractères bien sûrs pour différencier les espèces vénéneuses; — la cuillère d'argent, les oignons blancs sont des moyens aussi infidèles que populaires.

Bien que cet aliment soit un des plus *azotés* qui existent (le cèpe noir contient 4 gr. 70 d'azote; l'agaric comestible s'élève de 7,50 à 8), on n'admet sur le marché de Paris que deux ou

---

[1] Pendant l'expédition de la Kabylie orientale, en 1871, il s'est produit un certain nombre de diarrhées avec éruptions papuleuses qui disparurent dès que le biscuit fut retiré de l'alimentation.

(TREILLE, *Gazette des Hôpitaux*, 14 août 1874.)

trois espèces sévèrement contrôlées, et nous ne saurions trop prémunir contre les cueillettes d'*amateurs*. En cas d'accident, et en attendant l'arrivée du médecin, il sera toujours d'excellente pratique d'administrer un vomitif (émétique ou ipéca) [1].

Les *Condiments* — comme le mot l'indique — sont des adjuvants de la digestion, ils favorisent et activent la fonction.

Le poivre, le piment, l'ail sont des condiments dont l'excitation est surtout utile pendant les débilitations sudorales de l'été et des pays chauds; mais le SEL est le plus indispensable de tous. Sa privation (Metz, 1870) est des plus douloureuses à supporter, il suffit de connaitre son action sur les globules du sang, sur l'appétit et l'engraissement rapide des bestiaux (si avides des prés salés océaniques) pour désirer qu'à l'avenir toute place assiégée en soit largement pourvue à raison de 16 grammes par jour et par homme au minimum [2].

Article IV.— Soupe du Soldat.

La viande, le pain, les légumes et le sel sont les éléments de — l'Ordinaire — de la *Soupe du soldat*.

Il y a beaucoup de recettes pour faire le *bouillon*; mais on se trouve toujours ballotté entre l'éternel dilemme ou de faire un excellent bouillon et de mauvais bouilli, ou l'inverse.

Si l'on ne met la viande dans l'eau qu'après ébullition (+ 100), l'albumine se coagule dans les tissus et en empêche la pénétration par l'eau, alors — bouillon médiocre (*il n'a pas écumé*, disent les cuisiniers), et *bouilli* excellent.

Si on la met au-dessous de + 70, la viande cède la plupart de ses propriétés alimentaires — *bouilli* épuisé et médiocre, mais bouillon de bonne qualité.

Voici le procédé le plus usuel :

Mettre un litre d'eau par 500 gr. de viande — soit le double d'eau en poids.

Du sel pour faciliter la séparation de l'albumine ainsi que sa coagulation sous forme d'écume.

---

[1] L'intoxication est lente ; onze officiers du 58e de ligne, empoisonnés à déjeuner, vinrent dîner avec appétit et ne furent alités que le soir. (Corse, 1858.)

[2] Nous perdons par jour environ 20 grammes de sel marin par les différentes excrétions. — Beaunis, *Nouveaux éléments de Physiologie humaine*. Paris, Baillière, 1876.

Porter le mélange à ébullition tant qu'il se sépare de l'écume (qu'on retire à mesure).

Puis baisser de quelques degrés de façon à laisser frémir le liquide pour donner le temps aux substances colorantes nutritives et extractives de se combiner avec l'eau.

Enfin, ajouter les légumes [1].

On gagnera (bien que le fait reste physiquement inexpliqué) à ne se servir que de marmites de 50 à 60 litres au plus; enfin le *rendement* en *bouilli* est moitié du poids de viande mise à la marmite. En *bouillon* il est à peu près égal à l'eau employée.

Les os n'ajoutent que fort peu à la qualité du bouillon. Dans les Hôpitaux militaires, les os bouillis ou rôtis étaient mis deux fois à la marmite; on en a reconnu l'inutilité. On s'opposera surtout à la fragmentation des os qui — avalés — peuvent déchirer l'œsophage et déterminer des accidents mortels.

En hachant la viande menu (procédé signalé par Percy, puis par Piédagnel et Liebig), on l'épuise, mais le bouillon devient excellent; on obtient le même résultat en exagérant la proportion de viande (ce qui est le cas du *beef-tea* ou thé de bœuf réglementaire dans les hôpitaux Anglais).

Le Bouillon varie donc beaucoup de cuisine à cuisine, — il est classé et titré par sa richesse en matières organiques.

Quantité de substances organiques par litre de bouillon.

Ordinaire de la troupe au 3e Rt de zouaves, 1873
(Dr Bryon)............................... 10 gr. 300
Bouillon de l'hôpital du Val-de-Grâce .... 10 — 325
    —   de   —   Saint-Louis............ 7 — 200
    — Cie Hollandaise .... 14 — 850
    — de ménage........................ 28 — 390

On voit que les différences peuvent être très-marquées.

Après cette description de l'*Ordinaire du soldat*, nous allons entrer dans le fonctionnement pratique, quotidien, le *ce qui se fait tous les jours*, — étudier le rôle des Commissions des ordinaires, des cuisiniers permanents, les essais de Cuisine à vapeur, cuisine de marche, marmites norwégiennes, fours de campagne et manutentions roulantes.

---

(1) Les légumes mis en contact avec le bouillon lui enlèvent de son goût et l'aigrissent quelque peu. Le général Lewal propose de remplacer le couvercle des marmites par une boîte à légumes criblée de trous où ils cuiraient à l'étuvée. C'est une idée ingénieuse et de facile réalisation.

Nous terminerons par une étude approfondie de ce que nous appellerons l'*Alimentation d'expédient* en guerre, — les Conserves de viande et de légumes, l'extrait Liebig, l'*Ersbwurst*, les saucissons de pois ou de viande.

CHAPITRE II.

FONCTIONNEMENT JOURNALIER.

Article Ier. — Ordinaires, Commission des Ordinaires.

L'*Ordinaire* est une association, une coopération.

Chaque soldat d'infanterie touche, en province....   0,48
       Il verse à l'ordinaire.................   0,43
       Il touche à Paris   0,58
       Il verse............................   0,51

Ces 0 fr. 43 c., fécondés par l'association et grossis de petites recettes telles que les ventes d'os, d'eaux grasses, qui peuvent aller par compagnie jusqu'à 15 fr. mensuels (dans les bons mois); ces 0 fr. 43 c., disons-nous, doivent subvenir à deux repas quotidiens.

Jusqu'en 1873, chaque Corps adjugeait les fournitures sur soumissions cachetées au boucher de la localité, qui acceptait le prix le plus modique (avec l'arrière-pensée, bien entendu, d'en donner *pour l'argent*, de fournir ce qu'il appelait des bêtes de troupe, ou vache enragée).

Quantités d'animaux vieux, maigres, malades ou surmenés, étaient ainsi servis au soldat sur l'acceptation de la *Commission des Ordinaires* (un chef de bataillon et trois capitaines), qui n'osait se montrer trop exigeante pour le prix minime de 1 franc ou même de 0 fr. 90 c. le kilog[1].

Depuis 1873, deux grands progrès ont été réalisés dans l'hygiène alimentaire : *Fourniture de la viande par l'État et installation des Cuisiniers permanents.*

Aujourd'hui les Corps remboursent à l'État, à raison de 0 fr. 80 c. le kilog., la viande qui revient à celui-ci à 1 fr. 25 c., — soit

---

[1] Les 0 fr. 43 c. étaient tellement insuffisants qu'avant 1870, on allait dans certains corps jusqu'à accorder des permissions de 8 ou 15 jours à des soldats à la seule condition de laisser leur solde à l'ordinaire trop appauvri en face de l'enchérissement des denrées. Il fallait bien vivre.

0 fr. 45 c. de perte par kilog. — La viande, très-surveillée, a beaucoup gagné en qualité.

Il y avait peut-être un pas de plus à faire et une économie réelle à imiter la Belgique, où quelques régiments ont acheté les bêtes, les ont fait débiter à l'abattoir de la ville et y ont trouvé bénéfice. Mieux encore, l'État lui-même a créé des Boucheries militaires qui donnent meilleur et à plus bas prix que les fournisseurs civils. On pourrait obtenir en France des résultats identiques.

§ Ier. — *Cuisiniers permanents.*

L'institution des *Cuisiniers permanents*, récente aussi, permet de compter sur une préparation satisfaisante et *suivie* de l'ordinaire. Naguère ils se succédaient par escouades, et tel, cordonnier de la veille, était appelé à saler et parfaire le potage des camarades. Il cuisait toujours quelque chose — par à peu près — c'était le dîner.

En se reportant aux gamelles communes d'avant 1852, où chacun plongeait une cuiller sur une mesure quelquefois trichée par le plus ancien, on aura une idée de ce qu'est un dîner manqué à vingt ans.

Le 22 mai 1873, une Décision présidentielle a autorisé la permanence des cuisiniers en pied pour deux ou trois mois, des aides de cuisine pour huit jours[1]. Ils touchent le prêt franc; c'est une fonction ; — on ne s'adresse plus au premier venu, on peut faire appel aux aptitudes.

En Angleterre, au Camp d'Aldershoot, existe une *Cuisine-école*, chaque régiment y détache, pendant quatre ou six semaines, un sous-officier chargé, à son retour, d'instruire les cuisiniers des compagnies[2].

---

[1] Déjà, en 1775, Colombier demandait la permanence des cuisiniers.

Il n'est pas possible qu'en changeant tous les jours de main pour la préparation de l'ordinaire, il n'arrive pas qu'il soit apprêté d'une manière nuisible à la santé, parce que tous les hommes n'ont pas la même aptitude et qu'il y en a qui n'y portent pas tout le soin nécessaire. Ces différents motifs me font penser qu'il serait très-avantageux de suivre la méthode du régiment des Gardes françaises, où il y a un cuisinier et plusieurs aides de cuisine par compagnie.

(*Préceptes sur la Santé des Gens de guerre*, p. 64.)

[2] Notes sur l'installation des troupes en Angleterre (d'après une relation de voyage en 1869), par le baron de Gablentz, capitaine à l'état-major du génie autrichien. (*Mittheilungen über Gegenstande der Artillerie und Genie Wesen*, juillet 1874.)

Il serait bon de compléter ces améliorations successives — auxquelles toute l'Armée a applaudi — par l'installation de réfectoires qui existent à peu près partout, en Angleterre, en Suède, en Amérique, en Prusse (où des tables de dix hommes sont présidées par un *Gefreite*).

Mme de Sévigné l'a dit : *Les morceaux caquetés passent mieux*, et il n'y a pas de conscrit, si pauvre fût-il, qui n'ait mangé à une table commune — ailleurs que sur les couvertures de son lit, les marches d'escalier ou l'appui des fenêtres. L'État ne doit-il pas au soldat l'équivalence de la domesticité la plus infime, et n'est-ce pas un moyen de le relever à ses propres yeux que de le faire manger avec ordre, propreté et dignité, sous les yeux d'un président de table, qui peut s'opposer aux querelles et aux mauvais propos ?

Les Magasins de vivres des Corps doivent être, pour la viande, très-frais et dans une demi-obscurité ; suspendue, elle se conserve mieux. Quelques régiments font les frais d'une cage à toile métallique ou de gaze, — préservatrice des mouches et de leurs larves.

Les magasins de légumes, sucre, café et pain, demandent inversement à être très-secs et le moins hygrométriques possible.

Article II. — Marmites et Cuisines du Soldat.

Dans les Casernes, les marmites sont du modèle *Choumarra*, adopté en 1830. Ce sont des récipients de 100 litres, à section demi-circulaire, placés l'un à côté de l'autre avec intervalle de 5 à 6 centimètres entre leurs côtés plans, — de façon à ménager la circulation de flamme et de fumée, à augmenter par conséquent la surface de chauffe.

Dans les camps, il n'y a que les fourneaux Sathonay, simples pots de fer posés sur un feu nu.

Dans les deux systèmes, il y a une déperdition de calorique (un peu moindre pour le premier) qu'on peut apprécier en sachant que, dans les cheminées ordinaires, 10 0/0 du calorique seulement restent dans la pièce et sont utilisés.

Aussi, dans tous les établissements où il faut produire *beaucoup et à bon marché*, a-t-on adopté depuis longtemps soit les appareils à Bain-marie, soit surtout les appareils à Vapeur, qui, outre l'avantage d'économie de combustible et de préparation facile de tous aliments, donnent encore de l'eau chaude pour une buanderie et des *bains* (ce désidératum éternel de l'Hygiène militaire).

En Belgique, le régiment des Grenadiers belges a appliqué avec beaucoup de succès ce que le colonel Terwangne, qui le commande, appelle la *Centralisation appliquée aux ménages de troupes.*

Outre ses excellents résultats alimentaires, l'appareil à fourneaux tubulaire (qui donne pour 3 centimes ce qui en coûtait 28) sert à entretenir une buanderie régimentaire blanchissant chaque semaine un caleçon, un pantalon blanc, une chemise, une ceinture de flanelle, une paire de chaussettes et une serviette de toilette pour chaque soldat.

§ Ier. — *Cuisines à Vapeur.*

Les *Cuisines à vapeur* sont appelées, dans un avenir plus ou moins éloigné, à se substituer, en garnison, à tous les autres systèmes; leurs avantages sont nombreux et parlent d'eux-mêmes.

L'ébullition d'une marmite de 300 litres est obtenue en 30 minutes; les aliments ne peuvent ni être brûlés ni sentir la fumée; la conduite des marmites, c'est-à-dire la manœuvre des robinets d'admission de vapeur et de retour d'eau de condensation, est des plus simples, la direction et l'entretien n'exigent qu'un personnel très-peu nombreux.

A Saint-Nicolas de Vaugirard, où l'on nourrit 1.100 personnes avec des aliments assez variés, le service de la cuisine et des générateurs est fait par un frère aidé de deux cuisiniers qui graissent les robinets et nettoient eux-mêmes le foyer de la chaudière.

La plupart des appareils en service fonctionnent à Paris depuis plus de dix ans et n'ont pas exigé de réparations sérieuses (maison des Dames de Sion, maison des Frères, rue Oudinot, les deux établissements Saint-Nicolas, l'un à Vaugirard, l'autre à Issy).

Enfin la Cuisine à vapeur présente cet avantage, directement très-pratique dans l'Armée, que *l'économie* (combustible) *se prononce d'autant plus qu'on opère en plus grand* et qu'il s'agit de faire un plus grand nombre de portions alimentaires.

Ainsi, pour un bataillon de 540 hommes, le bénéfice annuel (houille) est de 820 francs.

Pour un effectif de 2,200 hommes, il est de 6,550.

Cette économie progressive ressort du Tableau synoptique suivant (*Mémorial de l'officier du génie*, 1874; n° 23. *Cuisines à vapeur*, par le commandant Corbin).

EFFECTIF pour un bataillon DE	ALLOCATION journalière de chauffage sous-officiers compris.	CONSOMMATION journalière de charbon par la cuisine à vapeur.	ÉCONOMIE journalière en poids, réalisée par la cuisine à vapeur.	BÉNÉFICE annuel en argent, le charbon coûtant 50 fr. la tonne	BÉNÉFICE annuel rapporté à l'homme de troupe.
540 hommes.	125 K.	80 K.	45 K.	820 fr.	1^{f}55^c
1 100	250	110	140	2 551	2.40
1 650	399	143	256	4 560	2.75
2 200	532	200	332	6 550	3.00

On le voit, le système est d'autant plus avantageux qu'il s'applique à un plus grand nombre de parties prenantes.

Pour le faire descendre dans la pratique journalière, il suffirait de faire l'Ordinaire par Régiment et de faire placer dans les nouvelles casernes en construction de beaucoup de villes des appareils de ce genre qui, pouvant alimenter d'eau chaude bains, buanderie et infirmerie, se paieraient en combustible dès la troisième ou quatrième année, — le surplus de l'exercice venant en bénéfice net.

Ces appareils de cuisson par la Vapeur, à l'étude en Angleterre, permettraient en outre — progrès très-désirable — de VARIER *l'Alimentation*.

Une Instruction du Conseil de santé du 5 mars 1850 appelle l'attention sur les dangers de l'uniformité alimentaire. Divers essais très-ingénieux ont été tentés dans ces dernières années. On pourrait, à ce sujet, laisser quelque initiative aux Chefs de Corps, bons appréciateurs des besoins de leurs hommes.

Il suffit, pour justifier la nécessité d'alimentation un peu variée, de se consulter soi-même d'abord, de voir ensuite avec quelle religieuse impatience sont attendus les jours de *rata* (la seule variante actuelle)[1].

---

[1] L'armée autrichienne est déjà très-intelligemment entrée dans le progrès pratique d'une alimentation variée. En voici le menu hebdomadaire d'après les communications de M. le lieutenant-colonel Cruzis, attaché militaire à l'ambassade Austro-Hongroise :

§ II. *Cuisines en marche.*

Cuisines de campagne, fourgon — cuisine Peter's, Marmites norwégiennes
du Commandant Loyre. Manutentions roulantes de M. le Sous-Intendant
Baratier.

L'idée de Cuisines suivant les troupes en guerre est déjà
ancienne et remonte au maréchal de Saxe.

Napoléon Ier, qui savait le prix du temps, fit construire en
1808 une voiture porte-marmite dont le modèle existe au Musée
d'Artillerie.

Divers essais ont été faits récemment dans ce sens d'Alimentation *en marche* (Belgique, Suède, France.) Ils ont donné
naissance à deux appareils-types, dont l'un perfectible, l'autre
déjà satisfaisant, — le *Fourgon-Cuisine* Peter's Fraise, et les
Marmites norwégiennes.

Nous en parlerons avec quelque détail (ainsi que de l'alimentation de *Conserves*) à cause de l'importance de ces questions toutes d'avenir. On aura une idée de leur actualité par la
citation [1] suivante du général Martin des Pallières :

« Comprend-on que depuis nos guerres d'Afrique, l'alimentation du soldat en campagne repose sur le pot-au-feu fait par
escouade deux fois par jour, c'est-à-dire sur un mode de nourriture qui demande pour être mangeable cinq ou six heures le
matin et autant le soir? Mettons même aux dépens de la qualité
quatre heures seulement de cuisson par repas, c'est huit heures
par jour pendant lesquelles toute opération militaire doit être
suspendue.

« Et nous avons la prétention d'avoir une armée mobile; oui,
mais à condition que l'on ne tienne plus compte du bien-être
du soldat, qu'il ne se nourrisse plus que de pain sec, de biscuit

---

Viande de bœuf, tous les jours.

	Nombre de fois par semaine	Quotité de la ration
Maïs, farine pour cuisine....	2	190 gr.
Légumes secs...............	2	140
Orge mondé...............	1	140
Semoule...................	1	115
Pommes de terre...........	1	560

De plus un supplément sanitaire dit Soupe à la farine (*Einbrennsuppe*)
peut être accordé dans certaines circonstances données et pour une durée
déterminée.

[1] *Bulletin de la Réunion des Officiers,* 2e semestre 1875, p. 740.

.et ne boive que de l'eau, régime peu fait pour lui conserver
ses forces. »

FOURGON-CUISINE.

Le premier appareil ayant fait la soupe en marche (1872),
est une *Cuisine à vapeur mobile* avec générateur système Field,
deux marmites de bouillon de 300 litres chacune, une marmite
à café de 200 litres, plus divers appareils destinés à varier l'alimentation (grils, cylindre à braiser), — le tout pesant 1,100 kilog.
et traîné par deux chevaux.

C'est le *Fourgon-Cuisine* Peters. Il a été mis en essai au bataillon de marche du 3ᵉ Régiment d'infanterie de Marine (commandant Grandclément ; 704 sous-officiers et soldats) occupant
les casernes-bastions 49, 51 et 53 de l'enceinte de Paris.

Ses services ont été vivement appréciés pendant le tir à la
cible, les manœuvres et marches du bataillon qu'il suivait. En
station, tous les jours, à l'heure de la soupe, un conducteur du
train venait avec deux chevaux atteler le Fourgon-Cuisine au
bastion 53 et le conduisait successivement aux bastions 51 et 49,
où le cuisinier distribuait, tant aux hommes qu'aux sous-officiers,
la part d'aliments qui leur revenait.

La Commission chargée de l'expérimentation a conclu à *l'unanimité* (Rapport au général Douai, commandant le 4ᵉ Corps) : « Il
y a lieu de continuer sur une plus grande échelle les essais qui
ont si bien réussi dans le bataillon d'infanterie de Marine ». Elle
a constaté de plus « qu'un des grands avantages de la cuisine
mobile est de réaliser de grandes économies de combustible.
La ration de bois ou de charbon d'une journée permet de faire
facilement la cuisine pendant trois jours. Ce système, employé
dans toute l'armée française, ferait économiser environ 4 millions
par an à l'État » (page 8 du Rapport).

A cette supériorité économique (inhérente à toutes les Cuisines
à vapeur fixes ou mobiles), le fourgon Peters joint les avantages
suivants : il est mis en pression en vingt minutes — sous quatre
atmosphères ; il prépare la soupe en une heure ; au besoin il
chauffe au bois ou à tout combustible ; enfin, — point important,
il est *sur roues* et toujours prêt pour une mobilisation.

Ce sont là des qualités très-réelles, dignes de notoriété et qui,
malgré son poids, son prix et un peu de lenteur dans les distributions, le recommandent à une attention toute bienveillante.

MARMITES THERMOSTATIQUES NORWÉGIENNES.

L'idée d'isoler le calorique et de s'opposer à sa déperdition par des corps non conducteurs est déjà ancienne; son premier essai pratique, malgré l'épithète norwégienne, appartiendrait, d'après M. Jeannel, à un ouvrier de Paris.

Depuis, sous le nom de *Cuisines automatiques* et de *Bidon culinaire portatif*, divers corps ont été donnés à l'idée.

Récemment, M. Loyre, chef de bataillon du génie, a proposé l'adoption de *Marmites thermostatiques* reposant sur le même principe et destinées de même à l'Alimentation en marche.

On fait chauffer la soupe une demi-heure jusqu'à 100 degrés (ébullition), puis on enferme la marmite dans une caisse enveloppée de laine et contenant à l'intérieur un matelas isolant en poil de vache (fig. 54).

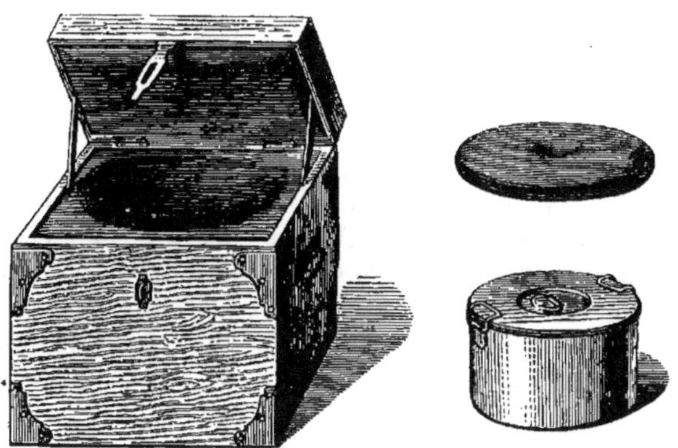

Fig. 54. — Marmite norwégienne et caisse d'isolement.

Le calorique, arrêté par l'enveloppe non conductrice, arrive à ne déperdre que 16 ou 17 degrés en quatre heures et demie (de + 98 à + 81 centigrades.) Or comme la préparation du bouillon n'exige pas une ébullition qui volatilise l'osmazone (Liebig), mais simplement une température continue de + 74 degrés, il y a possibilité d'emporter du gîte la soupe en préparation, de la charger sur avant-train et de la trouver cuite à la grande halte.

Des expériences faites par M. le général Dubost (12e bataillon de chasseurs) et M. le colonel de Boisdenemetz (120e de ligne) ont donné de très-satisfaisants résultats. Les Officiers ont surtout souligné l'avantage inappréciable de pouvoir manger la soupe à la grande halte avant une affaire ou au bivouac, *quel que soit le temps*, — alors que par les campagnes d'hiver, pluie ou neige empêchent trop souvent l'alimentation chaude, — si réparatrice.

Pendant le siége de Paris, 150 marmites norwégiennes de 20 litres ont été employées dans les Cantines municipales. Au mois de mars 1872, la Marine militaire en possédait 193 en service[1]. L'économie de combustible est de :

40 pour cent pour les aliments qui se cuisent en 1 heure;
60 — — — 2 heures;
65 — — — 3 h. et au-dessus.

On a objecté les difficultés de transport, l'allongement des colonnes de bagages, la nécessité d'individualiser bien plus que de centraliser l'Alimentation en guerre.

Cette argumentation a certainement beaucoup de poids.

Toutefois il serait téméraire d'affirmer que faire la soupe pendant la marche des troupes ne sera pas un des tours de force des prochaines campagnes. Il y aurait d'abord économie de temps, — et combien les minutes sont précieuses à la guerre; — puis, tout officier sait qu'une soupe chaude peut faire merveille au moment d'un effort vigoureux à exiger d'hommes fatigués[2].

—Pour la fabrication du Pain en campagne, des Manutentions roulantes ont été étudiées et proposées par M. Baratier, sous-intendant militaire[3].

L'idée mère est la même que celle du fourgon Peter's : suivre les troupes partout et substituer le plus possible le pain au biscuit (ce qui est d'une hygiène excellente).

L'appareil — à vapeur aussi — est une modification du chariot-four Perkins de l'Exposition de 1867.

Sans doute, il est difficile de concilier une capacité de rendement de 160 à 170 rations et une résistance très-grande de

---

[1] Jeannel, *Mémoire sur la coction économ. des aliments.* Paris, Baillière, 1874.

[2] Quelques essais ont été tentés pour individualiser même l'alimentation en marche. Nous citerons entre autres la *marmite Gervais, qui fait la soupe* accrochée au sac du soldat. Il est fort désirable que des études soient continuées dans ce sens.

[3] Conférences faites à la Réunion des Officiers.

paroi des tubes avec un chariot léger très-mobile. Toutefois, le principe est excellent, et sa réalisation constituerait un progrès réel sur le four portatif Espinasse de 1844, démontable en 124 pièces, qu'il fallait 18 hommes pour établir et faire fonctionner, et que la perte d'une seule des pièces inutilisait absolument.

Ce four de campagne n'a pu rendre quelques services qu'en Algérie et au Mexique.

Article III. — Alimentation de Conserves.

(Alimentation portative pour expéditions rapides : Conserves Appert Masson Chollet, viandes du Texas, de France, Soupe française de Gremailly, *Corn-beef*, *Boiled beef*, d'Australie, Extrait Liebig, *Erbswürst* ou saucisson de pois prussien, Saucissons Grivel Spont.)

Nous n'avons pas à démontrer à des officiers le bénéfice de mobilité que donne à des troupes le port sous petit volume de plusieurs jours de vivres inaltérables et à titre nutritif élevé.

Non plus — le grand avantage d'introduire, dans les villes bloquées, au lieu de bestiaux, qui exigent des soins et des approvisionnements de fourrages énormes, leurs principes nutritifs seuls, sous forme et volume réduits. Ce sont là enseignements de la dernière guerre.

La Prusse n'avait pas attendu 1870 pour accorder à l'inventeur de l'*Erbswürst*, ou saucisson de pois, une gratification de 30,000 thalers (112,500 francs), et adopter cette excellente conserve. Depuis — comprenant mieux encore l'avenir de l'alimentation *sous petit volume* pour les nombreuses armées et les grands camps retranchés à prévoir — elle a fondé à Mayence et à Berlin, deux Manutentions spéciales pour la fabrication des Conserves militaires.

Aujourd'hui, Mayence renferme un approvisionnement de quatre années en *Erbswürst*, et la Presse allemande sollicite et publie chaque jour des recherches nouvelles[1]; — c'est dire l'importance de la question.

Divers essais ont été faits en France, mais rien n'est encore réglementé et décidé quant à l'adoption d'un type. Les tâton-

---

[1] Les Conserves pour la subsistance des troupes : farine de viande, biscuit de viande, tablettes de bouillon. — Des Conserves de viande pour l'Armée.— Préparation pour la nourriture des troupes en campagne : viande salée, fumée, lait conservé.

(Neue milit. Blätter, 1874 et 75.)

nements (dont nous parlerons tout à l'heure) sont faits par des industriels, mais il serait désirable — qu'un modèle choisi, — la fabrication (pour en assurer l'uniformité et la suite), soit monopolisée par l'État en des Manutentions spéciales. On aurait ainsi des garanties contre toute fraude. Aux grandes manœuvres d'automne, on pourrait faire consommer forte partie des conserves ayant vieilli, et pendant l'hiver, reconstituer l'approvisionnement pour l'époque prévue, normale des guerres, (juin, juillet.)

A notre avis, il ne faut faire aucun fond sur l'esprit de prévoyance du soldat. Au camp d'Aldershoot en 1874, on a distribué aux troupes des saucissons de viande pour quatre jours : le soir même il n'y en avait plus ; ils avaient été consommés en route. Il ne faut absolument donner au soldat que des Conserves *exigeant une cuisson* et ne pouvant se manger crues — en marchant.

Aussi diviserons-nous nettement cette Alimentation de guerre en :

1° CONSERVES DES VILLES ASSIÉGÉES, des troupes immobiles et des ambulances —où toutes les préparations peuvent être utilisées ;

2° CONSERVES DANS LE SAC pour expéditions rapides — saucissons de légumes, tablettes de bouillon extrait Liebig —types exigeant tous de l'eau à ébullition [1].

Nous allons donner un aperçu rapide des divers modes de préparations des conserves de viande et de légumes. Toutes rentrent dans le 1er groupe de notre division et peuvent être emmagasinées dans les villes bloquées, servir aux troupes immobiles, assiégeantes ou assiégiées et aux ambulances. Elles rendront, aux moments d'épreuve et de pénurie (toujours à prévoir) de très-signalés services.

1° CONSERVES DES VILLES ASSIÉGÉES, DES TROUPES IMMOBILES FAISANT SIÉGE OU BLOCUS, — DES AMBULANCES.

Conserves de viande.

Les Conserves de Viande se préparent par trois procédés principaux :

---

[1] De même il ne faut pas s'en rapporter au soldat pour le choix des Conserves : la routine, la crainte, pendant la paix, de se voir imposer cette nourriture tous les jours, s'il déclare « *que c'est bon* » faussent son appréciation. L'Officier constitue un juge à vues plus élevées, et dégagé de préoccupations personnelles, tout en restant soucieux du bien-être de ses subordonnés.

1° Par isolement ou enrobement;

2° Par déshydratation;

3° Par destruction des ferments (calorique ou froid).

Le 1ᵉʳ procédé consiste à *enrober* la viande de graisse (moyen usité dans le Midi), de sucre, de suie, d'acide carbonique (procédé Shaler), d'acide sulfureux (procédé Lamy). Il suffit, en un mot, de créer à la viande une enveloppe soit solide, soit gazeuse, empêchant le contact de l'air.

2° La *Déshydratation* se fait par la chaleur à l'étuve (tablette de bouillon), ou au soleil, à l'air libre en découpant la viande en longues lanières, *carne-secca*, *tassajo*, ou par l'action hygrométrique du sel, qui absorbe l'eau des tissus (salaisons).

Enfin, 3° la *Destruction des ferments* (procédé le plus, presque le seul usuel aujourd'hui [1] (Texas, Australie et France) est produite par les deux extrêmes thermiques, la chaleur ou le froid— la fermentation n'ayant plus lieu au-dessus de 100° et cessant à 0° (viandes gelées de Russie).

Les procédés Appert, Fastier et de Lignac, basés tous trois sur la destruction des ferments par *le Calorique*, ne varient que par des tours de main de fabrication.

Dans le procédé Fastier, on laisse un petit espace ouvert à la boîte en fer-blanc, pour évacuation, sous forme de vapeur, de l'eau des tissus; il est soudé après la cuisson. Dans le procédé de Lignac (préférable), la boîte est fermée — quand elle bombe sous la pression de la vapeur intérieure, on fore, et après évacuation de l'air par cette petite ouverture, on soude à la hâte.

Ces divers procédés de conservation sont excellents, et c'est par eux qu'on peut transporter en Europe parfaitement intactes les viandes du Texas, de la Plata et d'Australie (*boiled-beef*). Ils n'ont qu'un inconvénient, c'est qu'ils ne réduisent pas le volume, ajoutent au poids la boîte de fer-blanc, sont par conséquent peu transportables : ils ne conviennent guère, nous l'avons dit, qu'aux troupes immobiles.

Le lait et les œufs, ces aliments complets, se conservent aussi parfaitement.

M. de Lignac ajoute 75 grammes de sucre à un litre de lait et le réduit à 200 grammes par ébullition. Pour s'en servir, on

---

[1] Pendant la récente expédition hollandaise contre Atchin, on a fait grand usage de conserves de bœuf légèrement salé (*corn-beef*) d'Australie.

restitue l'eau perdue, c'est-à-dire, on ajoute cinq fois son volume d'eau. Le lait suisse, ainsi traité, voyage parfaitement.

Pour conserver les œufs, on les plonge dans un baril de lait. de chaux ; la chaux arrête l'air en obstruant les pores et s'oppose à la putréfaction. Un autre procédé consiste à les immerger dans une solution de sel marin à 1/10 ; retirés de la solution, ils peuvent être conservés au contact de l'air.

Conserves de légumes.

Le procédé Chollet consiste à dessécher à peu près les légumes et à les soumettre à une pression hydraulique ; mais, d'après Morache, l'eau exprimée entraîne les sels et les principes alimentaires, en ne laissant guère que le bois, la trame fibreuse (cellulose) indigestible, résistant aux sucs gastrique et pancréatique, — un simple déchet en un mot.

Les légumes, simplement desséchés par le procédé Masson, sont préférables bien que cette préparation les altère aussi. Si imparfaites soient-elles, ces conserves ont rendu d'excellents services en Crimée contre le scorbut dû, en grande partie, à la privation d'alimentation végétale.

Les légumes conservés par le procédé Appert sont certainement les plus comestibles, les meilleurs ; on ne peut leur reprocher que leur prix un peu élevé, dû aux délicatesses de fabrication pour fermeture hermétique des boîtes. Leur non-réduction de volume les rend, comme les viandes, de transport difficile.

Nous le répétons, toutes ces Conserves peuvent être utilisées pour des troupes immobiles, assiégeantes ou assiégées et les ambulances ; — mais pour suivre le soldat en marche de guerre et se loger dans le sac, les nécessités de condensation sous petit volume s'imposent fatalement.

2° CONSERVES POUR EXPÉDITIONS HATIVES, RAPIDES.

Ce sont des provisions de viatique à porter sur soi, de dernière ressource — d'expédient.

Nous les diviserons en *Conserves de l'Officier* et *Conserves du Soldat*[1].

---

[1] Wagner et Cie, Breden et Kurth ont exposé divers types de saucissons de légumes qu'on croit soumissionnés pour l'armée autrichienne.

(Ott, membre du jury de l'Exposition de Vienne, *Blœtter für Kriegs-verwaltung*, n° 2, 1874.)

Les Conserves de l'officier seront l'Extrait Liebig ou la Soupe française Gremailly ; — celles du soldat, seulement et rigoureusement le saucisson de pois ou ses variantes.

L'Extrait de Viande de Liebig (*extractum carnis*), est préparé à Fray-Bentos, au confluent du Rio-Négro et de l'Uruguay, près Buénos-Ayres. Là se transforment en extrait des mètres de cube de viande inutilisés jusqu'à ces dernières années.

Le *Liebig* (comme on dit déjà) a bientôt été suivi de similaires (*l'of meat*, l'extrait de bœuf Tooth d'Australie) et l'importation alimentaire d'outre-mer devient chaque jour plus considérable sur le marché européen.

L'Extrait Liebig est apprécié de la manière suivante par le professeur Parkes :

« Dans toutes nos expériences à Netley (ordonnées par le Gouvernement anglais), l'Extrait, administré même à petites doses, a produit un sentiment de bien-être et de vigueur aussitôt après l'avoir pris. On dépeignait cette sensation en disant qu'on se sentait stimulé (*that it stimulated them*). Son peu de volume, sa facilité de préparation et sa grande action restaurative, le rendront indispensable dans les expéditions rapides. »

En France, le premier essai en fut fait au camp de Châlons devant l'empereur en 1867.

On l'a surfait de premier jet, ce qui a amené une réaction. Ce n'est pas de la viande certes, et 1 kilog. d'extrait n'équivaut peut-être pas à 32 de viande, comme l'affirment les prospectus ; mais il n'en est pas moins vrai qu'un produit renfermant toutes les parties solubles dans l'eau de la viande de bœuf (en particulier beaucoup de créatine et de créatinine, qui ne le cèdent en azote qu'à l'urée), est d'un titre nutritif élevé.

Qu'en face des exigences de jour en jour plus impérieuses de la consommation, on se soit éloigné à Fray-Bentos de la scrupuleuse préparation du laboratoire de Liebig, qu'on ait usé de bœufs surmenés pendant la saison chaude, peut-être même de moutons, le principe n'en reste pas moins inattaquable de la possibilité de créer sous petit volume un extrait nutritif et viatique.

Additionné de légumes, le bouillon Liebig joue le bouillon de bœuf.

Il y a quelques années, la Société de pharmacie, après une chaude discussion théorique, se transporta chez l'un de ses membres (M. Robiquet), où, mise en présence, sans avertissement préalable, de deux bouillons aux légumes, elle se prononça pour le Liebig au détriment du pot-au-feu.

Ce qui contraria la théorie de quelques-uns.

Nous ne conseillons l'Extrait de viande que pour les ambulances et pour nos lecteurs les Officiers. Les jours d'expédition hâtive, le petit pot si portatif, si peu volumineux de 30 grammes, qui se loge partout, même en poche, et donne du bouillon en quelques minutes, rendra de très-appréciés services.

Le *Soupe française* de Gremailly[1], tablettes de légumes animalisés, est d'un prix minime de 4 centimes par homme ; 27 tablettes, ou rations, entrent dans un tube de fer-blanc (poids 430 grammes) qui peut être accroché sur le sac.

L'analyse faite par M. Poggiale révèle 65 pour cent de matières grasses albuminoïdes, 25 de matières amylacées et végétales, 10 de matière salines ou sucrées.

La Soupe française a été expérimentée une première fois au camp de Châlons ; puis au 123e de ligne ; enfin au camp de Villeneuve-l'Étang en juin 1872 (général Garnier et colonel de Waldener). Les éléments d'appréciation nous manquent pour porter un jugement définitif sur cette préparation ; toutefois elle se recommande de son petit volume, de sa facilité de transport et de préparation, enfin de son bas prix de revient.

Mais pour le Soldat — pour la porter dans le sac et la livrer à sa discrétion en marche, — il n'y a qu'une conserve pratique, c'est le saucisson de pois ou ses similaires[2].

L'*Erbswürst*, ou saucisson prussien, dont les procédés de fabrication sont soigneusement tenus secrets à Berlin et à Mayence, est un type très-réussi de ce genre de Conserve du soldat.

Il y en a deux variétés — l'une enveloppée d'une feuille d'étain pour officiers ; — l'autre d'un papier parcheminé à l'acide sulfurique pour le soldat.

Chaque saucisson, pesant une livre, fournit à trois repas ; on

---

[1] Une variante, le consommé Julien, bouillon aux légumes contenu dans une petite boule de gélatine — très-portatif et facile à conserver par conséquent — a le désavantage de nécessiter une provision de sel et de coûter actuellement 0 fr. 15 c. L'idée d'une capsule d'enveloppe est très-ingénieuse et permet de porter dix boules-potage dans une petite boîte de poche.

[2] Les farines de haricots ou de lentilles. Les pois ont sans doute été choisis à cause de leur richesse en caséine ; elle est telle que les Chinois en préparent un véritable fromage, le *toa-foo*, qui se vend dans les rues de Canton.

le coupé à petits morceaux qu'on jette dans l'eau préalablement portée à ébullition; il se dissout et se transforme en purée en cinq ou six minutes. On n'a qu'à ajouter le pain ou le biscuit.

L'analyse, faite par **M.** Ritter, professeur adjoint à la Faculté de médecine de Nancy, donne :

	Officiers.		Soldats.	
Pour 1 k. Matières azotées	136^{gr}	15	157^{gr}.	33
Amidon. . . .	116	26	122	60
Graisse	297	»	297	»
Sels	{ 142	» dont	121	» dont
	{ 67	08 de chlorure	65	» de chlorure
		de sodium.		de sodium.

L'équivalence nutritive est de 25 grammes d'azote et 486 grammes de carbone.

Une seconde analyse faite par le Dr Parkes, professeur d'hygiène à Netley (Angleterre), diffère peu de la précédente. C'est un aliment complet très-apprécié du soldat prussien, voire même des malades des ambulances dans les mauvais jours. (Dr Chupin) — 1.600 grammes d'*Erbswürst* correspondent à peu près à 1 kilog. de viande [1].

En France, divers essais de tâtonnement ont été faits (saucissons Grivel et Spont) les deux types ont été rejetés après expérience faite en un grand nombre de régiments. Toutefois la formule Grivel était de beaucoup supérieure, et c'est elle qui, modifiée, perfectionnée, sert de base aux nouveaux types à l'étude. Dans ce remaniement il ne serait admis que des matières premières de choix et de pureté absolues — farine de pois, jambon environ 20 0/0, sel et poivre 10 0/0.

Nous ne pouvons rien préjuger de l'accueil qui sera fait à ces nouveaux essais très-intelligemment dirigés, mais — nous ne saurions trop le répéter — il ne faut pas s'en rapporter au Soldat pour l'adoption du type.

Qu'on constitue un jury d'officiers et de sous-officiers, on rencontrera chez eux une compétence plus grande et une impartialité plus absolue. Le soldat, si on l'eût consulté, n'eût adopté, ni le biscuit, ni le couvre-nuque, ni la ceinture de flanelle, bien que leur nécessité et leurs avantages soient évidents et démontrés aujourd'hui.

---

[1] (Maury, *Considérations sur l'Alimentation du soldat en campagne* (Thèse de Paris 1872.)

CHAPITRE III

BOISSONS DU SOLDAT.

En paix comme en guerre, l'Eau est la boisson normale du soldat.

On sait les variantes de composition et de température de l'eau, ses altérations, son rôle dans la contagion des maladies épidémiques [1] ; c'est dire l'importance du liquide qui compose les 75/100 de nos tissus, et qui, excrété à la dose de 2 k. 500 gr. par jour (excrétions et exhalation pulmonaire), doit par conséquent en vingt-quatre heures être absorbé en quantité à peu près égale.

Article Iᵉʳ. — Eau potable.

§ Iᵉʳ. *Qualités d'une bonne Eau potable.*

L'Eau destinée à la boisson doit être limpide, incolore, inodore, de saveur fraîche. Louche, colorée, odorante, à saveur désagréable ou donnant par ébullition un dépôt abondant, elle doit être absolument rejetée.

L'Eau entraîne naturellement les éléments solubles des terrains qu'elle traverse. Colorée, elle renferme des sels de fer ou des matières organiques ; — amère au goût, elle est magnésienne ; — *saumâtre*, mélangée de sels de chaux et de sel marin (chlorure de sodium).

Dès que les matières salines dépassent 50 centig. par litre, l'eau est dite *crue* ou *séléniteuse*, elle ne cuit plus les légumes et décompose le savon en grumeaux, il faut la rejeter, bien que dans le Sud-Algérie (où il n'y a guère que de ces eaux-là) on puisse constater une certaine accoutumance.

Le rôle anti-hygiénique des matières organiques est de *désoxyder* l'eau par réduction des sulfates en sulfure et production d'hydrogène sulfuré (type, l'eau de marais).

Au-dessous de Paris l'exemple est frappant [2]. Au pont d'Asnières la Seine, encore peu altérée, contient :

Oxygène...... 5 cm. cubes 43 par mètre cube
Azote total.... 1 gr. 5   —

---

[1] J. Arnould. *L'eau de boisson considérée comme véhicule des miasmes et comme auxiliaire de leur absorption par les voies digestives (Gazette médicale* de Paris nᵒ 579, p. 13 ; 1874).

[2] *Rapport* de la Commission chargée de proposer les mesures à prendre pour remédier à l'infection de la Seine aux abords de Paris. *Journal Officiel* des 10 et 11 avril 1875.

A Marly elle a reçu les égouts de Paris; il n'y a plus que :

Oxygène.... ....   1 cm. cube 91
Par contre, Azote.......   3 gr. 5

On voit combien les matières organiques opèrent une désoxydation rapide.

§ II. *Diverses variétés d'Eaux potables.*

L'eau de pluie est chimiquement très-pure et bien aérée, mais elle est lourde et manque de sels; en ajoutant 30 centigrammes de sel marin par litre, on la rend excellente.

L'eau de source manque des 13 centimètres cubes d'azote, 8 d'oxygène et 8 d'acide carbonique qui en facilitent la digestibilité; on lui donne l'aération par exposition ou battage à l'air. Les eaux de puits sont des variétés d'eaux de source et, comme elles, présentent des différences individuelles d'après les terrains.

Les eaux de rivière — résultantes des eaux de sources et de pluie — sont excellentes quand elles coulent sur fond de sable, filtre naturel qui leur enlève les matières organiques abondantes surtout au-dessous des villes.

On ne peut, du reste, établir que des principes généraux sur des individualités à type variable et de pureté absolue rare.

Aussi a-t-on pensé dès longtemps à l'épuration artificielle, d'où sont nés les divers filtres et l'épuration chimique par l'alun, etc.

La Filtration est basée sur les principes de l'absorption chimique des gaz par le charbon et de l'épuration mécanique par le passage de l'eau à travers une couche de sable faisant tamis. (Fig. 55).

Le filtre le plus simple en campagne, est fait avec du sable étendu sur une couche de charbon provenant des feux de bivouac; le tout est placé entre deux couvertures de laine disposées en godet ou en entonnoir.

Les filtres Fonviel, Ducommun, Souchon, Bourgeoise (ce dernier adopté pour la filtration

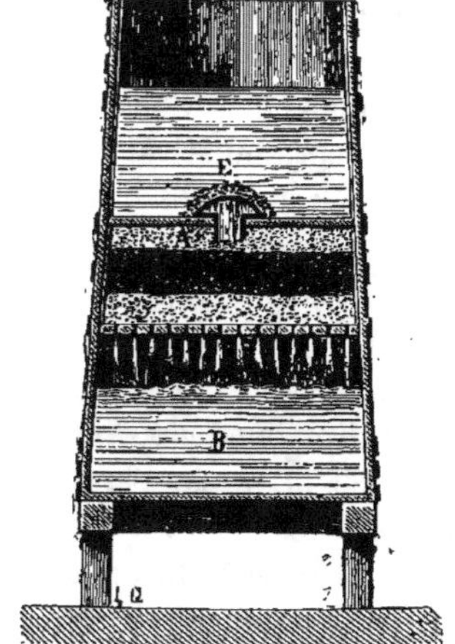

Fig. 55. — Procédé ordinaire de filtration.— E, tête d'arrosoir entourée d'une éponge;— A, couche de charbon entre deux couches de sable.

des eaux de Seine dans les camps autour de Paris) sont décrits partout.

Nous nous contenterons de conseiller à l'Officier en campagne, soit le petit filtre de *charbon moulé* (coke et charbon animal) contenu dans une boîte de fer-blanc de 6 centimètres sur 5, qui a été distribué à chaque soldat de l'expédition anglaise des Ashantees (1874) soit le filtre à siphon de poche. Avec ce dernier, il suffit d'amorcer le siphon pour amener une marche continue donnant, avec les plus petits modèles, environ 4 litres à l'heure, — beaucoup plus que la consommation individuelle.

En l'absence de filtres, on projettera de l'alun dans l'eau à raison de 1 décigramme par litre; il se forme un sous-sel d'alumine qui se précipite au fond en réseau et entraîne les matières terreuses. Ce procédé est populaire en Chine (eaux du Peï-Ho); c'est l'analogue du collage des vins.

Enfin pour les eaux stagnantes, marécageuses, très-riches en microzoaires (eaux des *oueds* d'Algérie pendant les chaleurs), une ébullition de quelques minutes, qui tue les ferments, sera une excellente mesure, préventive de nombreuses dyssenteries [1] — après ébullition on battra l'eau pour l'aérer.

Il ne faut pas oublier que quelque pure qu'elle soit, l'eau ne doit pas être ingérée immodérément, surtout le corps en sueur. Pendant les chaleurs, les Romains (Végèce) la coupaient de vinaigre; aujourd'hui, de l'eau-de-vie est allouée dans le même but [2].

La plupart des Chefs de Corps emploient, avec raison, l'indemnité représentative de 4 centimes et demi par homme et par jour à des achats de café. Couper l'eau de café, pendant les grandes chaleurs, est une des pratiques les mieux entendues.

L'Instruction complémentaire du règlement de 1856 fixe à 6 litres par jour la quantité d'eau que doivent fournir les puits ou fontaines des casernes; — c'est un minimum.

Les évaluations adoptées à Paris pour les abonnements civils sont de 20 litres par personne et par jour.

Quand la caserne est éloignée de 500 mètres de toute eau potable, le service du génie fournit des tonneaux à eau munis

---

[1] Faire bouillir l'eau sous forme de thé ou de café léger, constituera toujours la meilleure la plus hygiénique des épurations.

[2] Du 1er juin au 31 septembre, dans la région du Midi; du 21 juin au 31 août dans le Nord.

de robinets; ils sont portés sur des voitures que l'on traîne à bras dans l'infanterie.

Article II. — Boissons Alcooliques. — Dangers de l'Alcool.

MM. Maurice Perrin et Lallemand ont démontré que l'alcool s'accumule dans le foie, surtout dans le cerveau et le système nerveux périphérique; il est éliminé en nature par les urines et la peau; il garde son identité, ce n'est donc pas un aliment. Excitant, puis, par réaction, stupéfiant, ce n'est que le masque d'un tonique[1].

M. Marvaud le range parmi les aliments antidéperditeurs; mais quelle différence entre l'excitation sans lendemain du café, du thé, et celle de l'alcool, qui est toujours la préface d'une hébétude!

Nous n'approuvons pas la formule peut-être trop exclusive des Sociétés de Tempérance américaines, mais nous applaudissons pleinement à la Décision ministérielle du 10 août 1872, sur l'Ivrognerie. Il importe d'arrêter l'alcoolique à ses premiers oublis, car l'habitude devient très-vite un besoin.

L'intoxication alcoolique aiguë, tout le monde l'a vue, c'est l'ivresse brutale. Que de fois un remplaçant a fait boire à un conscrit de l'absinthe pure *par farce!* Ce malheureux était pris d'ivresse furieuse et se servait de ses armes. Il y a eu nombre de cas de Conseil de guerre de ce chef.

La forme chronique c'est la perte d'appétit—la pituite si connue, du matin— la gastrique alcoolique, l'impuissance génésique (un ivrogne n'engendre rien qui vaille, disait déjà Amyot), la folie et le suicide.

Nous désirerions vivement voir abandonner l'usage du quart d'eau-de-vie blanche ou même du verre de vin blanc matinal. Pourquoi les sous-officiers et les soldats ne substitueraient-ils pas le café à toutes ces drogues frelatées?

Avouons qu'heureusement les cas d'Alcoolisme deviennent de plus en plus rares à mesure que grandissent la discipline et l'instruction. La Statistique médicale de l'Armée prouve très-nettement cette moralisation progressive.

---

[1] Pendant la marche sur Coomassie (récente expédition anglaise des Ashantees) on prescrivit 80 centilitres de rhum par homme et par jour. Dans l'armée, il y avait un certain nombre de membres de sociétés de tempérance (*teetotalers*), ils présentèrent une morbidité et une mortalité inférieures. L'opinion générale en Angleterre n'est pas favorable à l'administration des spiritueux aux troupes. (Parkes, *the Lancet,* n°s 7 et 8, 1874.)

Le nombre des cas d'intoxication alcoolique cause de décès est de :

1855	1866	1867	1868	1869	1872	1873
8 cas	10	7	7	7	pas	pas

§ 1er. *Vin.*

Le Vin est la plus hygiénique des boissons alcooliques; mêlé à l'eau, il constitue (Chenu) un des liquides qui désaltèrent le mieux.

Les analyses varient quelque peu avec les échantillons, les années, les crus; toutefois le Tableau suivant donne une idée très-moyenne de la richesse alcoolique des divers vins.

TABLEAU DE LA RICHESSE ALCOOLIQUE MOYENNE DES VINS
LES PLUS USUELS.

CRUS	Rendement alcoolique	CRUS	Rendement alcoolique
Madère vieux	20,5	Frontignan.	11,8
Porto	20,2	Champagne mousseux . . .	11,6
Roussillon	16,5	Mâcon.	
Malaga.	16	Bons vins du Rhin.	11
Ermitage.		Bons bourgogne	
Saint-Georges	15	Saint-Estèphe	9,7
Sauternes blanc		Tokay.	9,1
Lunel.	14,3	Château-Margaux.	8,97
Narbonne	13,5	Château-Laffite	8,77
Champagne non mousseux .	12,5		

On voit que le degré alcoolique augmente du nord au midi avec l'insolation plus grande.

Les vins d'Espagne et du Midi sont plus alcooliques que ceux de Bourgogne et du Bordelais.

Par le *tannin* qu'il contient le vin est un tonique incontestable. Nous voudrions le voir adopter pour le soldat en campagne en donnant aux Chefs de Corps, en pays vignoble, le droit de réquisition contre bons remboursables[1].

Dans les altérations du vin, il faut distinguer les simples fraudes, des sophistications nuisibles.

---

[1] L'Autriche (36 centilitres), l'Italie (25 centilitres), l'Espagne (50 centilitres) et le Portugal (40 centilitres), ont fait entrer le vin dans leur Ration de guerre.

La plus fréquente des premières est le *mouillage*, ou addition d'eau. On le reconnaît au goût plat, à la couleur faible ou en distillant à l'aide du petit appareil Salleron, qui permet de doser l'alcool.

Les sophistications dangereuses sont :

1° La coloration artificielle — par le suc de betteraves, les baies de sureau herbacé (hièble), le bois d'Inde, de Campêche, les pétales de coquelicot. Elle est trahie par une expérience simple et très-pratique : en traitant alternativement et plusieurs fois de suite le vin par une solution de gélatine et une solution de tannin, la coloration naturelle disparaît — l'artificielle persiste.

2° L'addition de plomb (litharge) pour débiter les vins piqués, — d'alun pour rehausser la couleur et clarifier ;

3° D'alcool ou de plâtre dits *vinage* et *plâtrage* destinés à permettre de voyager aux vins de qualité inférieure.

Ces deux derniers agissements sont devenus inutiles depuis les découvertes de M. Pasteur et la pratique du *Chauffage des vins*.

Les altérations du vin étant dues à l'évolution de ferments, M. Pasteur a logiquement proposé comme moyen de conservation de tuer les ferments par chauffage du vin à + 60°. Depuis quelques années, de nombreux appareils fonctionnent dans le Midi sur une très-large échelle, et la question peut être considérée comme heureusement résolue.

Le *Cidre* et le *Poiré* remplacent le vin dans 13 départements de la Normandie, de la Bretagne et de la Picardie.

Le cidre contient 5,5, le poiré 6,5 pour cent d'alcool absolu. Comme le vin doux, comme toutes les boissons sucrées, le cidre doux est légèrement laxatif ; il se charge d'alcool en vieillissant.

La *Bière*, dont le degré alcoolique varie de 8 0/0, *pale ale* à 4 0/0, bière de Strasbourg et de Lille ; 2,50, *faro* de Bruxelles et 1,1 la petite bière, est un véritable aliment. Pendant le repas, c'est une boisson très-hygiénique (le litre de bière de Strasbourg contient 0 gr. 81 d'azote) ; — prise en excès et en dehors des repas, elle détermine à la longue de l'obésité par sa richesse en sucre et un certain engourdissement intellectuel par son alcool — outre une action diurétique et aphrodisiaque marquée.

On a fabriqué récemment en Allemagne, sous le nom de *Pierre à bière (Bierstein)*, une substance qui, sous un volume peu considérable, permet de fabriquer une grande quantité de bière. Il suffit de la faire digérer avec l'eau, d'ajouter la levûre, et de soutirer après fermentation.

§ II. — *Eau-de-vie.*

C'est de l'alcool faible contenant de 45 à 56 0/0 en volume d'alcool pur. Les Eaux-de-vie de Cognac et de Montpellier sont obtenues en distillant des vins de bonne qualité; on les colore souvent par addition de caramel. Beaucoup d'eaux-de-vie sont faites de toutes pièces avec de l'alcool et de l'eau qu'on colore artificiellement.

Le Rhum se prépare en faisant fermenter, après les avoir étendues d'eau, les mélasses et les écumes provenant de la fabrication du sucre;—la majeure partie du rhum vendu en Europe ne provient nullement de la canne à sucre, il est falsifié et on lui donne le goût de vieux rhum, en y faisant macérer quelques parties de cuir tanné.

Nous terminerons l'étude des boissons du soldat par le thé et le Café, ce dernier constituant la Boisson militaire *type* — le tonique le plus utile en campagne.

§ III. — *Thé.*

Le Thé est dit thé *vert* ou *noir*, suivant que l'oxydation de la matière colorante des feuilles a été complète ou arrêtée.

Le thé *vert* se subdivise lui-même en thé *hyswen*, thé *perlé*, thé *poudre à canon*. Le Thé vert est plus tonique, plus aromatique et contient le plus de tannin et d'azote.

En Angleterre, surtout en Russie, le thé fait partie de l'alimentation quotidienne; il entre dans la ration militaire des troupes anglaises, américaines et russes. Après expériences faites au camp de Maikop dans le Caucase (1874), on a remplacé la ration d'eau-de-vie par du thé à raison de 25 grammes par jour pour dix hommes. C'est d'autant mieux vu, qu'outre son action excitante sur le système nerveux, un litre d'infusion, préparé avec 20 grammes de thé, contient 0,3 d'azote et 2 gr. 10 de carbone, c'est-à-dire à peu près autant qu'un bouillon de choix.

§ IV. — *Café.*

Le Café, introduit en Europe à la fin du XVIIe siècle, atteint aujourd'hui une consommation de plus de 50 millions de kilog. Il fut distribué pour la première fois aux troupes en Égypte sur le conseil de Larrey, qui le fit adopter ensuite en Algérie, après avoir remarqué son action tonique et antisudorale dans les climats chauds. Tout le monde connait sa préparation,— bien qu'on pousse le grillage jusqu'au brun marron et que, torréfié à la couleur blonde seulement, il ait un rendement plus considérable.

Le moulin à café du soldat est peu volumineux et très-portatif (assez rarement le grain est concassé grossièrement à coups de crosse); moulu, il est projeté dans l'eau bouillante et laissé quelques instants sur le feu.

C'est la méthode orientale que le soldat adopte, faute de filtre ; le marc est loin, du reste, d'être sans action nutritive.

La Ration militaire de 16 grammes de café et 21 grammes de sucre correspond à 0 gr. 25 d'azote et 22 gr. 50 de matières sucrées ou salines; — c'est un aliment réel, plastique et calorifique; on l'a même dit intellectuel, à cause de son action cérébrale marquée.

Il est certainement Antidéperditeur; — sous son influence, l'*urée*, qui chiffre l'usure organique quotidienne, diminue. On peut, en donnant du café, réduire de 25 à 30 0/0, l'alimentation normale de l'ouvrier[1] et du soldat.

Ce dernier, en 1870, n'a bien souvent eu que sa soupe au café de pain ou de biscuit; il a toujours manifesté une préférence marquée pour cet aliment usuel du reste, dans toutes les armées européennes. C'est une boisson à préférer au vin toutes les fois que l'option en sera laissée aux Chefs de corps.

20^{gr} de café, 25^{gr} de sucre coûtent $0^{fr}08^c$ et représentent $0^{gr}30$ d'azote;

0^l25 de vin coûtent $0^{fr}10^c$ et représentent $0^{gr}04$ d'azote,

soit 1/7e seulement.

De plus on a remarqué que dans les régiments qui reçoivent du café, le nombre des habitués du petit verre du matin diminue sensiblement.

Le Café subit la loi générale d'une fraude d'autant plus active que son prix est plus élevé.

---

[1] La Consommation du café s'est élevée à Paris

de 2 kilog. 848 par habitant et par an — en 1847.

à 3 kilog. 244 — — 1873, soit 9 grammes par jour et par habitant.

Paris en absorbe annuellement environ 6 millions de kilog.— sophistiqués; bon an, mal an, de 500,000 kilog. de chicorée. — (Husson, *les Consommations de Paris*. Hachette, 1875, p. 416.)

L'enrobage consiste à entourer le grain d'un mélange sucré adhésif, variant de 5 à 10 0/0 du poids total; on a été jusqu'à faire des grains de café en argile ou en pâtes féculentes ; on a vendu des cafés avariés ;— le soldat qui reçoit le café en grains ne peut être atteint que par des fraudes de divulgation facile.

Il n'en est plus de même du café moulu, qui est additionné de café de glands doux, de féveroles, de sciure de bois d'acajou, d'ocre rouge, voire de foie de cheval desséché — mais le plus souvent, de Chicorée.

En projetant le mélange de café et de chicorée dans un verre d'eau, la chicorée s'hydrate, colore le liquide et va au fond pendant que le café surnage.

Actuellement le café est préparé dans les marmites de soupe; il y aurait grand avantage à adopter les Cafetières Dagand, dites *Percolateurs* (fig. 56).

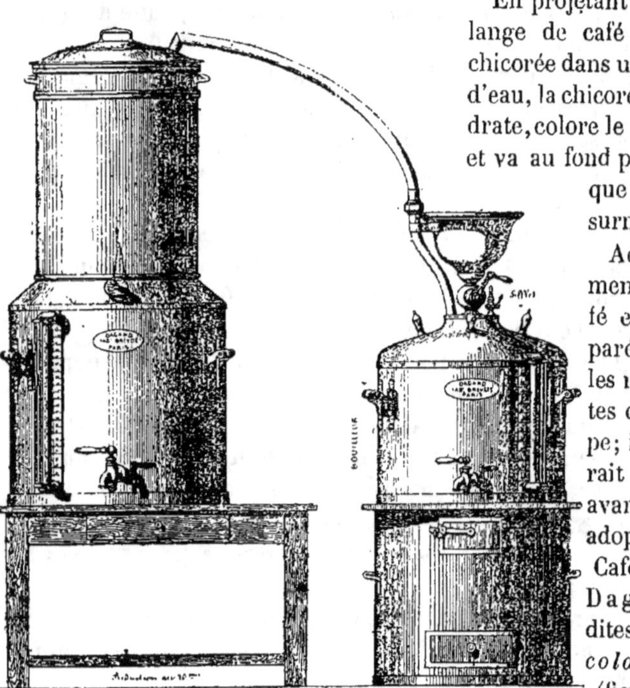

Fig. 56. Cafetière Percolateur Dagand (Bouilleur et Saturateur).

Avant la guerre de 1870, elles étaient en usage dans tous les régiments de la Garde;—elles fonctionnent aujourd'hui aux Invalides, à Saint-Cyr et dans plusieurs régiments autour de Paris. Leur grand avantage économique est de réduire d'un quart (de 16 à 12 grammes) la ration de café distribué; de sorte qu'une Cafetière de Bataillon à six cents rations coûtant

800 francs est payée en cent jours par les économies ainsi réalisées (au prix moyen de 4 francs le kilog. de café).

La première mise recouvrée, l'État (et cette mesure serait, dit-on, de réalisation prochaine) bénéficierait annuellement de 2,920 francs par groupe de cinq cents hommes. Certains régiments de l'armée de Versailles ayant gagné une de ces cafetières offerte, en prix de tir, par M. le général Clinchant, ont pu, au bout de peu de temps, par la vente des économies de café, en acheter une seconde, puis une troisième (une par bataillon).

Tous les Corps peuvent en faire autant, moyennant une avance de fonds assez faible; et — une fois les appareils payés — préparer avec les 16 grammes de café alloués, une ration tonique et d'équivalence nutritive d'un quart supérieure à la ration actuelle. Nous ne saurions trop recommander cette combinaison d'hygiène économique aux Officiers des Commissions des ordinaires et des Conseils d'administration, — surtout en Algérie.

TITRE II

LOGEMENT DU SOLDAT

Les habitations du Soldat se divisent en :

Permanentes.............. | casernes.
Temporaires .... { camps. / cantonnements.
Habitations de guerre..... { casemates. / réduits blindés.

CHAPITRE Ier

RATION D'AIR. — CUBE D'AIR.

De même que nous avons fait précéder l'alimentation du dosage de la ration alimentaire, nous ferons précéder l'habitation du dosage de la ration atmosphérique, ou *Cube d'air*.

L'Air se compose de 0,208 d'oxygène,
0,792 d'azote,
0,004 à 0,006 d'acide carbonique et vapeur d'eau[1].

L'air inspiré par un adulte peut être évalué à environ 500 litres

---

[1] Les dosages exécutés par M. Tissandier (ballon *le Zénith*) font supposer que la proportion d'acide carbonique décroît avec l'altitude.

ou un demi-mètre cube par heure. La viciation de l'air par la Vie en commun consiste, nous l'avons vu (p. 40), en diminution d'oxygène, variations légères d'azote, augment d'acide carbonique et de vapeur d'eau,— mais surtout production du MIASME HUMAIN, qui a été, pour ainsi dire, isolé par Lemaire[1].

Dans une chambrée du Fort de l'Est (cube 420 mètres), à odeur très-désagréable, il a obtenu, par réfrigération, 6 grammes de liquide provenant de la vapeur d'eau de l'air.

Deux heures après sa condensation, cette eau contenait des corpuscules diaphanes cylindriques ou sphériques (microzoaires en voie de développement); six heures plus tard on trouvait des infusoires (*vibrio lineola, bacterium punctum, termo*).

La même quantité de vapeur d'eau recueillie — à l'air libre à même hauteur, — dans la cour voisine, ne contenait, après 48 heures, ni spores ni monades ovoïdes.

C'est mettre à nu d'une façon *saisissante* le mode d'action de l'encombrement et la genèse des maladies infectieuses (typhus, fièvre typhoïde) dans lesquelles les animalcules microscopiques agissent comme ferments.

De plus, on sait qu'en confinant les animaux, on développe artificiellement la phthisie. A la prison de Léopoldstadt, très-mal ventilée (Vienne), il y a eu, de 1834 à 1837, 51,4 décès par phthisie sur 1,000, pendant qu'il n'y en avait que 7,9 sur 1,000 à la Maison de Correction de la même ville.

Ces divers faits, étayés des théories de Villemin, de Mac-Cormac et de Parkes, montrent le danger de l'air confiné et ses agissements dans la production de la Fièvre typhoïde et de la Phthisie.

Or voici le rôle prépondérant de ces deux affections dans la Mortalité militaire (*Statistique Médicale de l'Armée*) :

Décès par	1866	1867	1869	1872	1873
FIÈVRE TYPHOIDE ET PHTHISIE	1342	1620	1890	1516	1660

ou 8,028 décès, sur 20,657 décès de toutes causes pendant ces cinq années, c'est-à-dire — si l'on tient compte des décès par suicide, guerre en Algérie, etc. — environ LA MOITIÉ.

On comprend dès lors (Ramazzini disait : « Tel air, tel

[1] *Comptes rendus de l'Académie des Sciences*, 16 septembre et 14 octobre 1867.

sang ») quel intérêt il y a à assurer un Cube atmosphérique suffisant dans les habitations du soldat : 28 à 30 mètres cubes seraient le volume nécessaire. Il est loin d'être alloué réglementairement en France et à l'étranger.

La caserne Finkmatt, à Strasbourg, n'avait qu'un cube d'air individuel de 9 mètres; la caserne du fort de Nogent, 11 mètres cubes 73 [1].

CUBE ATMOSPHÉRIQUE RÉGLEMENTAIRE DES DIVERSES PUISSANCES EUROPÉENNES.

(Ce cube est un minimum. On compte sur la ventilation des fenêtres, portes, ventouses, châssis.)

mètres cubes.

Autriche..... 15,3.

Prusse....... 13 à 15,3.

Angleterre.... { 16,98, dans les casernes avec renouvellement d'air de 85 m. c. par heure et par homme; — 18 m. c. 9 dans les nouveaux types [2].

France...... { 12, casernes d'infanterie.
13, — cavalerie.
50, hôpitaux avec renouvellement d'air minimum de 60 m. c. par heure et par lit.

États-Unis. . { 10,5.
11,9.

Belgique...... 10 à 12.

Ces rations d'air sont partout insuffisantes, bien que (comme nous l'avons dit), ces chiffres n'expriment que des *minima* plus que doublés par la ventilation et la non-habitation pendant quelques heures de jour.

Mais il ne faut pas perdre de vue que c'est sur la nuit — c'est-à-dire sur la période *maxima* d'habitation, de production et d'absorption miasmatiques — qu'il faut baser ses évaluations.

Par les nuits d'hiver, lēs chambrées restent fermées onze heures, — de 7 h. 1/2 du soir à 6 heures du matin.

On peut affirmer sans crainte *a priori* que la nation qui donnera à ses soldats 25 mètres cubes d'air respirable économisera ses frais de construction de Casernes sur ses journées d'hôpital.

---

[1] Boisseau, art. *Caserne* du *Dictionnaire de Médecine pratique.*

[2] *Installation des troupes en Angleterre* (De Gablenz, capitaine à l'état-major du Génie autrichien.)

CHAPITRE II

CASERNES.

On doit construire les Casernes loin de toute agglomération ou source de méphitisme animal (hôpitaux, grands ateliers, abattoirs, quartiers populeux), sur un point élevé,—par conséquent, bien aéré et ventilé.

L'Exposition subordonnée aux vents dominants de la région (mistral de Provence, sirocco d'Algérie, etc.) devra être en général au midi dans le Nord et au sud-est ou à l'est-ouest dans le Midi.

Le sol sera drainé profondément, imperméabilisé à la surface (cuisines surtout), et des conduites d'eau ou des puits seront ménagés selon qu'il y aura, ou non, de nappe souterraine utilisable.

Article Iᵉʳ. — Types de construction divers
(Vauban, linéaire, Block system).

Les divers types de construction sont :

1° Le type *Vauban* ou *quadrangulaire*, cour intérieure enserrée sur ses quatre faces de bâtiments élevés — ventilation insuffisante, modèle fort peu hygiénique (caserne Napoléon à Paris) ;

2°ʳ Le type *Linéaire* pur ou avec deux ailes en retour (caserne Saint-Charles de Marseille, caserne des fusiliers, Dresde) ;

3° Le *Block system* ou constructions à bâtiments séparés et parallèles des Anglais.

Ce dernier type, le plus moderne, est de beaucoup le plus hygiénique. La Commission médicale, consultée à propos du nouvel Hôtel-Dieu de Paris, s'était prononcée dès 1867 pour le système à pavillons séparés et parallèles ; — le bâtiment est alors battu de ventilation sur ses quatre faces ; deux bâtiments opposés forment couloir, courant d'air et comme cheminée de tirage et d'aération.

Sans doute ce type coûte plus cher, les surfaces, fondation et toiture, sont augmentées, mais ne peut-on faire moins massif et atténuer de ce chef les différences?

Quelquefois, en Province, le soldat est logé dans d'anciens bâtiments, couvents ou autres, arrangés au mieux ; ce sont en général des espèces de cloîtres à cour intérieure, voûtes basses et aération trop mesurée.

A Paris, on avait naguère adopté le système des Casernes monumentales : caserne Napoléon, 2,230 hommes; caserne du Prince-Eugène, 3,235; — on y a renoncé; la morbidité de ces ruches d'hommes est élevée, — et il faut se rallier aux si sages conclusions de la Commission anglaise de 1861 : « Les casernes sont d'autant plus salubres qu'elles renferment moins de soldats. »

Une Caserne à pavillons séparés, parallèles, n'ayant qu'un seul étage et aménagée pour 1,500 hommes au maximum, nous paraît un modèle hygiénique à proposer.

Les matériaux de construction varient avec les ressources locales ; toutefois, on abandonnera le plus possible, à l'imitation de l'industrie moderne, les charpentes et escaliers de bois, — toute substance combustible ou fermentescible.

La brique creuse et le fer semblent les matériaux les plus durables; la brique même pleine a déjà donné une idée de sa durée dans les monuments romains et asiatiques. Des murailles de fer ont été essayées dans l'Inde en 1857, et sont employées avec succès pour de grands entrepôts incombustibles aux États-Unis.

La trop grande conductibilité de calorique du fer les rend assez peu pratiques; notons toutefois la tendance à universaliser dans l'Industrie le fer combiné avec la brique et les vitrages mobiles pour aération (grands ateliers, grandes gares).

Il y a là un exemple à imiter qui a déjà reçu un commencement d'exécution dans la construction des pavillons de l'Artillerie à Bourges : c'est le système Tollet.

§ Ier. *Système briques et fer* (Bourges, camp d'Avor).

Créer, dans les camps permanents ou les villes, des logements incombustibles et hydrofuges, plus salubres, plus commodes et plus économiques que les casernes actuelles, tel était le problème, et, d'après MM. Hillairet[1] et Sarrazin, il serait résolu.

M. Tollet abandonne les constructions polygonales à charpente lourde, formant des angles, réceptacles de poussière et de matières organiques, pour adopter l'ogive équilatérale et les formes arrondies ne présentant pas tous ces inconvénients, et avec lesquelles tout le cubage d'air atmosphérique est utilisé.

L'ossature en fer des constructions ogivales est composée de

---

[1] Rapport lu à l'Académie de médecine, le 16 mars 1875.

nervures verticales et horizontales, distantes de 1 à 2 mètres, et reliées par un boulonnage solidement établi, tandis que les nervures de la voûte sont fixées par des fermes pareillement espacées. C'est là le squelette.

Le remplissage des intervalles des nervures est en briques pleines (cuites) hourdées en mortier de ciment sur une hauteur de 2 mètres, doublées à l'intérieur d'un revêtement de briques creuses qui viennent ajouter à la paroi un véritable matelas d'air et assurer une température très-égale et très-indépendante de l'extérieur.

La partie supérieure de l'ogive est en briques creuses revêtues intérieurement de plâtre (on pourrait lui substituer le stuc), extérieurement de ciment ou de tuiles à crochet de Montchanin. L'épaisseur des parois de ces constructions est de 15 à 22 centimètres.

Chaque pavillon ogival a 40 mètres de longueur sur 6^m,30 de largeur et 5^m,70 de hauteur du sol au faîtage de l'ogive — avec portes à chaque extrémité et fenêtres sur toute la longueur des deux côtés. A l'une des extrémités se trouve un vestibule transformé en salle d'ablution avec lavabos et lave-pieds ; à l'autre, est une chambre de sous-officiers. Le plancher est élevé de 70 centimètres au-dessus du sol ; il est en ciment de Portland sur couche de béton, de façon à éviter absolument l'humidité coutumière des rez-de-chaussée. Au plafond sont pratiquées des ventouses, et le cube d'air de 16 mètres est porté par la ventilation à 70 par homme et par heure, résultat des plus satisfaisants.

Les châlits sont remplacés par des hamacs en fer, munis de pieds mobiles à leur extrémité antérieure et solidement fixés par l'autre à un coffret de fer, qui — le hamac redressé contre la muraille — sert de siége. La chambre est dès lors libre pour l'école, l'escrime, la boxe, le bâton—la gymnastique physique et intellectuelle de la compagnie, dont le capitaine peut être absolument directeur.

Des planches en chêne, un râtelier d'armes, des planches à pain complètent le mobilier usuel.

On peut voir, en le comparant aux casernes actuelles, combien ce système offre d'avantages. Il ne coûte que 300 francs par homme au lieu de 600 et, pour M. Sarrazin, il paraît réaliser toutes les conditions hygiéniques désirables. Ajoutons que les matériaux en sont de bien longue durée, peuvent resservir, enfin que le pavillon est incombustible.

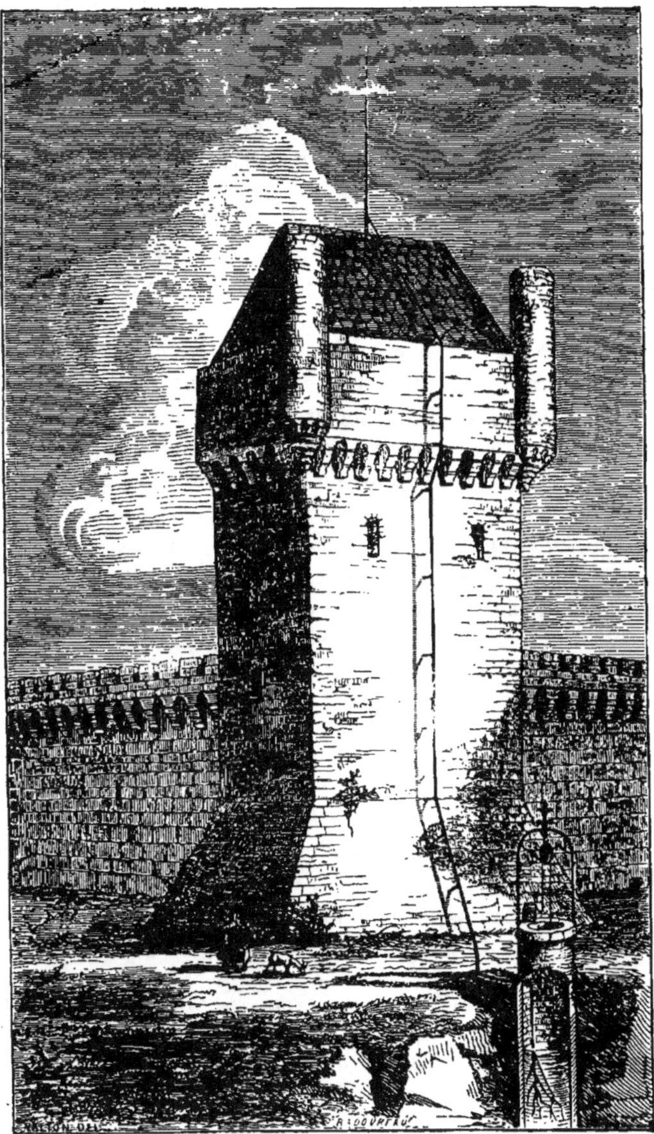

Fig. 57. — Paratonnerre avec figuration du conducteur et du puits où l'électricité se perd dans le sol.

Ce n'est pas là mince avantage; et, pour quiconque a vu combien il est difficile, presque impossible, de retirer de l'incendie les chevaux affolés, un système incombustible (briques et fer) paraîtra indiqué pour les quartiers de Cavalerie.

Au contraire, dans la plupart des casernes anciennes, les aliments de combustion sont nombreux (charpentes, escaliers, planchers de bois, outre le mobilier réglementaire.)

Pour diminuer le danger, on a proscrit les huiles minérales, le pétrole et les allumettes autres que celles à phosphore amorphe.

Dans le même ordre d'idées de préservation, on a surmonté les bâtiments de paratonnerres. La tige du paratonnerre doit avoir une longueur d'environ 9 mètres; l'extrémité supérieure ne doit pas être amincie et effilée, mais conserver 2 centimètres de diamètre. On y taraude un cône de platine de même diamètre sur 4 centimètres de hauteur. Il importe qu'il n'y ait pas de vides et que les soudures soient très-jointives.

L'Académie ne s'est pas prononcée sur l'étendue de protection du paratonnerre. On croit qu'elle est d'un rayon double de la distance séparant la pointe du sol; mais cette assertion ne repose ni sur des expériences ni sur des faits précis. (Fig. 57.)

Pour les poudrières, il y aurait avantage à placer les paratonnerres, non sur la poudrière elle-même, mais sur un mât éloigné de 2 ou 3 mètres, et la dominant de 4 à 5.

Article II. — Mobilier.

Le Mobilier des chambrées est composé :

1° de literie (matériel appartenant à la Compagnie des Lits militaires);

2° De planches à bagages, — d'une table et deux bancs pour 16 hommes;

3° De planches à pain et de râteliers d'armes (matériel fourni et entretenu par le Génie).

§ Ier. — *Couchage, Hamacs-Lits.*

Jusqu'en 1824, les lits servaient à deux hommes, et le mot *camarade de lit* était pris à la lettre.

Aujourd'hui chaque homme a deux montants en fer sur lesquels il dispose des planches de bois, une paillasse en toile lessivée contenant 10 kilog. de paille de blé; un matelas contenant 8 kilog. de laine, 2 de crin, et un traversin, — ce qui, avec une couverture de laine (additionnée, d'un couvre-pied en hiver) et une paire de draps renouvelée tous les mois, constitue sa literie.

Le Règlement prussien (27 août 1867) n'admet pas de paillasse, cela sans grand inconvénient ; — le soldat couche sur le matelas ; le lit est en fer comme en Angleterre et en Autriche.

Tout ce système de literie encombrant, peu mobile et de pénétration miasmatique facile, pourrait être remplacé par le hamac, dont nous venons de parler à propos du système Tollet.

L'idée première du hamac remonte au Comité des Inspecteurs de 1783.

Le général Bardin, dans le devis d'une caserne idéale-type, qu'il propose, s'inspire de données d'Hygiène très-hautes et très-pratiques pour l'époque, 1842. (*Dict. des armées de terre*, p. 1057). « Les lits sont des hamacs en fer ayant une légère inclinaison de la tête aux pieds ; ils sont suspendus à des chaînes également en fer ; au moyen d'un contre-poids les hamacs s'enlèvent tous les matins de manière à s'appliquer au plafond, ce qui, pendant le jour, change les dortoirs en autant de cénacles ; les hamacs sont enlevés tous les matins pour le balayage général ; on les rabaisse tous les soirs, mais pour les présents seulement, les lits des absents et des hommes de service devant rester élevés. Ainsi aux contre-appels et à l'appel du matin, on sait, d'un coup d'œil, quels sont les absents, les présents, les hommes qui ont découché. »

Un système de hamacs dits hamacs-lits Maurice a été expérimenté au camp de Meudon avec succès (Rapport favorable de la Commission d'examen). Comme nous l'avons dit, le grand avantage du hamac est de pouvoir se rouler et de laisser la chambre libre pour tous exercices.

Les lits actuels doivent être écartés du mur de $0^m,10$ c., et l'un de l'autre, — en France de 0,25 (art. 27 du règlement du 30 juin 1856), en Belgique de 0,36, en Angleterre de 0,60.

Les lits et châlits doivent être passés à la poudre de pyrèthre en mars et juillet, à raison de 6 gr. par homme et par an.

On paraît avoir renoncé définitivement aux grandes chambrées à quatre rangées de lits en faveur des chambres transversales à deux rangées (nouvelles casernes en construction à Saint-Étienne et à Roanne), cela à l'exemple de l'Angleterre et de l'Allemagne, où les soldats sont généralement fractionnés par escouades de 12 à 15 hommes.

Un badigeonnage à la chaux doit être pratiqué dans les chambres tous les trois ans (art. 133 du règlement du 30 juin 1856), tous les ans dans les locaux disciplinaires—tous les six mois dans les écuries.

Les tables, bancs, planches à bagages, sont insuffisants. Le Soldat n'a pas un centimètre carré bien à lui, ses lettres et souvenirs, son argent, sa montre doivent être constamment dans sa poche ou livrés aux regards et aux mains de tous.

Les Sous-Officiers eux-mêmes, dont le maintien sous les drapeaux est la question du jour, ne sont guère mieux traités; ils ont un peu plus de place et de planche à bagages, voilà tout.

Le sergent-major seul, a une table à tiroir fermant à clef, les simples sergents n'ont qu'une malle qui disparaît, ou non, suivant tolérance, les jours de revue et d'inspection.

Il faudrait à tous une armoire fermant à clef, une portion du chez soi, du *home*, un lavabo, une salle de bains. Bien certainement le confortable dont les bienfaits sont quotidiens les maintiendrait plus sûrement au service que des améliorations de solde.

§ II. — *Lavabos, — Balnéation, — Douches.*

En France, il y a fort peu de temps, les soldats étaient obligés de descendre sous la pompe pour se laver. De grandes améliorations sont à l'étude et même à l'essai sur l'initiative de M. le Ministre de la guerre.

Par décision du 22 janvier 1874, il doit être installé dans plusieurs casernes des auges et robinets pour lavabos. Les robinets (un par vingt hommes) seront espacés de 0 mètre 70 ; l'eau tiède sera fournie en hiver par les fourneaux de cuisine ; enfin les salles de lavabos (une par escalier) seront toujours placées à proximité, au rez-de-chaussée des bâtiments occupés par la troupe.

En même temps, des essais de balnéation ont lieu à Marseille, d'après le système du lieutenant-colonel Marchand. Des essais antérieurs, faisant honneur à l'intelligente initiative du Chef de corps, ont été tentés au 13e bataillon de chasseurs par M. le général Davout d'Auerstædt et au 33e de ligne.

A l'Étranger, les soins de propreté sont entrés depuis long-temps dans la vie habituelle du soldat.

En Angleterre, les lavabos sont placés à côté des chambrées; ce sont de véritables cabinets de toilette à cuvettes fixes pour dix hommes. A Chelsea (type nouveau), les baignoires, en ardoise, sont séparées par des cloisons en planches. En Amérique, de nombreuses *ablution-rooms* sont placées près des dortoirs.

En Prusse, à la caserne du régiment n° 108 fusiliers (Dresde), il existe une chambre de bains à deux baignoires pour officiers et une salle à douze baignoires pour soldats. A la caserne du 1er uhlans de la garde (Potsdam), on peut donner des douches à huit hommes à la fois, soit à tout un escadron en deux heures. Enfin partout il existe une table de toilette par dix hommes; elle est garnie de cuvettes, et l'on délivre une serviette par semaine à chaque soldat,

Nous ne saurions, du reste, mieux faire que de reproduire un extrait du *Casernenstubben Ordnung* prussien, qui dénote des notions très-approfondies et une observance bien remarquable de l'Hygiène pratique.

RÈGLEMENT au sujet de l'aménagement des locaux de garnison[1] (Armée prussienne).

INSTALLATION DES CHAMBRES DANS LES CASERNES (extrait).

ART. 3. — En été, à 8 heures du matin, en hiver, à 9 heures, les chambres doivent être dans un parfait état de propreté, les lits faits et les hommes avoir procédé à leur toilette. Les paillasses ou matelas seront retournés avec soin tous les jours.

ART. 4. — Dans chaque chambre, un homme est désigné chaque jour pour l'entretien de la propreté.....

ART. 8. — Le militaire balaie la chambre, dépose les ordures dans le lieu désigné à cet effet, essuie les tables, portes, fenêtres et poêles, nettoie les cuvettes et les pots à eau. Il va chercher l'eau, pour les besoins du jour, vide et remplit les crachoirs. En hiver, il porte le combustible, allume le feu, nettoie et prépare les lampes.— Les bois de lit, chaises et armoires doivent être essuyés tous les jours par les habitants de la chambrée, afin que la poussière et l'humidité ne s'y accumulent point.....

ART. 10. — Lorsque la propreté est terminée, les portes et fenêtres, sont ouvertes, aussi bien en été qu'en hiver.

ART. 11. — Les chambres étant toujours maintenues propres, aucun homme ne devra se coucher ou s'asseoir sur les lits.

---

[1] MORACHE, *Hygiène militaire*, p. 364.

Art. 14. — Il est interdit de cracher dans les chambres ou les corridors, d'y secouer sa pipe, sinon dans les crachoirs disposés à cet effet.

Art. 15. — Il est interdit de faire, dans les chambres, tels travaux qui pourraient les salir.....

Art. 20. — Il est interdit de nettoyer les vêtements, armes ou objets d'équipement ailleurs que dans les locaux destinés à cet usage.

Art. 21. — Il est permis de fumer partout, en plein jour, si ce n'est dans les greniers à sécher le linge, dans les greniers à fourrages, les chambres d'équipement, les cuisines et les bûchers, ou dans leurs environs; dès que le jour tombe, il n'est permis que de fumer dans les chambres et jamais dans les lits.

Chaque pipe doit être garnie d'un couvercle.

Art. 32. — Tous les hommes qui se laisseraient aller à commettre quelque infraction à ces règles, notamment à déposer des ordures ou à satisfaire leurs besoins ailleurs que dans les endroits destinés à cet usage, seraient très-rigoureusement punis.....

Art. 34. — Des décrottoirs sont placés à la porte de chaque entrée, les hommes devront s'y nettoyer les bottes avant de pénétrer dans la chambre.

Art. 35. — Les sous-officiers et les hommes de service pendant la nuit apporteront une attention spéciale aux feux et lumières et veilleront à l'exécution régulière de tout ce qui est prescrit.

Art. 36. — Dans chaque compagnie ou escadron, des hommes sont commandés pour l'entretien des escaliers et corridors.

Art. 37. — Pendant la période du chauffage, le plus ancien de la chambrée veillera à ce que les clefs des poêles ne soient fermées que lorsque tout le combustible est consommé. Après le coucher des soldats, on ne doit point mettre de combustible dans les poêles, ni fermer la clef.

Il suffit de se reporter à la page 149 pour voir les Résultats de cette excellente discipline hygiénique.

L'Armée prussienne est en Europe une de celles qui ont le moins de malades et le moins de mortalité.

Sa mortalité est de 6,20 ; sa moyenne journalière de malades de 40,50 pour 1,000, ses journées de maladie par homme d'effectif de 14,80. Ce sont là des chiffres bien remarquables, et qui parlent d'eux-mêmes.

Autant que possible, les Cours des casernes doivent être plantées d'arbres, qui absorbent l'acide carbonique, drainent verticalement le sol et reposent la vue.

Les Cuisines, autrefois accolées aux latrines pour utiliser la chaleur de la cheminée comme appel, ce qui appelait surtout des odeurs et des mouches inqualifiables (on y a renoncé) doivent avoir une aire absolument imperméabilisée. On pourrait substituer à leur tonneau de bois d'eaux grasses, dont les parois s'imprègnent par capillarité, un baquet de tôle, facile à laver et qui ne répandrait par lui-même aucune odeur.

§ III. — *Locaux disciplinaires.*

Les locaux disciplinaires comprennent : une salle de police pour sous-officiers, une pour brigadiers et caporaux, une pour soldats. Il existe en outre une prison pour chacune de ces catégories et trois cellules par bataillon ou une par escadron (Article 24 du règlement du 30 juin 1856).

Depuis peu de temps, les hommes punis de salle de police font les corvées de quartier, et le soldat puni de cellule ne reçoit que le pain et la soupe une fois par jour (décision du 10 août 1872). Nous voudrions voir l'encellulement (mais sans réduction alimentaire notable) substitué aux autres punitions.

Bien souvent — au camp de Sathonay entre autres — les hommes punis de tous les régiments sont engrangés dans le même local; il y a là des moniteurs de mauvais esprit, un enseignement mutuel détestable et de véritables *théories* d'indiscipline professées par les incorrigibles. Déjà, en 1813, Biron avait signalé le fait. L'isolement de la cellule est bien autrement conseiller des retours sur soi-même et du repentir.

Il serait désirable aussi de voir disparaître le baquet dit *de propreté* qui, en bois, exhale (malgré tous les désinfectants) une odeur insupportable. Il serait remplacé avec avantage, comme le demandent les Rapports d'Inspection de tous les médecins des Corps, par un baquet à fermeture hermétique en simple tôle, — mieux en tôle vernissée ou émaillée, — dont l'entretien est si facile.

§ IV. — *Lieux d'aisances, Urinoirs.*

Cette question, qu'on traitait de très-haut autrefois et avec un certain mépris *surhumain*, a pris une place importante dans l'hygiène pratique par son rôle dans la contagion des maladies épidémiques (choléra, dyssenterie).

Les latrines des Casernes actuelles sont dites à *la turque;* elles consistent en orifices toujours ouverts au-dessus desquels l'homme doit s'accroupir en prenant point d'appui sur deux semelles de pierre légèrement plus élevées que la dalle elle-même. Ces latrines sont souvent à fosses fixes (alors que les fosses mobiles s'introduisent partout); leur entretien est très-difficile; le sulfate de fer au $\frac{1}{100}$ (Circulaire du 2 mars 1857), même jeté à flots, peut fixer l'ammoniaque du sol, mais il est sans action sur les émanations de la fosse elle-même, que la communication béante des latrines à la turque verse à saturation dans l'air ambiant.

Par les grandes chaleurs surtout — alors que l'air est plus dilaté, les températures intérieure et externe plus uniformes, la ventilation par conséquent nulle, — les chambrées de certaines casernes sont difficilement habitables.

Il faut de toute nécessité un clapet, un diaphragme obturateur interdisant aux gaz de la fosse tout accès à l'extérieur.

Le système *Jennings* modifié, avec cuvette en porcelaine qui se dégage et est irriguée en tirant un bouton, a été introduit dans les hôpitaux de Paris par M. Husson, directeur de l'Assistance publique ; au Val-de-Grâce et dans presque tous les Hôpitaux militaires de France, par Michel Lévy (mais alors qu'il était réclamé depuis très-longtemps par M. Legouest).

Ce système est applicable à toutes les Casernes. On dit : « Le mécanisme est délicat, il sera brisé, etc. » On a fait successivement ces objections à tous les progrès d'Hygiène — à la ceinture de flanelle, « on ne la porterait pas... etc. » La discipline militaire est assez armée, pour qu'avec de la volonté on puisse tout obtenir ;— des visites fréquentes, un planton au besoin, préviendraient toute dégradation, et la surveillance individuelle pourrait être intéressée par des imputations collectives. Du reste l'expérience est faite en France dans les hôpitaux militaires — dont les malades sont les soldats des casernes — et à l'Étranger dans les casernes elles-mêmes.

L'urine étant, par l'azote d'urée, la principale source d'ammoniaque, il y a tout avantage à créer des Urinoirs. (Voir p. 43.)

M. Chevalier a proposé un système de latrines publiques très-pratique pour les Camps permanents. C'est une sorte de bâti contenant plusieurs siéges à lunettes et monté sur roues. On place cet appareil au-dessus d'une tranchée ; à mesure qu'elle se remplit, on fait avancer de quelques mètres, et on comble de terre l'espace parcouru.

Le système Goux consiste en un tonneau demi-rempli de charbon, de terre argileuse, paille hachée et résidus de quinquina (mélange désinfectant). Au centre du mélange solidifié est ménagé un espace tronconique servant de fosse. Dans les Camps où les feuillées doivent être à 100 mètres au moins de la ligne des baraques (art. 42 de l'Ordonnance de 1832) et où les bras ne manquent pas, les systèmes Goux et Chevalier, le premier surtout, sont très-suffisants. Nous sommes ainsi conduit à traiter des :

CHAPITRE III

HABITATIONS TEMPORAIRES DU SOLDAT.

Nous comprenons les Camps dits *permanents* sous le nom d'Habitations temporaires, parce qu'il y a pour leur occupation un roulement entre les divers corps et que le même régiment ne les habite que momentanément et à époques prévues.

Depuis la Guerre de 1870, les Camps sous tentes, — les villes de toile, — ont beaucoup perdu de leur pittoresque importance. La tente-abri, qui a fait compter nos soldats par l'ennemi et abrite si peu l'hiver, l'adoption en principe du cantonnement prussien, le remplacement des batailles du camp de Châlons par des manœuvres d'automne les ont fort diminuées.

Il n'y a plus guère d'occupés que les Camps de baraques autour de Paris, de Lyon (Sathonay, la Valbonne) et de Bourges (Avor).

Aussi ne ferons-nous pas l'historique des diverses tentes, qui ne seront guère plus, en France, qu'un accident de pis aller ou un modèle de Musée. Le bonnet de police, la tente Taconnet, la tente de Conseil, la tente turque, la *bell tent* anglaise, la tente Sibley des Etats-Unis, ne nous arrêteront pas ; — nous ne dirons rien de leur dressage, de leur orientation, de leur hygiène.

Ce n'est guère que sous la forme de Tente-Hôpital que la maison de toile très-ventilée et transportable, pourra rendre d'excellents services. Nous y reviendrons.

La tente-abri elle-même vient d'être remplacée par la *tente Waldejo*, adoptée en France et (dit-on) en Autriche. Ce nouveau modèle est beaucoup moins encombrant, plus léger[1] et plus pratique. Il consiste en une pièce de coton serré, losangique, à l'aide de laquelle deux hommes possèdent une tente de 1^m 41 de hauteur sur 2 mètres de côté ; et quatre hommes un abri de 4 mètres de long sur 2 de large. Les boutonnières,

---

[1] Le soldat ne porte plus qu'un demi-bâton de tente, — charge en moins 200 grammes. Le fusil peut à la rigueur servir de montant. — (*Nouveau système de tente-abri du lieutenant Waldejo*, p. 10. Colmar, 1869.)

petites chevilles en bois et losanges de coton sont disposées de telle sorte que toutes les combinaisons de nombre pair sont possibles, tout en donnant une fermeture latérale oblique garantissant bien contre la pluie. Expérimentée en 1869 au camp de Châlons, la tente Waldejo est très-pratique, très-ingénieuse et très-étudiée.

Nous désirons toutefois qu'elle ne fasse pas oublier — en guerre — que la meilleure tente ne vaut pas la plus mauvaise grange pour le repos, le sommeil réparateur et l'hygiène du soldat[1].

Article Ier. Emplacement d'un Camp.

Le choix de l'assiette d'un Camp répond à des conditions multiples d'Hygiène, de Météorologie, d'Hydrologie, à des notions très-étendues de la Constitution médicale de la région. Il est désirable pour la santé des troupes que le Corps médical n'en soit jamais désintéressé.

Xénophon, Végèce, conseillent de bien s'enquérir si l'air est salubre, d'examiner « la constitution physique des habitants et la couleur de leur teint. »

On détermine aujourd'hui le choix de l'emplacement de façon moins empirique.

Voici quelles en sont les principales règles :

1° On choisira une colline légèrement inclinée, ventilée par les courants dominants de la saison ;

2° Un sol poreux, siliceux, sec, — les terrains d'alluvion et argileux peuvent *a priori* être regardés comme insalubres ;

3° La nappe d'eau souterraine, dont les variations en hauteur ont une influence marquée sur la Constitution médicale (Pettenkoffer), sera évaluée à simple inspection du niveau des puits, à l'aide d'un flotteur et d'une cordelette ;

4° L'eau d'alimentation sera analysée ; la proximité d'un chemin de fer sera d'une importance majeure pour les évacuations et les approvisionnements quotidiens ;

5° La Constitution médicale de la région, ses endémies, sa mortalité, son état sanitaire habituel seront étudiés ; on évitera le voisinage des marais, des défrichements (miasme tellurique de

---

[1] Un nouveau modèle, dit *tente-manteau*, vient d'être proposé tout récemment à la Commission supérieure de l'Habillement par M. Régnier, chef de bataillon au 128e de ligne. (*Bulletin de la Réunion des officiers*, 2me semestre, 1875, p. 117.)

Colin); on imperméabilisera le sol; — de toute façon, on s'efforcera d'éviter l'humidité qui, — comme nous l'avons vu (Conserves) — est une des causes les plus actives de décomposition organique et joue un si grand rôle dans l'étiologie morbide.

§ Ier. *Camps autour de Paris.*

Le campement sous baraques est à peu près le seul usité aujourd'hui. Au camp de Châlons, même la majeure partie des troupes était baraquée; tous les Camps construits depuis la guerre sont de cet ordre.

Les premiers abris, nés de la nécessité de concentrer à la hâte des troupes sous Paris, se ressentirent de cette précipitation.

Au camp de Villeneuve-l'Etang, la chaleur les fit déserter pendant l'été de 1871. Dès l'automne de cette même année, on perfectionna, et chaque camp vit s'élever sans grande idée d'ensemble des baraques différant de l'un à l'autre et dont le plus grand défaut est l'absence de plancher ou d'imperméabilisation du sol. Dès qu'il pleut, l'aire devient une boue compacte et bien désagréable.

Le Tableau synoptique suivant donne une idée très-nette des dimensions et du cube d'air des baraques de quelques camps sous Paris :

	Long.	Larg.	Haut. du faîtage.	Haut. des côtés.	Cube d'air individuel.
Camp de Satory	20^m00	5^m00	3^m50	2^m65	5,830
Camp de Meudon.	34 00	5 30	3 80	2 55	7,944
Camp de Villeneuve-l'Etang .	18 50	5 50	3 25	2 00	6,660
Camp de Roquencourt. . . .	20 15	5 80	4 00	2 55	7,705

Le cube d'air individuel le plus élevé est atteint au camp de Saint-Maur — 13 mètres cubes — le plus bas est (camp de Saint-Germain), de 3,575.

On remarquera que — sauf à Saint-Maur — le cube d'air est inférieur à celui des casernes (12 mètres cubes); de même l'aération se fait difficilement par les fenêtres (trop petites) et a lieu le plus effectivement par les fissures et les joints des planches. On a dernièrement ajouté des couvre-joints, au grand bénéfice de la température intérieure (hiver); mais alors l'aération est presque nulle. Par les chaudes nuits d'été et malgré toutes défenses, un grand nombre de soldats vont coucher dehors.

Faites en sapin, toutes ces baraques de bois constituent un écran très-faible et suivent de trop près les variations saisonnières, — bien chaudes en été, bien froides en hiver.

Pour leur assurer une indépendance thermique plus confortable, quelques-unes ont été étayées de torchis; d'autres d'une double paroi de planches faisant matelas d'air. La toiture était primitivement en papier bitumé que les chaleurs liquéfiaient et faisaient tomber en pluie le long des toits; on ne l'emploie plus que pour les écuries et on lui a presque partout substitué avec avantage les solides tuiles à crochet, de Montchanin.

§ 2. *Camps de Sathonay, — de la Valbonne, — d'Avor.*

Le Camp de Sathonay, près de Lyon, est construit en pisé. Les baraques de troupe y sont orientées à peu près du nord au sud; — on améliore tous les jours et peu à peu les anciennes baraques disparaissent pour faire place à de nouvelles à paroi plus épaisse. Une heureuse innovation a été la création d'une Infirmerie divisionnaire, où sont centralisés les malades des quatre régiments d'infanterie. Le traitement peut sortir avec succès du cadre réglementaire si restreint — au grand bénéfice des Hôpitaux militaires de Lyon, toujours encombrés et à peine suffisants pour le chiffre de la garnison.

Le Camp de la Valbonne (25 kil. de Lyon sur la ligne Lyon-Genève), dont les cuisines et cantines sont seules faites (sur un très-beau modèle), sera construit en pisé de mâchefer. C'est un mélange de cailloux roulés trouvés sur place, de scories des usines de Lyon et de chaux hydraulique du Theil. Le tout constitue un mélange hydrofuge analogue à la pouzzolane et préférable au béton; il n'en a pas la rugosité et évite un enduit. Les murs, d'un gris ardoisé, sont plus doux à l'œil; enfin il est plus léger, à poussées de voûte moindres, et son prix de revient est inférieur de 0 fr. 25 c. environ par mètre cube.

Les Cuisines (progrès très-réel) sont dallées d'un enduit de ciment de $0^m,12$ d'épaisseur avec divisions artificielles produites par un cylindre cannelé roulé à la surface; cela joue à s'y méprendre la dalle de granit. Les eaux, collectées par une rigole médiane, vont se perdre au loin dans un puisard. Enfin les baraques de troupe auront 50 m. de long sur 14 de large.

Vu d'ensemble, le Camp latéral à la ligne de Genève est au centre d'une immense plaine (triangle de 6 k. de base sur 10 de hauteur), qui permet les tirs d'artillerie et d'infanterie à toutes distances, ainsi que les évolutions de toutes armes. Son étendue ainsi qu'une salubrité exceptionnelle (125 à 130 entrées à l'hôpital par 1,000 hommes au lieu de la moyenne 242 des camps sous Paris) semble assurer un grand avenir militaire à la Valbonne.

Le camp d'Avor près de Bourges a des baraques dont le cube individuel est de 15 mètres; elles en mesurent 25 de long sur 8 de large, 6 de faîtage et 3 de hauteur sur les côtés.

La baraque est divisée en cinq logements de douze hommes— compartiments égaux de 180 mètres cubes. Les parois sont en planches revêtues d'un doublage intérieur en briques; entre la brique et le bois existe un matelas d'air de 0^m10, — des lambourdes reposant elles-mêmes sur des rocailles supportent le plancher, qui se trouve à 1 mètre du sol. Ces baraques sont très-supérieures à celles de Paris et témoignent d'une haute sollicitude pour l'Hygiène du soldat.

Quelque confortables qu'ils soient cependant, tous ces baraquements sont de beaucoup inférieurs à ceux qui furent construits pour les troupes d'occupation prussiennes dans 29 localités des départements de l'Est. La Commission militaire allemande, présidée par un médecin militaire prussien, a créé de vrais modèles (1872). Chaque bâtiment mesurait 45 mètres de long sur 3 de haut et 8 de large. Un couloir, large de 2 mètres, se terminait d'un côté par une chambre de sergent-major, de l'autre par deux pièces pour sous-officiers. Les hommes (de douze à vingt) étaient répartis dans des chambres plafonnées (à raison de 12 mètres cubes individuels). L'ameublement consistait en un lit de fer et une petite armoire pour *chaque* soldat.

Dans presque tous nos Camps, toute la literie consiste en un lit de camp, mobile ou non, et une paillasse; — si le lit de camp est à demeure, le dessous devient un réceptacle de vieilles loques de tous genres et ne s'aère que fort peu. Le lit de camp mobile, mieux le hamac, seraient un progrès très-désirable.

Pour le tracé du camp, l'établissement et l'agencement des baraques, on a épuisé en Amérique presque toutes les formes géométriques, — circulaires, losangiques, carrées, dérivées du carré (forts *Shaw*, *Russell*, etc.)

En France, le type linéaire est adopté;—il a peut-être l'inconvénient (nous avons entendu s'en plaindre) de loger l'Officier trop près du soldat. Le prestige et la discipline ne peuvent que gagner à l'éloignement dans une certaine mesure et à la création de pavillons d'Officiers imités des camps américains.

Les Cuisines des camps, nous l'avons dit, n'ont que le fourneau Sathonay, très-solide, exigeant peu de réparations; mais combien on pourrait le réparer de fois avec ce qu'il exige de combustible !

Les prises d'eau sont faites pour plusieurs camps des environs de Paris (Villeneuve-l'Étang, Rocquencourt, etc.) sur l'aqueduc d'eau de Seine de Marly. La Commission créée pour l'examen du projet d'absorption, par la culture, des immondices du collecteur de Paris s'est prononcée énergiquement (*Journal Officiel* des 10 et 11 avril 1875) sur l'insalubrité des eaux de Seine d'Asnières à Passy.

Ces eaux sont filtrées avec le plus grand soin dans les camps; mais il est bien difficile, malgré tous ordres, d'empêcher les soldats d'aller boire aux auges de l'eau non filtrée qui cause un certain nombre de diarrhées et de dyssenteries — cela à peu près annuellement, — à l'époque précise où les grandes chaleurs amènent, et une soif plus vive et, par évaporation, une concentration sous même volume d'une plus grande quantité de matières organiques (Basses-eaux de juillet-août).

§ III. — *Plus-value sanitaire de la vie des Camps.*

Somme toute cependant, — la vie des Camps, la vie en plein air paraît favorable à la santé du Soldat.

L'expérience en fut faite d'abord au camp de Châlons :

Alors que les entrées aux hôpitaux étaient, en garnison, de . . . . 313 pour 1,000 h.
Elles ont été, au camp de Châlons (moyenne de cinq années), de. 200   —
En 1871 et 1872, les troupes des Camps sous Paris ont fourni 242   —
Les troupes casernées à Paris ou Versailles . . . 291   —
En 1871-72, Vénériens entrés aux hôpitaux . . . . 38,8 pour 1,000 h. dans les Camps.
                                         49,8   —   dans les Casernes.

La salubrité des divers Camps autour de Paris est par ordre décroissant :

Entrées aux hôpitaux pour 1,000 hommes, pendant l'année 1871-72.			
Satory	198	Villeneuve-l'Etang.	257
Rocquencourt. .	222	Saint-Germain . .	286
Meudon	241	Saint-Maur	294[1]

[1] A. Marvaud, *Études sur les Casernes et les Camps permanents*, in-8°. Paris, 1873.

Les maladies des Casernes sont celles d'agglomération : fièvre typhoïde, tuberculose;— celles des Camps sont de cause hygrométrique (rhumatisme, affections thoraciques) — ou telluriques, (fièvres intermittentes).

Les Camps garderont-ils, après une longue occupation, cette salubrité des premiers jours? la vie des camps, en hiver surtout, est-elle favorable à l'étude et au travail? Autant de questions. Les camps actuels ne paraissent, quelques-uns du moins, que des logements de transition et de pis aller en attendant l'achèvement des casernes qui s'édifient dans plusieurs villes.

CHAPITRE IV

HABITATIONS DE GUERRE.

CANTONNEMENTS, BLINDAGES, CASEMATES.

Le Cantonnement est adopté par toutes les Armées européennes. Quiconque, pendant la campagne de 1870, a pu comparer la tente au plus mauvais abri de village et vu quelle quantité de troupes on peut loger dans un hameau, n'hésitera pas à trouver cette pratique justifiée.

Il y a peut-être quelque habitude, quelque pratique à acquérir pour arriver à cantonner avec la régularité prussienne, sans indiscipline ou altercations avec l'habitant; mais — l'avantage réel d'un sommeil sur le sol bien sec, d'un abri sûr contre la rosée, la pluie, le froid, la neige, doit l'emporter sur des considérations de second ordre.

En 1870, les régiments cantonnés une nuit, qui le matin défilaient près d'autres corps qui avaient campé, pouvaient, pour ainsi dire, toucher du doigt les différences des deux systèmes — et ne l'oubliaient plus.

Les *Casemates* sont des abris creusés dans l'épaisseur même des murailles d'une fortification ; vers l'extérieur elles sont percées de meurtrières ; vers l'intérieur de la place elles ont de petites fenêtres ; néanmoins, une cheminée de ventilation venant déboucher au travers des terres du revêtement supérieur est toujours nécessaire. Pour éviter l'infiltration des eaux, on garnit le toit en dos d'âne d'une forte couche de ciment.

Les *Casemates*, on le conçoit, sont humides et d'une hygiène très-médiocre. La ventilation par cheminée avec bec d'éclairage pour appel, est le moyen le plus pratique de renouveler l'air, dont le cube individuel est insuffisant et prête le flanc à toutes les maladies d'agglomération.

C'est sur ce théâtre surtout que l'ingéniosité du Commandement et des Médecins devra se déployer; — malgré le danger, il faudra évacuer les casemates quelque heures de jour, ou mieux de nuit, les balayer avec le plus grand soin, et attaquer les ferments avec de la sciure de bois phéniquée ou le chlore. L'humidité sera combattue par le chauffage des cheminées faisant appel et aérant en même temps.

M. von Cohausen, officier d'artillerie prussien (*Archiv für die Officiere der Artillerie*), a proposé pour les latrines des casemates un système diviseur très-ingénieux qui sauverait la vie de bien des soldats, malheureusement tués en sortant dans les fossés.

Les blindages métalliques appelés déjà à revêtir partie des forts autour de Strasbourg et Metz n'ont pas encore pour eux une expérience assez suivie. Il est cependant probable que là, comme pour les vaisseaux cuirassés, la facile conductibilité du métal développera des températures extrêmes.

Casemates, blindages, réduits doivent être, de la part du Commandement, l'objet d'une sollicitude minutieuse.

Nous ne saurions trop le répéter, c'est de là que partiront toutes les épidémies si elles ne sont prévenues ou étouffées par une Hygiène intelligente.

Nous terminerons le Titre : Logement du soldat par les trois questions : *Chauffage*, *Éclairage* et *Ventilation* communes aux casernes, camps permanents, casemates et qui eussent, au cours de ces divers articles, nécessité des répétitions.

CHAPITRE V

CHAUFFAGE — ÉCLAIRAGE — VENTILATION.

Article Iᵉʳ. — Chauffage du Soldat, bois, houille, poêles, appareils de Chauffage et Ventilation.

Le Règlement de 1866 divise la France en trois régions à allocations différentes de chauffage. — *Ration collective* :

	Bois	ouille.
Région chaude, du 1ᵉʳ décembre au 1ᵉʳ mars.	20 k.	12 k.
Région tempérée, du 19 novembre au 31 mars.	25	15
Région froide du 1ᵉʳ novembre au 31 mars.	30	18

Cette division suit à peu près la courbe des Lignes isothermes, sauf, bien entendu, les exceptions d'altitude. On sait que les lignes isothermes sont loin de se confondre avec la latitude. La figure 58 donne une idée de l'abaissement général vers l'*est* des courbes d'Europe. On en conclura qu'il fait plus froid à Besançon et Belfort qu'à Cherbourg et Caen, malgré une latitude plus méridionale.

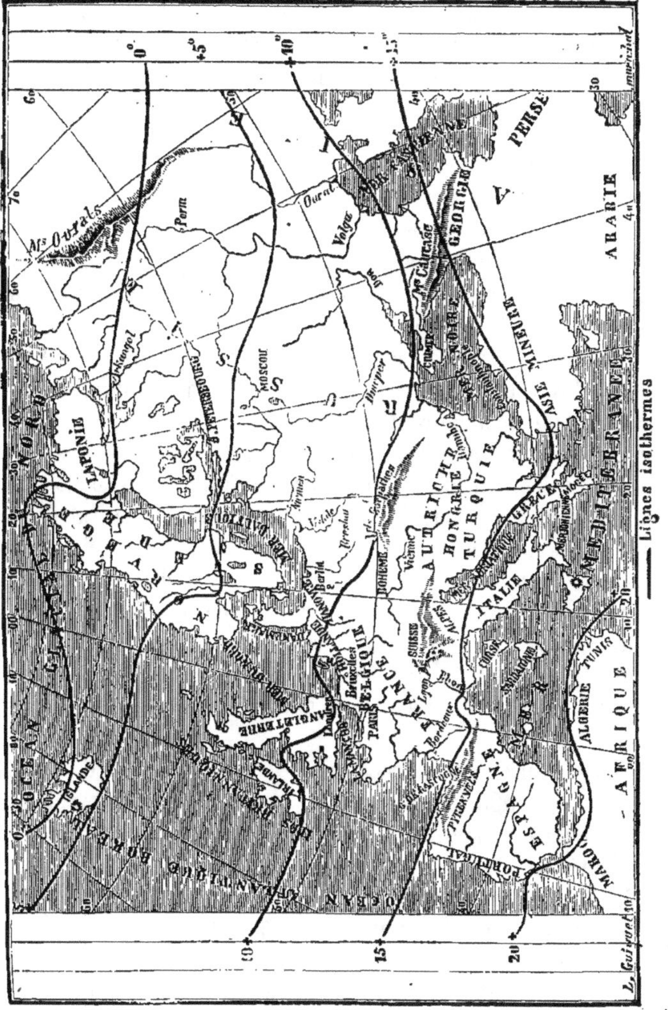

Fig. 58. — Courbes des lignes isothermes d'Europe.

Le pouvoir calorifique étant de :

5,52 pour le bois,
et de 9,20 pour la houille,

si dans une localité le prix du bois atteint les sept dixièmes de celui de la houille, le chauffage au bois est le plus cher et inversement. N'oublions pas aussi que le bois est plus encombrant, plus difficile à loger et à transporter.

Les bois durs (chêne, hêtre, ormeau, frêne) fournissent plus de calorique rayonnant, — les bois légers et résineux, chauffent moins, mais s'allument avec plus de facilité.

L'effet calorifique des diverses houilles est ainsi fixé :

	Degré pyrométrique.
Houille maigre	2,100
Houille demi-grasse	2,250
Houille grasse	2,300

Les houilles demi-grasses ne se prenant pas en pâte ont un pouvoir calorifique double de celui du bois sec et sont les meilleures pour le chauffage.

Le coke, très-riche en carbone (c'est un véritable charbon de houille), développe beaucoup de chaleur, mais s'allume difficilement et exige beaucoup de tirage.

En France, le chauffage du soldat (casernes et camps) a lieu à l'aide de l'appareil le plus économique, le poêle de fonte. C'est un simple cylindre de fer ou un cylindre central entouré d'un manchon de tôle.

D'après M. Sainte-Claire-Deville, la fonte chauffée au rouge laisserait passer de l'oxyde de carbone (ce qui fait dire que la chaleur du poêle *entête*). M. Coulier a démontré que cette migraine bien réelle tient à la dessiccation de l'air. On l'évite en mettant sur le poêle de l'eau à évaporer qui restitue à l'air son hygrométrie.

Nous ne saurions trop recommander de ne pas jeter de l'eau sur le poêle chauffé au rouge : elle passe à l'état sphéroïdal, développe une tension énorme et peut déterminer des accidents par projection.

Il faut se garder aussi de fermer la clef de tirage si on veut s'endormir avec du feu dans son poêle.

De grands édifices (théâtres, ateliers, usines), sont chauffés par circulation d'air chaud, d'eau chaude ou de vapeur. Ces appareils perfectionnés ne nous paraissent appelés à être introduits dans les casernes que dans un avenir assez éloigné, bien que leurs avantages (de l'air chaud et de l'eau chaude à basse pression) soient incontestables (Fig. 59).

Le général Morin a classé par rendement calorifique les divers appareils de chauffage :

Cheminées ordinaires, — rendement calorifique de 0,10 à 0,12
Cheminées ventilatrices. -—   do   0,33 à 0,35
Poêles en fonte chauffés au coke,   0,83
    do   chauffés à la houille.   0,90
Appareils à circulation d'eau chaude.   0,85 à 0,90

Bien souvent,— avec leur insouciance naturelle, — les soldats chauffent au rouge le poêle du Corps de garde et sortent de cette température de + 30° au moins, pour aller prendre faction à l'extérieur par un froid de. — 5 à — 10°. Cette transition brusque de 35°, qu'il serait facile d'éviter, a causé bien des fluxions de poitrine.

Dans les chambrées prussiennes, la température à établir par chauffage est indiquée chaque jour par le médecin-major sur un petit placard affiché à la porte, et les *Gefreite* doivent la faire maintenir sous leur responsabilité.

Article II. — Éclairage.

L'Éclairage des casernes se fait à l'aide de chandelles de suif qui, en une heure perdent 11 grammes en poids, brûlent le tiers de l'oxygène de $0^{mc},322$ d'air et n'ont qu'une intensité lumineuse de 10,66, tandis que celle d'une lampe Carcel de 29^{mm} est de 100. Il faut couper la

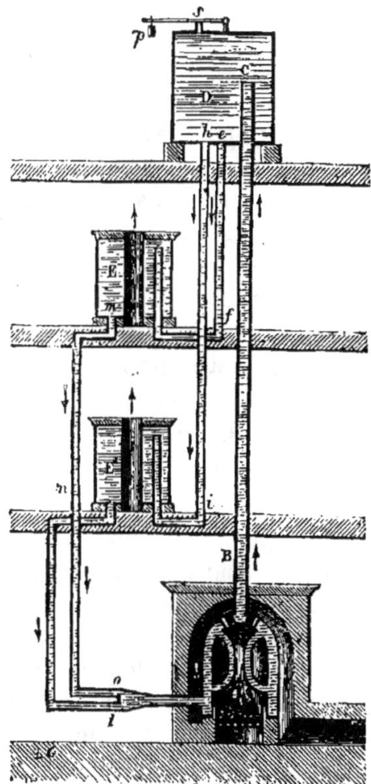

Fig. 59. — Calorifère à circulation d'eau chaude. — D, réservoir où monte l'eau et d'où elle descend dans les poêles d'eau EE'; elle revient à la chaudière pour nouvelle ascension par les tubes *m, n. o, t.*

mèche tous les quarts d'heure, et elles dégagent beaucoup d'oxyde de carbone, d'hydrogène carboné et d'acide carbonique.

Les bougies leur sont de beaucoup supérieures; elles ne perdent en une heure que 8,9.

Les huiles minérales (pétrole, schiste) n'ont qu'un inconvénient, le danger d'incendie que des épurations mieux étudiées diminuent chaque jour. — Intensité lumineuse 225, la bougie marquant 100 et la chandelle 95.

Les appareils Mille sont les plus économiques; leur récipient contient un corps absorbant (éponge) imbibé d'huile; l'air se charge de vapeurs de schiste ou pétrole et, en sortant par un tuyau, s'enflamme comme du gaz d'éclairage. Ces petites lampes, dites à *essence*, sont le dernier mot de l'économie et ne présentent aucun danger. Elles ont donné, pour 100 hommes 4 c. 5 de dépense par jour, au lieu de 95 centimes que coûtait l'éclairage à la chandelle[1].

L'Éclairage au gaz, adopté dans beaucoup d'hôpitaux militaires, présente de grands avantages d'économie, d'éclairage facile, gradué d'après l'ouverture du robinet; son pouvoir éclairant considérable (250 à 270) le rendrait très-pratique avec réflecteurs pour les couloirs et lieux de passage.

Voici quel est le prix, à l'heure, des divers combustibles :

> Bougie. . . . . . 19 centimes.
> Huile de colza . . 5 c., 88
> Gaz . . . . 3 à 2,55

Seul le pétrole et ses dérivés sont plus économiques encore.

Déjà, depuis longtemps, la Caserne d'infanterie de marine de Toulon (le Mourillon) est éclairée au gaz, et, dans la marine, les falots contiennent une bougie au lieu de chandelle; — autant d'exemples à imiter.

Recommandons surtout de bien éclairer les escaliers et corridors; — il nous a été donné plusieurs fois de voir de malheureux soldats se levant la nuit, à moitié endormis, aller dégringoler et se tuer sur les dalles, ce qui n'eût pas eu lieu avec un éclairage plus parfait.

La Ventilation est intimement liée à l'Éclairage et au Chauffage, — elle en est la résultante.

---

[1] *Considérations sur l'Hygiène de l'infanterie à l'intérieur*. Dr Canonge, capitaine adjudant-major au 56e de ligne. Thèse de Paris, 1869.

Article III. Ventilation.

Il y a trois procédés classiques de Ventilation :
La ventilation naturelle,
     —   par appel,
     —   par propulsion.

1° La ventilation naturelle peut se faire, — par les fenêtres normales, mieux par les fenêtres à guillotine, — à châssis mobiles s'ouvrant obliquement, et permettant de mesurer et doser la ventilation;

Ou par des ventouses; — le général Morin conseille de les disposer au plafond. On a activé considérablement l'action des ventouses en les faisant aboutir dans les cheminées d'évacuation. On est ainsi arrivé (caserne Napoléon) à une ventilation moyenne de 35 mètres cubes par homme et par heure (Doutrelaine).

2° Par appel; — les cheminées d'évacuation, plus chaudes le jour que l'air extérieur, créent un courant ascendant; plus froides la nuit, un courant descendant; — ils s'établissent régulièrement comme les brises de terre et de mer nées sur les rivages d'échanges de températures identiques.

Un simple bec d'éclairage dans une cheminée est suffisant pour très-bien ventiler une chambrée. Par une température intérieure de 18 à 22° et extérieure de 1 à 10°, il peut passer par la cheminée 100 mètres cubes d'air à l'heure.

Les cheminées Douglas-Dalton, en usage dans les Casernes anglaises, y donnent d'excellents résultats au double point de vue, — chauffage et ventilation. Elles utilisent 35 0/0 du calorique produit et peuvent évacuer 500 mètres cubes d'air par heure.

Éclairage et Ventilation sont cumulés dans quelques théâtres de Paris par la substitution d'un verre dépoli au lustre. C'est un appareil ressemblant en grand à l'éclairage intérieur des wagons, mais en différant en ce que sur les bords du verre dépoli sont pratiquées des ouvertures permettant l'appel de l'air de la salle, — de bas en haut.

La Ventilation par propulsion n'est pas employée dans les casernes, où la ventilation par appel est à peine introduite.

En Amérique, on a adopté les manches à vent des navires et le ventilateur de *Muir*. En l'état actuel de nos bâtiments militaires et surtout dans les casemates, l'appel dans une cheminée d'aération par lampe à essence *Mille* est un procédé économique et suffisamment efficace.

TITRE III

VÊTEMENT, ÉQUIPEMENT ET CHARGE DU SOLDAT.

CHAPITRE Ier

VÊTEMENTS DU SOLDAT.

L'idéal de l'Uniforme serait un vêtement qui, le moins encombrant et le moins visible possible, protégerait efficacement le Soldat de la chaleur, du froid, de la pluie, et se prêterait sans tiraillements ni gêne à tous les exercices du corps.

Article Ier. — Des diverses étoffes.

Jouant le rôle d'écran entre le corps et l'air ambiant, les diverses étoffes ont été l'objet d'expériences sur leur pouvoir émissif et absorbant, faites en Amérique par Hammond et en France par M. Coulier. Elles ont donné les résultats suivants :

Pouvoir émissif.

Drap bleu gris pour capote. . .	15′, 5″	
Drap garance.	14′,60″	
Drap bleu foncé.	14′,45″	
Toile de chanvre pour doublure .	11′,25″	
Toile de coton pour doublure .	11′,15″	
Toile de coton pour chemise. .	11′,39″	

Les chiffres expriment en minutes et secondes le temps que met un thermomètre placé dans un petit vase d'eau revêtu successivement de diverses étoffes à passer de 40 à 35°, c'est-à-dire à baisser de 5°.

On voit que le drap de capote bleu gris, qui met le plus de temps et par conséquent s'oppose le mieux au refroidissement, est le plus chaud, puis vient le drap garance et en dernière ligne la toile de coton.

Pouvoir absorbant des Couleurs (par ordre d'absorption décroissante).

FRANKLIN.		DAVY.	
Noir,	Pourpre,	Noir,	Rouge,
Bleu foncé,	Rouge,	Bleu,	Jaune,
Bleu tendre,	Jaune,	Vert,	Blanc.
Vert,	Blanc.		

Le pouvoir absorbant du *coton* est très-faible. C'est le tissu qui protége le mieux contre l'échauffement solaire.

Le pouvoir émissif de la *laine* est aussi très-peu élevé. C'est l'étoffe qui déperd le moins de la chaleur du corps et par conséquent défend le mieux contre le froid.

Une expérience très-simple montre combien les tissus de coton blanc protégent contre les rayons solaires :

Un tube couvert de drap donne + 51° de température.

Le même tube avec drap, si on le recouvre de coton blanc, ne marque plus que +44°, soit — 7° d'écart.

Cette différence peut même s'élever, dit le professeur Coulier, à 10 et 12 degrés en Algérie ; elle croît avec la température.

Perception des Couleurs à grande distance.

Il est urgent de vêtir le soldat de couleurs peu perceptibles et qui lui épargnent le rôle de cible trop en vue.

D'après un tableau fait par Jules Gérard et Devismes, à la suite de nombreuses expériences sur des cibles de couleurs variées, le *gris* et le *brun* doivent être préférés à toute autre nuance ; puis viennent le *bleu foncé* et en dernière ligne, le *rouge* et le *blanc*.

Le *rouge* n'existe qu'en Angleterre et en France. Cela, bien que le pantalon garance coûte 1 fr. 88 de plus que le pantalon bleuté.

L'Autriche vient de renoncer à la séculaire tunique blanche pour l'infanterie ; le gris de fer, le gris et le bleu dominent dans les uniformes allemands, italiens, austro-hongrois et espagnols.

Nous ne dirons rien des expertises de tissus, qui ne concernent que les spécialistes, et nous passerons aux diverses parties du Vêtement.

Article II. — Coiffure.

§ Ier. — *De l'Infanterie.*

Le Casque prussien en cuir bouilli dont les derniers modèles sont presque hémisphériques, a une visière et un couvre-nuque descendant assez bas ; il est attaché par des jugulaires métalliques, et pèse 500 grammes. Le shako de Chasseurs de la Landwehr et du train a aussi un prolongement en couvre-nuque en arrière, sans qu'il soit plus lourd que le shako français (435 grammes).

La ventilation est assurée à ces deux coiffures par des ouvertures servant de ventouses. Récemment, les Anglais ont adopté le *Glengarry scottherp*, bonnet écossais, qui protège aussi très-bien la nuque et les oreilles, et avec lequel le soldat peut se coucher[1].

L'armée Espagnole porte un shako de couleur blanche, de

---

[1] Ravenez. *De l'Habillement actuel du Soldat.* (Thèse de Paris 1874.)

même dans les pays chauds — en Algérie, en Chine, au Mexique, nos troupes ont recouvert le képi du couvre-nuque blanc qui pourrait avec avantage être donné aux troupes de Corse et du littoral méditerranéen ; — en Cochinchine, nos soldats portent le *salacco* de Manille, espèce de parasol qui ne repose sur la tête que pour y prendre appui par un disque en fil de fer.

Pour l'expédition des Ashantees les Anglais ont adopté le *Casque indien* en toile à voile et liége — coiffure remarquablement légère.

Le képi, ou casquette, né des guerres d'Afrique, a été imité par les Italiens, Russes, Suédois, Danois et Américains, qui lui ont adapté une coiffe imperméable ou couvre-nuque.

Le nouveau képi, modèle 1873, avec ventouses et visière inclinée à 30 degrés, pour mieux protéger la vue, ne pèse que 210 grammes.

§ II. — *Cavalerie.*

La Cavalerie exige une coiffure défensive.

Le Casque nouveau modèle pour cuirassiers et dragons, sphérique, en acier, à bombe plus basse (pesant 600 grammes de moins que son prédécesseur de 1,500 grammes) et se prolongeant en arrière en couvre-nuque, est un progrès très-réel.

En Angleterre, le casque de dragon pèse 1,105 grammes; celui des horse-guards, 1,560 grammes. En Prusse, le casque de cuirassier pèse 1,060 grammes; il est remarquablement compris et protége fort bien la tête; — de plus pour le casque de cavalerie comme pour celui d'infanterie, il existe un capuchon mobile recouvrant les oreilles, espèce de *Passe-montagne*, dont l'utilité a pu être appréciée pendant la campagne d'hiver 1870-71 [1].

La cravate en usage sous Louis XIV fut remplacée par le col sous le ministère Choiseul.

Depuis le 30 mars 1868, elle est redevenue réglementaire (en coton bleu) pour toute l'armée, sauf les Cuirassiers, qui portent un col de 5 centimètres de haut, recouvert de satin turc et bordé d'un bourrelet blanc. Ce col est garni en dedans d'une bande mobile en calicot blanc, que l'homme (qui en possède trois ou quatre) remplace dès qu'elle est salie. Les zouaves, turcos et marins marchent le cou libre — après quelques angines d'acclimatation ; cette pratique met la gorge à l'abri de toutes indispositions.

La cravate ne doit pas être trop serrée. Nous sommes très-

---

[1] Le passe-montagne fait partie de l'équipement du soldat russe. V. Tableau, page 138.

loin de l'époque d'enfantillages où Colombier pouvait dire (*Préceptes sur la Santé des gens de guerre*, 1775) : « J'ai vu plus d'une fois des sergents et même des officiers faisant la revue de leurs troupes sous les armes, serrer le col de leurs soldats dont les couleurs n'étaient pas assez vives. »

Article III. — Vêtements du tronc.

Un bon vêtement de ce genre doit protéger le bas-ventre (diarrhées) en n'exerçant aucune constriction sur la poitrine (Respiration), l'aisselle (adénites) et les mouvements des bras. Il le faut souple et se prêtant sans raideur à toute gymnastique. Enfin les jupes ne doivent pas être trop longues, sous peine de gêner le tireur à genoux ou de flotter entre la selle et le pantalon du cavalier.

L'Autriche a adopté le type le plus commode — une blouse un peu ajustée qui a servi de modèle aux vareuses de mobiles ; ce vêtement a des poches et permet tous mouvements (fig. 60).

La vareuse est à l'étude en France, il est fort désirable qu'elle soit adoptée, avec suppression de l'épaulette qui gêne le soldat couché et — pour parer le coup de sabre (V. p. 171, combien les coups de sabre sont rares) peut être remplacée par une patte en crin ou métallique.

Les Cavaleries anglaise et allemande ont encore des pantalons avec garniture de cuir remontant

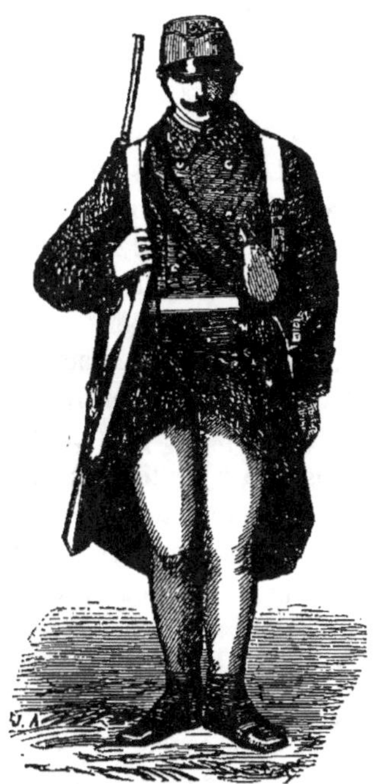

Fig. 60. — Soldat d'infanterie de ligne (Autriche).

jusqu'au bassin. Le pantalon de coutil, maintenu pour la cavalerie et les troupes permanentes d'Afrique, a été supprimé par Décision du 24 mars 1860 pour les troupes à pied en France. Le pantalon est retenu au-dessus des hanches par des bretelles dont l'usage est réglementaire dans les Armées française, allemande et anglaise.

En Allemagne et en Autriche on a le plus possible *uniformisé*; — la capote du cavalier ressemble beaucoup à celle de l'infanterie. En France, il y a une capote sans capuchon pour l'infanterie de ligne, un manteau sans capuchon (gris-clair qui vient d'être changé en bleu) pour la cavalerie, — enfin, un petit manteau à capuchon pour les chasseurs à pied, zouaves et turcos. Il y aurait tout avantage à uniformiser et à adopter la Capote à capuchon de l'Officier, — variante de la *Criméenne* si populaire.

Article IV. — Chaussure du Soldat.
§ 1er *Soulier de l'Infanterie*.

Il suffit de se reporter aux Plaies de marche (p. 188) que M. Tourrainne évalue à 10 0/0 de l'effectif[1] pour reconnaître l'importance très-grande d'une bonne Chaussure de troupe. Le Maréchal de Saxe, Napoléon Ier et le Maréchal Niel, qui disait en 1868 : « Les souliers ont pour l'infanterie l'importance qu'ont les chevaux pour la cavalerie », le reconnaissent à l'envi[2].

« Il faut, écrit le général Bardin, donner au fantassin une
» chaussure de peu de pesanteur, de peu de volume, entraî-
» nant peu de dépenses et de réparations, ayant beaucoup de
» durée et de solidité, facile à mettre, promptement quittée, sim-
» ple, souple, ne contrariant pas les articulations de la jambe,
» ne tenant pas le pied continuellement emprisonné et échauffé.»
Satisfaire à toutes ces indications-là n'est pas facile :

Le soulier actuel (confectionné par la Maison Godillot sur vingt-quatre pointures différentes) est certainement commode, mais il est rarement taillé dans le sens du cuir, les chevilles de bois ne sont pas toujours enlevées par les ouvriers et viennent blesser le pied; — enfin, et surtout, le *soulier exige la guêtre*.

La guêtre de cuir est une des causes d'écorchure les plus fréquentes et ne se fait au pied qu'à la longue; elle comprime la partie inférieure de la jambe—et dans la boue, on voit souvent du gravier, s'engageant entre l'œillet et le pied, amener des excoriations.

La guêtre de toile a moins d'inconvénients, mais elle n'est possible qu'avec le beau temps; les sous-pieds se déchirent facilement, la couture qui les réunit à la guêtre se défait et le soulier n'est plus soutenu.

---

[1] Note sur la chaussure du fantassin. *Mémoires de Médecine militaire*.
[2] 11,421, *Blessures de Marche en 1870-71* (Chenu).

Un anatomiste célèbre (Camper) propose de placer le talon un peu plus en avant pour que le point d'appui se confonde avec le centre de gravité et porte non sur l'extrémité postérieure du *calcaneum*, mais sur le talon lui-même. Il y a là une idée physiologique très-juste (V. *Anat.*, fig. 1).

Le général Lewal voudrait donner à chaque homme une paire de sandales ; — à l'étape le pied serait déchaussé, mis à l'aise (il augmente approximativement de 3 à 4 centimètres cubes par la marche) et pourrait être frictionné d'un mélange d'alcool et de savon dont l'efficacité est connue de tous les marcheurs[1].

Les Armées anglaise, prussienne, russe, font usage de la demibotte, qui a de grands avantages pour l'hiver, l'humidité et le froid, mais qui est un peu lourde l'été.

Une Commission, appelée à statuer en 1873 sur la meilleure des chaussures pour l'Infanterie s'est prononcée pour le soulier après examen minutieux de diverses formes proposées (demibottes, bottines à lacet, à courroies, s'ouvrant par devant ou sur le côté, bottine Deschamps, demi-botte à soufflet du capitaine Lacroix du 24e de ligne.) Aujourd'hui, dit-on, le soulier serait abandonné en principe.

Quelle que soit la chaussure, un des premiers besoins en marche est de l'*imperméabiliser*. M. Tourrainne conseille dans ce but la formule suivante :

```
Suif de mouton. . . . . . . . 120 ⎫ faire fondre au bain-marie.
Axonge. . . . . . . . . . .  60 ⎭
Cire jaune      ⎫
Huile d'olive   ⎬ de chaque 30 grammes.
Térébenthine    ⎭
```

On lave la chaussure, on l'essuie ; puis — enduite d'une couche de 1 centimètre du mélange, on l'expose au soleil ou à un feu très-doux, on frotte ensuite vigoureusement avec un tampon de flanelle ; — l'opération terminée, il ne reste plus dans le cuir que la cire, qui l'imperméabilise et l'assouplit. On ne peut agir que sur les cuirs fauves ; il serait du reste utile de proscrire les cirage et astiquage qui absorbent un temps infini en laissant au cuir, comme dans presque toutes les armées européennes, sa couleur naturelle. Le harnachement en cuir fauve, récemment réglementé, est un pas heureux fait dans cette voie.

---

[1] Georges. — *De la Chaussure du Soldat* (Thèse de Paris, 1874).

§ 2. — *Chaussure de la Cavalerie.*

Les Cuirassiers prussiens portent une grande botte en cuir très-souple qui peut remonter et se fixer au niveau du tiers supérieur de la cuisse; elle défend très-bien la jambe et le genou, mais est d'un poids gênant. En France, la botte forte très-lourde a été proscrite au bénéfice de la botte souple dite à l'écuyère, qui a autant d'avantages équestres et permet de combattre à pied.

Toutes les chaussures — mais surtout celles de l'Infanterie — gagneraient beaucoup en durée à être munies sous le talon d'un véritable fer à cheval (prussien) s'opposant à l'usure latérale et aux déviations du pied si pénibles et si fatigantes en marche.

§ 3. — *Hygiène du pied.*

La plupart des plaies de marche se font au-dessus et en dehors du cou-de-pied, rarement en dedans (Lèques). Chaque ancien militaire a sa recette et ses moyens pour l'entretien du pied en marche [1]; — le suif y a toujours joué un grand rôle.

Le maréchal de Saxe dit dans ses Mémoires : « Les damerets » trouveront cela bien étrange, mais l'expérience fait voir que » tous les vieux soldats français en usent ainsi parce qu'avec » cette précaution ils ne s'écorchent pas les pieds dans les marches, » et l'humidité ne les pénètre pas si aisément parce qu'elle ne » prend pas sur la graisse. » (Mémoires, chap. i, page 19).

Les troupiers finis cassent un œuf dans le soulier, y introduisent le pied couvert de chaussettes russes (linge suiffé) et ne se déchaussent pas de quatre jours, — chose étrange, le pied sort blanc, sec, propre de cette espèce *d'étoupade,* qui empêche sans doute le contact de l'air [2].

Tous les corps gras jouissent d'une vogue méritée. Les cérats astringents, saturnés ou alunés, mieux encore, une pommade au tannin, pourraient être employés pour durcir progressivement, *entraîner* pour ainsi dire les tissus. Les hommes qui ont la peau très-blanche, très-fine, les pieds tendres, comme on dit, sont ceux qui s'excorient les premiers. (V. Siége habituel des ampoules du Pied, p. 189).

Article V. — Linge du soldat.

Le Soldat français reçoit comme linge de corps trois chemises et deux caleçons de toile.

---

[1] Pommade du colonel Godine du 85ᵉ de ligne.
[2] Carrère, *Quelques mots d'Hygiène militaire.* (Thèse de Paris, 1875.)

Ils sont en flanelle en Amérique.

Le soldat anglais a 3 chemises de calicot, ou 2 de flanelle, à son choix. Ces dernières sont toujours les plus demandées.

Le coton bleu ou rouge pour les chemises, le calicot gris pour le caleçon, sont les étoffes choisies en Prusse. Le coton est moins conducteur du calorique que la toile (p. 128); les refroidissements sont avec lui moins subits et moins faciles; il y aurait avantage et économie à le substituer aux tissus de lin.

Le soldat possède en outre 2 mouchoirs de poche, 2 paires de gants de coton qui, pour les factions et la guerre, seraient avantageusement remplacés par une bonne paire de gants de laine gris de fer, comme en ont porté quelques régiments allemands en 1870; — enfin un bonnet de coton, auquel on substituerait avec avantage une serviette de toilette, l'homme pouvant dormir tête nue.

Le Blanchissage du linge de la troupe s'exécute par abonnement au moyen d'une retenue sur la solde fixée à 0 fr. 65 c. par trimestre et par homme dans l'infanterie, — à 1 fr. 05 c. pour les troupes à cheval.

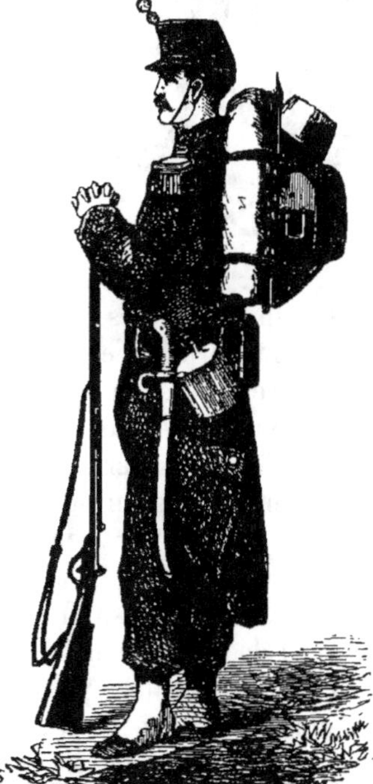

CHAPITRE II

CHARGE DU SOLDAT.

Le matériel de Campement du soldat français se compose de :

1° la tente-abri (qui va être remplacée par la tente Waldéjo plus légère), la demi-couverture;

2° La petite gamelle et le petit bidon individuels, ce dernier excellent et garni de drap, qui, par évaporation, rafraîchit le contenu; le soldat sait très-bien activer cette évaporation par une rotation rapide;

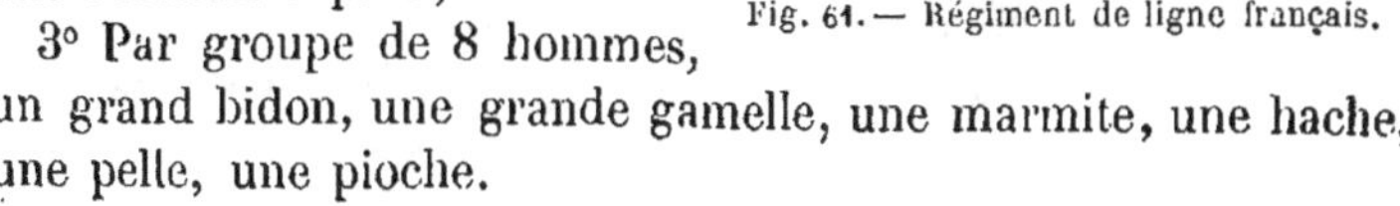

Fig. 61. — Régiment de ligne français.

3° Par groupe de 8 hommes, un grand bidon, une grande gamelle, une marmite, une hache, une pelle, une pioche.

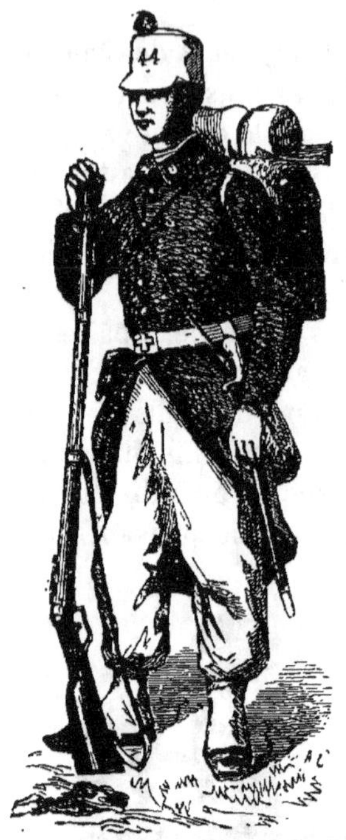

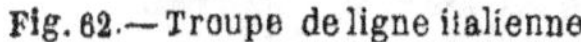

Fig. 62.—Troupe de ligne italienne.

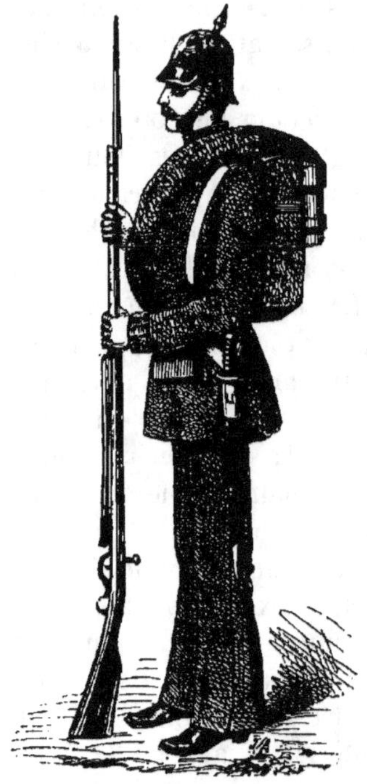

Fig. 63.—Fantassin de ligne allemand.

Voilà bien des choses très-lourdes. — En France, la grande gamelle et la marmite ne sont pas indispensables ; on cantonnera le plus souvent possible, puis si le porteur de la gamelle-marmite disparaît, tout est en désarroi. Il serait urgent d'*individualiser* le plus possible le matériel d'alimentation et de rendre les hommes indépendants les uns des autres. En Angleterre et en Prusse chaque soldat a sa petite marmite et ne dépend pas des camarades.

La Charge du Fantassin français ainsi équipé au grand complet sur le pied de guerre était, il y a fort peu de temps, très-exagérée. Le général Bardin a pu dire : « Presque tous nos soldats ont » une charge qui excède la somme de leurs forces mécaniques, » *et, comme les Lois de convention ne peuvent mettre à néant* » *les Lois physiques,* le soldat ploie sous une charge dispro- » portionnée ou s'en débarrasse bientôt. »

Depuis la guerre de 1870-71, cette conviction était devenue celle de tout le monde, et de très-consciencieuses études avaient été faites sur ce sujet. Elles ont heureusement abouti à la Circulaire du 14 février 1875, qui diminue la charge du fantassin de 10 kilog. 679 et la fait descendre de 32 kilog. 918 à à 22 kilog. 649.

Dépassant naguère de 5 kilog. 688 la charge du soldat Prussien et de 1 kilog. 650 celle du soldat Russe, elle devient moins lourde que toutes deux — même modifiées et allégées comme elles l'ont été récemment — de 1 kilog. environ

Cette intelligente mesure rend certainement à l'Infanterie française la moblilité, qui fut de tout temps une de ses principales qualités de guerre.

Le Tableau (p. 138) donne le détail de la Charge des fantassins français, prussien, russe (d'après les documents les plus récents) et permet d'en apprécier les différences à notre avantage.

Vêtement, Équipement et Charge des Infanteries légères
(Italienne et Austro-Hongroise.)

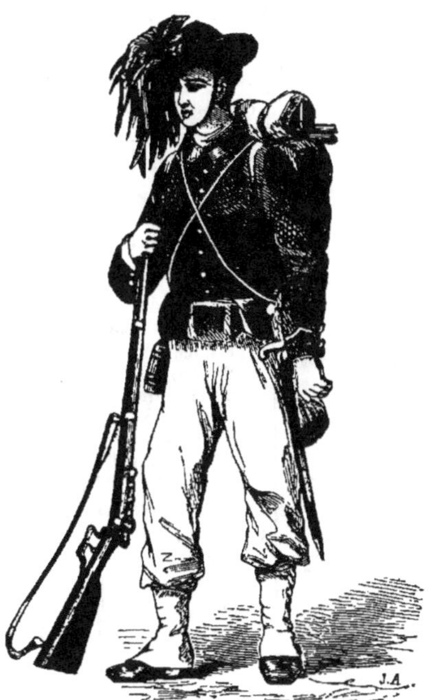

Fig. 64. — Bersaglière.

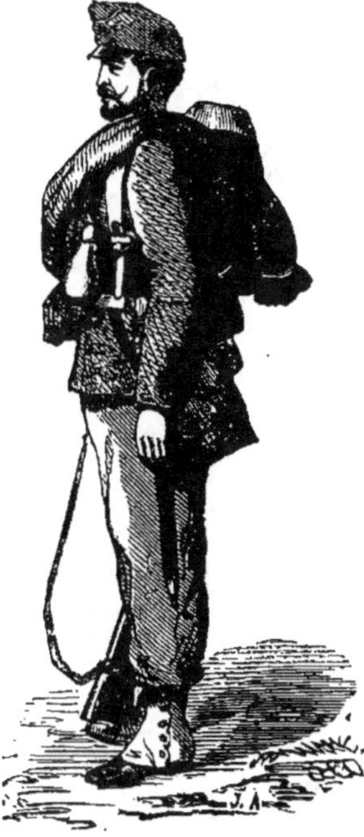

Fig. 65. — Chasseur autrichien.

Tableau Synoptique de la Charge des Soldats d'Infanterie

FRANÇAISE, ALLEMANDE, RUSSE.

FRANCE.

(D'après la Circulaire du 14 février 1875.)

SUR LUI

1 capote, tunique ou veste.	
1 pantalon. — 1 képi.	
1 ceinture de flanelle.	
1 chemise. — 1 caleçon.	
1 paire de bretelles.	
1 cravate. — 1 mouchoir.	
1 paire de souliers.	
1 paire de guêtres en cuir.	

DANS LE SAC

Viv. de réserve 2 j.	1k690
Marmites gamelles pour 4 h., mod. de la cavalerie . . .	0.750
Grand bidon 1, 1/4 de son poids	0.238
Gamelle individuelle	0.430
Tente Valdéjo et accessoires.	1.540
Capote ou veste. .	1.000
1 caleçon	0.400
1 chemise	0.500
1 paire guêtres toile.	0.110
1 bonnet coton. .	0.110
1 mouchoir. . . .	0.060
1 livret	0.030
3 brosses à chaussures, à habit et à fusil, boîte à graisse, trousse garnie. (par 2 h. 0.835)	0.417
1 paire souliers . .	0.800
1 paire de sous-pieds.	0.020
1 morceau de savon.	0.125
1 havre-sac	1.800
5 paquets cartouches dans le sac . . .	1.885
1 boîte de conserve.	1.000
Toiles de caoutchouc	0.800
Fusil.	4.060
Bretelle de fusil . .	0.108
Bouchon de fusil. .	0.016
Nécessaire d'armes.	0.150
Petit bidon demi-plein avec quart.	0.750
Etui musette avec un repas de vivres .	0.500
Total. . . .	**19.289**

CHARGE DES HANCHES

Ceinturon	0.460
Giberne et porte-cartouches || . .	0.613
4 paq. de cartouches dans la giberne et 2 cartouc. libres.	1.234
Sabre et fourreau . .	1 033
Charge totale. .	**22k649**

ALLEMAGNE.

Énumération et poids des objets qui constituent la charge.

VÊTEMENTS

Casquette. . . .	0k091
Tunique.	0.309
Col	0.042
Pantalon de drap.	0.967
Pantalon de toile.	0.333
Caleçon 2 paires.	0.600
Manteau-capote .	2.418
1 paire de bottes.	1.208
1 paire de souliers	0.967
2 chemises . . .	0.833
2 paires de bas.	0.200
Total. . .	**7.968**

ÉQUIPEMENT

Casque	0.500
Sac et accessoires	2.100
Ceinturon. . . .	0.365
Courroies de manteau.	0.017
Sac à pain. . . .	0.166
Bidon de campagne.	0.700
2 gibernes. . . .	0.700
Dragonne	0.026
Etuis de cuir pour la batterie du fusil et de la hausse	0.150
Boîtes à cartouch.	0.333
Ustensiles pour le nett. du fusil	0 108
Gamelle et ses courroies . . .	1.200
Total. .	**6.365**

ARMES ET MUNITIONS

Fusil à aiguille .	4.864
Baïonnette . . .	0.366
Sabre et son fourreau	0.918
80 cartouches en 8 paquets . . .	3.275
Total. . .	**9.423**
Livre de prières. .	0.038

DIVERS

Aiguilles et ustensiles pour l'entretien des vêtements. . . .	0.166
Peignes, cuiller, couteau, deux mouchoirs, divers	0.250
Total. . .	**0.474**

VIVRES

Ratn de campagne (*ciserne port.*) pour 3 jours. .	3.000
Total général .	**27k230**
dont à déduire pour vêtements	4.150
Reste	**23k080**

RUSSIE.

Énumération et poids des objets qui constituent la charge.

SUR LUI 2

Bottes.	
Pantalon.	
Habit.	
Casquette.	
1 chemise.	
1 caleçon.	
Linges de pieds (chaussettes russes).	
1 col.	

DANS LE SAC

Capote	
2 chemises	
1 caleçon	
2 linges de pieds.	
Bottes	
Pantalon blanc . .	
Passe-montagne. .	
Savon.	8k902
1 essuie-mains . .	
1 paire de gants .	
1 brosse	
1 col	
1 gamelle individuelle	
1 havre-sac . . .	
Une tente.	1.638
3 jours de vivres, de biscuit et de sel enfermés dans une musette . .	2 896
Fusil (Berdan) et baïonnette, poids isolé 4.896	
2 cartouchières. .	Ensemble
Epaulières de sac et accessoires de fusil	10.461
Bretelle	
Bouchon	
90 cartouches. . .	
Charge totale. .	**23k987**

1. Ultérieurement un seau en toile remplacera le grand bidon.
2. D'après les Notes de M. le capitaine d'Ussel, 120e de l., envoyé en mission en Russie (1875).

Il y a donc bénéfice de légèreté plus grande et d'équipement mieux compris pour l'Infanterie française.

Le même avantage n'existe pas pour notre Cavalerie[1].

Le Dragon prussien (habillement et équipement de campagne) ne présente qu'un poids de. . . . . 49^k110
Le Dragon anglais. . . . . 46^k706
Le Dragon français . . . . 70^k984

Ainsi subdivisés pour ce dernier :

Sur le cavalier . . . . 17^k220 (avec le nouveau casque (1872) de 1 k. seulement.
Harnachement . . . . 20^k900
Paquetage devant. . . . . 8^k073
Paquetage derrière . . . . 24^k791
En ajoutant le poids moyen du cavalier . . 65^k »
on arrive à une charge, pour le Cheval, de 135^k984

Le mulet du train, auquel on ne demande pas d'allures rapides, ne porte guère davantage. — Des modifications sont à l'étude.

Dans le même ordre d'idée de Simplification pratique, une Instruction sur le service des Équipages régimentaires d'État-major des armées en campagne limite les Officiers au strict nécessaire en vue d'écourter les interminables colonnes de bagages et de diminuer les *impedimenta*.

Après avoir allégé l'individu, on allége très-pratiquement l'Armée elle-même.

Service des Équipages régimentaires d'État-Major.

BAGAGES D'UN OFFICIER. — LIEUTENANT ET SOUS-LIEUTENANT

Objets individuels :

1 pantalon	1^k »		1 cantine de cuisine pour		
1 tunique	2^k »		6 officiers.	36^k	»
1 paire de bottes	1^k »		Soit par officier	6^k	»
4 paires de chaussettes .	0^k228		Latitude laissée	2^k	»
3 caleçons.	0^k500		TOTAL . .	8^k	»
3 chemises	0^k912		A reporter. . .	12^k	»
4 mouchoirs.	0^k200		TOTAL GÉNÉRAL. . .	20^k	»
3 serviettes	0^k300				
1 couverture.	2^k »		Pour un capitaine	26^k	»
1 casquette	0^k260		Pour un chef de bataillon.	70^k	»
1 ceinture flanelle. . . .	0^k200		Pour un lieuten^t-colonel.	80^k	»
Objets de toilette	0^k400		Pour un colonel.	100^k	»
1 valise	3^k »				
	12^k »				

(1) Morache, *Hygiène militaire.* p. 616.

La charge du Soldat ainsi réduite à 22 kilogr., n'est-il pas possible de la répartir plus physiologiquement et d'amener une diminution de fatigue et de gêne ? C'est ce que nous allons examiner :

CHAPITRE III

RÉPARTITION DE LA CHARGE DU SOLDAT D'INFANTERIE.

Le Sac constitue la partie la plus lourde du chargement du soldat.

L'armée anglaise exceptée, toutes les armées européennes possèdent un sac de forme carrée, en peau de vache garnie de poils ou en toile imperméable. Il est assujetti aux épaules par de fortes bretelles. Si le sac est lourdement chargé, l'homme marche penché en avant instinctivement et pour rapprocher le chargement de la verticale passant par le centre de gravité. Il y a donc faute grave de statique à placer tente-abri, capote, couverture et le reste au-dessus du sac.

En Prusse la capote est portée en bandoulière; les deux cartouchières sont fixées en avant du ceinturon (et non en arrière ou latéralement, comme chez nous), elles *font équilibre au sac;* —enfin il n'y a pas de tente-abri; les troupes cantonnent le plus souvent possible et constituent des abris-vents en feuillages comme pis aller. M. Judée a proposé une cartouchière-ceinturon, sorte de ceinture dans laquelle on peut loger deux paquets contenant chacun dix cartouches ; le poids en est calculé de façon à équilibrer le sac le mieux possible.

Dans le but très-hygiénique de dégager la poitrine et de faciliter la respiration, plusieurs types de sac ont été mis à l'essai en Angleterre. Le plus remarquable est, sans contredit, le Sac-Valise, système Koppel, prenant point d'appui au milieu des reins, sur la courbure du sacrum.

Ce point de départ physiologique est très-juste. L'effort porte uniquement sur les omoplates, en laissant le jeu de la poitrine de tous points libre, et cet appui sur la concavité de la région sacro-lombaire est de choix judicieux (V. Anatomie, p. 6). En débouclant son ceinturon, l'homme peut quitter tout son équipement — comme on quitte un habit — sans avoir une courroie à défaire. Il le remet de même.

Les premiers essais de ce Sac-Valise, qui vient d'être adopté en Angleterre, ont été faits en France sur des modèles rapportés par M. le général Davoust d'Auerstædt (fig. 66).

Les soldats des 113ᵉ et 114ᵉ de ligne, qui l'ont expérimenté, se sont prononcés unanimement en sa faveur; — la poitrine se trouve dégagée; le sac n'a pas cette adhérence au corps qui fatigue, harasse le soldat et l'empêche de respirer; enfin l'équilibre est convenablement maintenu, la station verticale est possible.

Un capitaine du 114ᵉ, M. Dumont, a proposé un nouveau modèle imité du Sac Koppel :

1° Le cadre est en jonc, donc plus léger;

2° Le sac se maintient stable lorsque le ceinturon est débouclé; l'homme peut marcher l'habit entièrement déboutonné (Afrique) ;

3° Les cartouches sont hors du sac dans des cartouchières faisant contrepoids en avant (point important) ; les vivres de conserve, les effets de couchage et d'habillement sont à l'abri de l'humidité dans la valise.

La tête et le cou sont dégagés; on peut élever les bras presque verticalement, les croiser sur la poitrine, faire des mouvements de circumduction — chose impraticable avec le havre-sac actuel.

Enfin les expériences ont prouvé que l'homme chargé du sac seulement, ne paraît pas s'apercevoir d'un surcroît de charge lorsqu'on lui ajoute la valise.

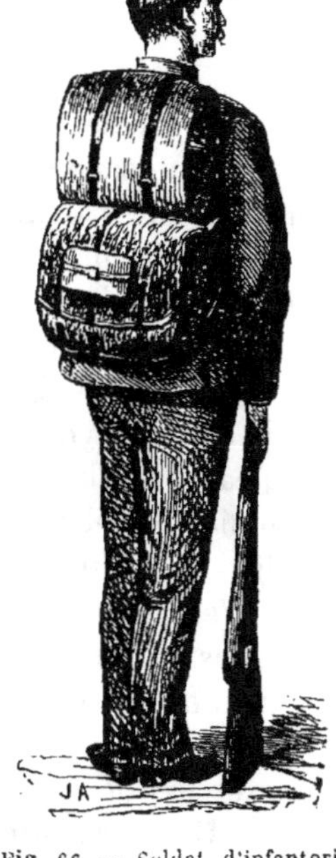

Fig. 66. — Soldat d'infanterie anglais, porteur du sac-valise Koppel.

Les avantages du Système Koppel, plus ou moins modifié, sont incontestables. La question est du reste à l'étude[1].

---

[1] En vertu d'une Circulaire récente en date du 18 août 1875, un nouveau modèle de havre-sac va être expérimenté dans un grand nombre de Corps de troupe appelés ou non à manœuvrer. *Bulletin de la Réunion des Officiers,* 2ᵉ série, 1875, p. 1016.

TITRE IV

SOLDAT EN GARNISON.

CHAPITRE Ier

PRÉPARATION PHYSIQUE ET INTELLECTUELLE A LA GUERRE.

Article Ier. — Baignade, Gymnastique, Entraînement, marches d'étapes et marches de guerre.

§ Ier. — *Baignades, Natation.*

En été, les troupes sont conduites à la baignade; il importe d'accorder quelques minutes de repos avant de faire déshabiller, pour que l'immersion n'ait pas lieu le corps en sueur. La durée du bain ne doit pas dépasser 15 minutes en eau douce, moins encore dans la mer; autrement l'action tonique est contrebalancée par la déperdition de calorique que subit l'organisme.

Dès que l'homme éprouve une impression de froid — avant même le frisson — il faut le faire sortir de l'eau.

Les bains d'eau douce, à moins qu'il ne s'agisse d'eau très-fraîche, eau des glaciers, eau de fonte des neiges (Rhône), sont d'une tonicité médiocre; — en revanche, nous ne saurions trop conseiller les Bains de mer aux troupes stationnées sur le littoral. C'est un tonique facile, à bon marché, sur lequel nous reviendrons (Titre VI, p. 157).

La natation est enseignée chaque année à l'époque des baignades; elle a été précédée à une certaine époque de la natation à sec, exercice de répétition des mouvements sur un chevalet à sangles. Une Circulaire du maréchal Niel en 1868 avait prescrit aux Chefs de corps de cavalerie d'exercer les hommes à franchir les rivières avec leurs chevaux — d'abord sans cavalier et à selle vide, puis montés[1].

§ II. — *Gymnastique, Entraînement.*

La Gymnastique est enseignée à l'École de Joinville-le-Pont, qui forme des moniteurs chargés de diriger et d'uniformiser la pratique dans les divers corps.

---

[1] *Nec natat nec legit*, signifiait *propre à rien*, dans l'Armée romaine (Bardin).

Il serait bon d'avoir un gymnase, fût-il élémentaire (quelques poutres et quelques cordes), dans chaque cour de Caserne; les soldats y lutteraient d'émulation. En Angleterre, où l'entraînement[1] et l'éducation du MUSCLE sont en grande vogue, les moyens gymnastiques destinés à développer et entraîner les Recrues (*training the recruits*) sont l'objet d'une réglementation très-étudiée. En 1862, au camp d'Aldershoot, 2 mois d'exercices ont donné, chez 360 hommes, les accroissements moyens suivants :

```
Augmentation de la circonférence thoracique . . . . .  41 millimètres.
     »         de la circonférence de l'avant-bras. . .  13    »
     »         du bras . . . . . . . . . . . . . . . . .  16    »
```

En Allemagne, Abel a trouvé 75 fois sur 100 la circonférence thoracique augmentée de 26 à 51 millimètres.

Les exercices de trapèze sont donc très-utiles. — N'oublions pas pourtant ce que disait le Maréchal de Saxe, un grand observateur en Hygiène pratique : « Le principal de l'exercice sont les » jambes et non pas les bras; c'est dans les jambes qu'est tout » le secret des manœuvres de combat, C'EST AUX JAMBES QU'IL » FAUT S'APPLIQUER. » (*Mémoires*, chap. 1er, art. 5, p. 34.)

Les Marches sont donc la véritable école de l'Infanterie.

Elles sont subdivisées au point de vue de la rapidité de l'allure de la façon suivante :

	PAS ACCÉLÉRÉ			PAS DE CHARGE			PAS GYMNASTIQUE		
	LONGUEUR	A LA MINUTE	A L'HEURE	LONGUEUR	A LA MINUTE	A L'HEURE	LONGUEUR	A LA MINUTE	A L'HEURE
FRANCE (1)..	» 75 c.	115	5k 7	Idem.	Idem.	Idem.	» 80 c.	170 Ou 180	8,46k ou 8,64
ANGLETERRE	» 75 c.	110	4 95	0 82	110	5 41	» 90 c.	150	8 10
PRUSSE......	» 75 c.	112	4 90	0 83	120	5 97	» 83 c.	165	8 16

(1) Nouveau Règlement du 12 juin 1875 sur les manœuvres de l'Infanterie.

Le nouveau Règlement de 1875 restitue à l'Infanterie française la vitesse de marche qui, sous le premier empire, fut une de ses plus remarquables qualités. C'est là — avec la diminution de charge du soldat — un progrès incontestable.

---

[1] Il y a plusieurs méthodes; la plus suivie consiste en alimentation de viandes rôties avec un peu de bière ou d'eau rougie; exercices violents, course, jeux de balles et de cricket, 7 heures de sommeil. Durée de 3 semaines à 3 mois (Robertson).

Il sera toujours bon de marcher le matin et d'arriver au bivouac avant midi, les marches de nuit sont difficiles et très-pénibles. Le règlement sur le Service en campagne de 1842 dit, art. 122 : « Les jours de marche, la soupe est, autant que possible, mangée avant le départ. » Le soldat remplira sa gourde d'eau de café; on veillera à ce qu'il ne quitte pas le rang pour se précipiter sur les sources; on placera des factionnaires si besoin est.

Les marches de Guerre sont généralement d'un parcours kilométrique court, mais de longue durée — à cause des à-coups et des encombrements de route. La moyenne générale des marches des Corps d'armée est de 21^k 89, on met quelquefois une journée à les parcourir. C'est à épargner les fatigues inutiles que doit surtout s'appliquer la sollicitude du Commandement.

Si un Corps d'armée se met en marche, il est inutile de faire lever et plier les tentes à tous les régiments à la même heure, le dernier ne devant souvent se mettre en route que 3 ou 4 heures après la tête de colonne. Ces 3 ou 4 heures dérobées au repos ne se retrouvent plus.

La Loi du 10 juillet 1791 prescrivait que chaque soldat ait 6 nuits de repos; le Règlement du 13 octobre 1863, n'en exige que 4, ce minimum est bien souvent diminué et réduit à 2 nuits, par suite de l'abusive multiplicité des sentinelles.

L'Équitation, elle, a une douloureuse initiation de furoncles; le suif-panacée est reconseillé à cette occasion par tous les vieux soldats ; on peut lui substituer sans désavantage une solution de tannin dans l'alcool, ou toute pommade astringente. Ce que nous ne saurions trop conseiller à tout cavalier, c'est l'usage du suspensoir, qui prévient des contusions très-douloureuses pouvant dégénérer en maladies organiques.

§ 3. *Le Tabac dans l'Armée.*

Le Tabac est, depuis 1853, donné à prix réduit dans l'armée. On en délivre 10 grammes par jour aux hommes qui en font la demande. C'est dire que l'usage (qui remonte à 2 siècles) n'en paraît pas nuisible, malgré les affirmations de Michel Lévy et de M. Druhen. L'abus seul nous paraît à redouter; — sans doute c'est un besoin bizarre, peu explicable; mais quel médecin n'a vu le désir de fumer être le premier signe de la convalescence chez un malade, et ce besoin d'habitudes mécaniques n'est-t-il pas répandu chez tous les peuples? (bétel, noix d'arec, Asie, Océanie)

Nous nous bornerons à proscrire les pipes à tuyau très-court (cancroïde des lèvres) et à conseiller de ne fumer les cigares ou cigarettes qu'avec un bout d'écume empêchant le contact immédiat du tabac et des lèvres, par conséquent la dissolution dans la· salive de la nicotine et des principes actifs[1].

§ 4. — *Préparation intellectuelle à la Guerre.* — *Écoles du Soldat. Préjugés du Soldat.*

La tendance à l'action par petits groupes, par unités et par efforts individuels de la guerre moderne nécessite des agissements moins automatiques et d'initiative plus développée que par le passé. Il importe que de nos jours le soldat reçoive une instruction primaire lui permettant sans efforts l'appréciation des distances, le maniement de la hausse, la pratique de l'orientation, etc.

De louables efforts s'affirment tous les jours dans ce sens, et une direction très-intelligente a été imprimée aux Écoles du soldat par la publication de petits manuels des 3 degrés, gradués avec le plus grand soin.

Avec les remplaçants ont disparu les vieilles légendes de brimades séculaires et de plaisanteries antédiluviennes imposées au noviciat des conscrits. Les préjugés aussi s'en vont. L'un des plus tenaces a été la croyance à une vertu curative mystérieuse de la Poudre à canon. Pour une foule de maladies, le troupier fini s'administrait, ou mieux, prescrivait aux recrues le souverain contenu d'une cartouche.

Nous ne saurions trop prémunir contre cette médication, qui cause des demi-empoisonnements par le nitrate de potasse et n'aboutit qu'à compliquer d'atroces coliques les maladies déjà existantes.

---

[1] Valeur commerciale du tabac consommé annuellement dans le monde connu, 2 millards 670 millions.

(*Faut-il fumer?* par le Dr Alexandre; Amiens, 1869).

Aperçu des quantités de tabac consommées dans les divers États de l'Europe, par habitant et par an :

Belgique	2ᵏ500	Russie	0ᵏ833
Hollande	2 »	France	0 737
Allemagne	1 450	Italie	0 571
Autriche	1 245	Espagne	0 490
Danemarck	1 »	Suède	0 340

La France n'occupe que le 7e rang. (HUSSON. — *Les Consommations de Paris.* Hachette, 1875, p. 612.)

TITRE V

SOLDAT MALADE.

—

CHAPITRE 1er

MORTALITÉ ET MORBIDITÉ MILITAIRES EN TEMPS DE PAIX.

Dans les Guides Médical et Chirurgical nous donnerons les chiffres des mortalité et morbidité en temps de guerre. En garnison, elles sont toutes deux bien moindres (hors les accidents épidémiques).

Les quatre principales causes de décès militaire sont dans un *ordre à se rappeler,* car il est à peu près INVARIABLE :

    1° La Phthisie,   3° Les Fièvres palustres,
    2° La Fièvre typhoïde,   4° La Dyssenterie.

	1866 (¹)	1869	1872	1873
Phthisie.	841 décès	950 décès	887 décès	894 décès
Fièvre typhoïde	501 —	940 —	629 —	1049 —
Fièvre palustre	262 —	375 —	344 —	206 —
Dyssenterie	179 —	171 —	296 —	103 —

La Phthisie vient en première ligne de façon à peu près constante, — sauf en 1873, où la fièvre typhoïde atteint le chiffre le plus élevé.

Il va sans dire que la majorité des décès par fièvre palustre et dyssenterie incombe à l'Algérie.

Ces 4 maladies causent à elles seules les 2/3 des décès.

Ils se répartissent par grade de la façon suivante :

    8,9 pour 1,000 chez les officiers,
    9,35   —   sous-officiers,
    12,35   —   soldats.

La mortalité est donc d'un tiers moins élevée chez les Offi-

---

(1) Statistique médicale de l'armée. — Ministère de la guerre.

ciers que chez les soldats—cela malgré les différences d'âge et de fatigues des campagnes antérieures.

§ 1er. — *Aliénation mentale et Suicides dans l'Armée.*

L'*Aliénation mentale*, malgré les causes d'insolation et d'émotions vives de guerre, est assez peu répandue dans l'armée :

1868	1869	1872	1873
174 cas.	174 cas.	214 cas.	154 cas.

Les officiers présentent le plus grand nombre de cas, les soldats le moindre; l'échelle de proportionnalité est :

Sur 1,000 officiers . . . . 1,14 } La moyenne générale est de 0,20 par
— sous-officiers . 0,30 } 1,000 h., — elle est sensiblement aussi
— soldats . . . . 0,23 } élevée dans la population civile : 0,19.

Le *Suicide* aussi est assez rare[1] : 0,4 pour 1,000 h. d'effectif. A Paris, il atteint le même chiffre dans la population civile.

Il se répartit, au point de vue numérique et du genre de mort (ordre de fréquence à retenir *invariablement le même*), de la façon suivante :

	1869 176	**1872** 144	**1873** 178	TOTAL
1° Par armes à feu.	70	75	55	200
2° Par pendaison .	61	41	43	145
3° Par submersion.	29	19	16	4

L'arme blanche ne figure que pour 3 cas, l'empoisonnement pour 4.

L'arme à feu tient donc le premier rôle, puis vient la suspension à l'aide d'une cravate, courroie ou mouchoir. On ne saurait trop veiller, dans les locaux de détention où s'accomplissent pour la plupart ces suicides (souvent de cause futile ou d'imitation), à ce qu'aucun clou, saillie ou barre de fer ne soient une tentation à portée de la main.

En somme, l'état sanitaire de l'Armée va s'améliorant d'une façon frappante en France.

De 1842 à 1846, il y avait 30 décès pour 1,000 hommes; il n'y en a plus, de 1862 à 1869, que 10, et en 1873, 7—soit le QUART.

---

[1] Proportion moyenne de suicides dans les diverses Armées européennes :

Allemagne du Nord.	1 sur 2.238 soldats	France	1 sur 10.000 soldats
Danemarck.	1 — 3.900 —	Suède.	1 — 13.000 —
Saxe.	1 — 5.000 —	Bavière.	1 — 15.600 —
Bade.	1 — 9.000 —	Belgique	1 — 17.800 —
Wurtemberg. . . .	1 — 9.784 —		(*Union médicale*, 22 juillet 1869)

Un Tableau synoptique prouvera les proportions rassurantes de ce mieux progressif.

Nul doute qu'il ne doive être attribué pour très-grande part à l'Hygiène, bien mieux écoutée depuis 1870.

L'examen des chiffres des diverses années en dit plus que tout commentaire. Nous nous contenterons d'appeler l'attention sur les conclusions qui établissent tangiblement l'économie — les avantages (*militaires* et *financiers*) du Progrès actuel.

Sur 1,000 hommes[1]	1862-69 EFFECTIF MOYEN 370,014	1872 EFFECTIF MOYEN 429,973	1873 EFFECTIF MOYEN 480,139
Entrés aux hôpitaux.	319	252	219
— à l'infirmerie	256	270	278
— à la chambre.	1,845	1,777	1,811
Moyenne journalière des malades.	46 7	39	38 2
Mortalité par maladie.	10 32	8 51	7 84
Nombre de journées de traitement à l'hôpital (par homme d'effectif).	9	7,8	6,5

Calculés sur l'effectif moyen de 400,000 hommes qui est au-dessous du réel — les bénéfices annuels de l'état sanitaire actuel sur la période 1862-69 se chiffrent ainsi :

Mortalité par maladie — 1,432 décès par an en moins.

Moyenne journalière des malades — 3,400 hommes disponibles en plus, par jour ou 1,241,000 journées en plus par an employées à l'Instruction militaire.

Enfin, Journées d'hôpital, 1,000,000 en moins, ou, à 1 franc, (chiffre au-dessous du vrai) *un million* de bénéfice annuel pour le budget.

On voit qu'au triple point de vue — de la Vie du soldat — de l'Instruction militaire et des Économies budgétaires, — il y a tout avantage à pratiquer une intelligente Hygiène.

L'Allemagne l'a compris de longue date, et la première, avec l'intelligence pratique qui la caractérise — puis sont venues l'Autriche et l'Angleterre.

---

[1] Statistique médicale de l'Armée. — Ministère de la Guerre.

§ 2. — *Mortalité et Morbidité des Armées étrangères.*

Le tableau suivant montrera combien dès longtemps et la mortalité et la moyenne journalière des malades ont été peu élevées et réduites chez ces diverses puissances.

Pour 1,000 hommes.	MORTALITÉ	Moyenne journalière des malades	Journées de maladie par homme d'effectif
Armée prussienne, 1867.	6,20	40,50	14,80
Armée prussienne, 1846-63	9,69	44,87	16,37
Armée anglaise, intérieur, 1860-1868.	9,52	45,55	17,20
Armée austro-hongroise, 1869 . . .	11,58	36,20	13,20
Armée italienne, 1870.		40,00	15,00
Armée française à l'intérieur, 1862-69.	10,10	46,70	17,03

Ces chiffres s'appliquent à l'Europe. A titre de notions Géographiques médicales, nous donnons le tableau des entrées à l'hôpital des troupes anglaises réparties sous toutes les latitudes [1].

C'est le document le plus récent et qui peut donner l'idée la plus actuelle de l'insalubrité relative des diverses parties du Globe. Il porte sur une période de 10 années et peut par conséquent, être considéré comme une moyenne normale.

Pour 1,000 hommes d'effectif et par insalubrité décroissante.

(L'insalubrité basée sur le chiffre d'entrées aux hôpitaux — la première colonne donne une idée du *nombre,* — la seconde de la *gravité* des maladies.)

	1862-1871	
	Entrés aux hôpitaux.	Mortalité.
Chine (Hong-Kong et Shanghaï) . .	1.932,1	63,08
Bengale	1.588	26,92
Bombay	1.461	20,36
Madras . . . . ,	1.367	28,14
Ceylan.	1.365,3	23,15
Côte occidentale d'Afrique.	1.351	37,62
Maurice	1.116,9	21,13
Indes occidentales	1.064,6	16,47
Cap de Bonne-Espérance et Ste-Hélène	1.009	10,82
Malte	812,3	4,77
Canada	654,3	8,39

La Nouvelle-Zélande et l'Australie donnent, l'une 588, l'autre 560 entrées seulement. Ce sont des résultats très-remarquables.

---

[1] *Army medical department Report,* vol. XIV. Londres, 1874.

Appelons l'attention sur ce fait plein d'enseignements que les Colonies qui ont grandi le plus vite sont les deux dernières, celles où on se porte le mieux.

Il y là une invitation pour les colonisateurs, à se préoccuper beaucoup de la salubrité d'un pays avant d'y fonder des établissements. Ce qui ne s'est pas toujours fait.

CHAPITRE II

SOLDAT MALADE AU CORPS. — INFIRMERIES RÉGIMENTAIRES.

Les Infirmeries régimentaires, créées sous Henri IV à l'aide d'allocations spéciales faites aux Chefs de corps, furent d'abord de véritables lazarets, de véritables hôpitaux régimentaires. La création d'hôpitaux militaires, sous Louis XIV, les restreignit au traitement des indispositions légères.

Aujourd'hui, le nombre des affections qu'elles ont le droit de traiter est très-borné, elles pourraient, sans inconvénient, en leur assignant un ordinaire et une direction spéciales, voir élargir leur cadre nosologique.

Le Budget y gagnerait de façon notable — et le soldat serait soigné au milieu des siens, des camarades, des *pays*, de sa famille militaire—le Régiment. Il éviterait ainsi l'hôpital, qui est pour lui l'inconnu —, et l'effraie quelquefois.

Article Iᵉʳ.— Affections Vénériennes dans l'Armée.

La *Statistique médicale de l'Armée* (1869) publiée par le Ministère de la guerre l'avoue elle-même, p. 19 : « Le développement des infirmeries régimentaires (en permettant le traitement des vénériens) diminuerait le mouvement hospitalier de 1/6 en France, de 1/5 en Algérie. »

En Angleterre — où la prostitution n'est pas réglementée — le chiffre des syphilitiques est effrayant ; il s'est élevé pour l'armée, au taux invraisemblable de 318 pour 1,000 hommes d'effectif, en 1862 et 1863, et 290 en 1864 [1].

En Belgique, de 1858 à 1860, la proportion des maladies vénériennes dans l'armée est progressivement descendue de 98 à 72 pour 1,000 hommes d'effectif.

---

[1] La propagation des maladies vénériennes à Londres est telle, que certaines maisons de prostitution adoptent et mettent en pratique *volontairement* le système de visites médicales réglementé en France.
(Lacour, *la Prostitution à Paris et à Londres, 1789-1871*. Paris, 1872.)

Voici du reste, des chiffres empruntés à la *Statistique médicale de l'Armée*, qui permettent d'apprécier la fréquence relative de ces affections spéciales, dans quelques Armées européennes.

FRÉQUENCE DES MALADIES VÉNÉRIENNES (PAR ORDRE DÉCROISSANT).

Pour 1,000 hommes d'effectif.

Armée Hollandaise (1868-69)... 105	Armée Austro-Hong. (1869). 63
Armée Portugaise (1861-67).... 95	Armée Prussienne (1867) .. 54

En France, la proportion a oscillé de :

1865	1866	1867	1868	1869	1872	à 1873
92 sur 1000	97	106	131	103	100	88

Le Soldat soumis à des visites sanitaires fréquentes, tenu de déclarer la femme qui l'a rendu malade, reçoit plutôt qu'il ne transmet la syphilis. Un des plus grands dangers pour lui n'est pas la prostitution publique réglementée, mais la prostitution clandestine et sans contrôle.

Le Tableau synoptique suivant est d'une éloquence réelle à ce sujet, il montre qu'il y a à peine 1 fille de maison malade sur 140 à 180, tandis qu'il y a 1 femme malade sur 6 et même sur 4 parmi les prostituées clandestines.

Moyenne proportionnelle annuelle de la syphilis chez les filles de maison, les filles isolées et les filles insoumises à Paris de 1845 à 1854 [1].

ANNÉES	FILLES DE MAISON	FILLES DE MAISON DANS LA BANLIEUE	FILLES ISOLÉES	FILLES INSOUMISES
	Malades visitées	Malades visitées	Malades visitées	Malades visitées
1845	1 sur 142	1 sur 59	1 sur 261	1 sur 6
6	1 — 151	1 — 53	1 — 183	1 — 6
7	1 — 154	1 — 51	1 — 350	1 — 6
8	1 — 125	1 — 37	1 — 181	1 — 5
9	1 — 128	1 — 44	1 — 200	1 — 5
1850	1 — 148	1 — 47	1 — 142	1 — 5
1	1 — 198	1 — 60	1 — 180	1 — 5
2	1 — 184	1 — 75	1 — 349	1 — 5
3	1 — 183	1 — 122	1 — 402	1 — 5
1854	1 — 176	1 — 102	1 — 376	1 — 4

Les moyens de préservation individuelle sont fort discutés ; les plus recommandables sont : l'onction avec un corps gras, avant, — les lotions avec une solution de sulfate de cuivre, après

[1] Jeannel. *De la Prostitution dans les grandes villes au dix-neuvième siècle*, 1868, p. 219.

un coït suspect. Ce dernier moyen dû à notre regretté maître Küss, de Strasbourg.

Bien que nous ne puissions attribuer au sulfate de cuivre une action bien spéciale et que les sulfates de fer et de zinc, le sous-acétate de plomb, l'alun, l'eau phéniquée nous paraissent appelés au même succès — si succès il y a, — nous n'en constatons pas moins qu'il a pour lui l'opinion de certains médecins militaires, qui l'ont vu réussir comme préventif au Mexique — pays où il importait de se préserver beaucoup.

CHAPITRE III

HÔPITAUX MILITAIRES.

Tout ce que nous avons dit des conditions hygiéniques d'un bon casernement, du Block-System, ou constructions à pavillons séparés, s'applique *a fortiori* aux hôpitaux. L'espace superficiel et le cube d'air renouvelable doivent être dispensés aussi largement que possible. Nous ne pouvons que renvoyer, à propos des appareils spéciaux de ventilation et de chauffage, à l'excellent article *Hôpital*, de M. Sarrazin[1], qui conseille avec grande raison d'installer les hôpitaux les plus importants aux principaux nœuds de chemin de fer. C'est là que les trains sanitaires viendront accumuler malades et blessés. Le besoin de ces lieux d'Asile le long des voies ferrées s'était si bien fait sentir en 1870 que la plupart des gares avaient été transformées en ambulances.

§ Ier. — *Hôpitaux-baraques.*

Les hôpitaux sous baraques présentent de très-sérieux avantages; ils ont pour eux l'expérience faite aux États-Unis et à Paris, pendant le siége, au Luxembourg et à Longchamps.

Nous les croyons appelés à remplacer les hôpitaux trop monumentaux. « On les bâtirait en dehors des villes, au milieu des jardins et pelouses; après une durée de dix ans ils seraient détruits et remplacés sur d'autres terrains par des constructions nouvelles avec les corrections que l'expérience aurait suggérées » (Michel Lévy).

Le système Tollet, hydrofuge et à matériaux pouvant être utilisés à nouveau après aération longue et désinfection (V. page 105), nous paraît prédestiné à la construction des pavil-

---

[1] *Dictionnaire de Médecine pratique*, t. XVII, 1873.

lons (coupés de jardins) des Hôpitaux de l'avenir. Le lit d'hôpital système Tollet ne revient qu'à 1,800 francs au lieu de 4,000, prix normal actuel des hôpitaux militaires.

§ II. — *Hôpitaux sous tentes.*

Les hôpitaux sous tentes, parfaitement transportables, beaucoup plus économiques que les baraques, mieux ventilés et pouvant être mobilisés en même temps qu'une armée, constituent de précieux moyens de traitement de *première ligne* — à l'abri de l'encombrement par leur aération facile—de l'infection du sol, par le transport.

Un dépôt de tentes modèle L. Lefort[1] à toile imperméabilisée (immersion dans une solution de sulfate de cuivre) pourrait être constitué dans les places frontières — prêt à être mis à la suite des armées ou échelonné en arrière le long des voies ferrées de ravitaillement et d'étapes.

§ III. — *Trains Sanitaires.*

Les *Trains sanitaires* ont été très-habilement utilisés par les Prussiens en 1870. Le jour même de la bataille de Wissembourg (4 août) un train monté de lits suspendus et de brancards-Lipowski était en attente à Carlsruhe pour aller le même soir par Maxau à Wissembourg.

Depuis M. Morache a très-pratiquement posé les principes du fonctionnement français en temps de guerre (*les Trains sanitaires*, Paris, 1872), et l'Exposition de Vienne (1873), en centralisant, a permis de comparer les divers modèles. Un très-beau train spécial, construit à Ivry par M. Bonnefond sur les indications du baron Mundy, l'a emporté de beaucoup sur le train-hôpital du Palatinat, les wagons-hôpitaux de Mayer du Hanovre et le train sanitaire bavarois exposé conjointement par l'état-major et la Société de secours aux blessés de ce pays.

On n'est pas absolument d'accord sur le meilleur mode de suspension des couchettes (anneaux de gutta-percha, courroies, sangles). On ne peut du reste exiger la construction de wagons spéciaux inutilisables en temps de paix; mais on peut imposer aux Compagnies le maintien en magasin du matériel nécessaire pour la transformation — éventuelle — de wagons à marchan-

---

[1] Lefort : *La Chirurgie militaire et les Sociétés de secours en France et à l'étranger*. Paris, 1872.

dises en wagons-hôpitaux — le coût serait d'environ 500 francs par voiture [1].

§ IV. — *Livret médical du Soldat.*

Nous ne terminerons pas ce chapitre du *Soldat malade* sans mentionner deux petites additions au livret qui nous paraîtraient constituer un progrès réel.

Les grandes Administrations (Chemins de fer ou autres) qui emploient le soldat à sa libération du service ont presque autant d'intérêt à être renseignées sur sa bonne santé que sur sa bonne conduite habituelle.

Elles peuvent à ce sujet commettre de graves erreurs et refuser un emploi à un homme d'apparence chétive, mais nerveux, résistant et n'ayant pas eu au régiment une seule journée d'indisponibilité.

Une page du Livret du soldat ainsi divisée mettrait à l'abri de ces méprises :

Santé habituelle (pendant la durée du service).

Entré à l'hôpital le...	Sorti le..	Envoyé en convalescence le...	Aux eaux thermales le...	Nombre total des journées d'indisponibilité à l'infirmerie et à la chambrée.
				sur ans de service Indisponibilité Nombre de jours.

Au point de vue militaire cette menace de notoriété ferait certainement baisser le chiffre des petites indispositions de paresse et des quelques maladies à éviter — les *vénériennes*, par exemple. Ce serait un certificat de bonne santé habituelle et d'aptitude au travail qui ouvrirait légitimement la porte à bien des emplois.

On pourrait compléter cette page en imprimant au-dessous en 10 à 12 lignes et en gros caractères quelques premiers soins usuels, simples et faciles à formuler. Cela n'eût-il pour résultat que de faire cautériser toute piqûre ou morsure suspectes, de faire couper hâtivement la corde d'un pendu ou d'empêcher de pendre un noyé par les pieds — l'utilité pratique nous en paraîtrait justifiée.

---

[1] Gori, *la Chirurgie militaire et les Sociétés de secours aux Blessés à l'Exposition universelle de Vienne*, Amsterdam, 1874.

TITRE VI

SOLDAT BLESSÉ OU INVALIDE.

Le Blessé — la guerre finie — a souvent besoin d'un traitement consécutif (Eaux minérales); il a droit, en cas d'infirmité, à une pension de retraite — droit transmissible à sa veuve et à ses enfants.

Il faut pour cela des visites, contre-visites médicales, certificats et pièces qu'il est pratique de connaître.

Article Ier. — Établissements thermaux militaires.

Tous les militaires en activité de service, en non-activité ou en retraite peuvent être admis dans les Établissements d'eaux thermales. Les blessés, mobiles, marins, gardes nationaux et corps auxiliaires de 1870, ont également droit à être transportés et hospitalisés aux frais de l'État (1).

Les propositions se font le 1er mars et le 1er mai. Un certificat de Visite (modèle A, Instruction du 6 mars 1837) est établi par le médecin qui constate pour un militaire le besoin de faire usage des eaux.

Un certificat de Contre-Visite vérifiant et contrôlant le premier est fait à l'hôpital militaire ou civil du lieu par le médecin en chef.

Ces pièces, centralisées à l'intendance, s'y condensent en un état récapitulatif sur lequel on peut faire des réductions.

Les capitaines, lieutenants et sous-lieutenants ainsi rayés faute de place, peuvent demander à faire usage des eaux à leurs frais (solde entière). Cette solde est acquise de droit aux Officiers supérieurs, qui ne sont jamais hospitalisés.

En aucun cas, un militaire ne peut être envoyé plus de deux années de suite aux hôpitaux thermaux.

Voici le Tableau des diverses Saisons avec quelques indications très-sommaires. (Nous nous abstenons de parler *pathologie* — le malade ne pouvant que gagner à se laisser guider par son médecin)

---

[1] L'Ordonnance du 1er janvier 1747, témoigne que dès le siècle passé les militaires étaient, en cas de maladie, autorisés à se rendre aux *Hôpitaux près les Eaux*; l'État faisait les frais du déplacement et des traitements.

SAISONS DIVERSES DES HOPITAUX THERMAUX MILITAIRES

	1re Saison	2e Saison	3e Saison	4e Saison	SAISONS D'HIVER		
					5e Saison	6e Saison	
Amélie-les-Bains (Pyrénées-Orientales), altitude 276^m, température d'Algérie, orangers et cactus en pleine terre. —	15 avril	1er juin	15 juill.	1er sept au 15 octo.	15 nov. au 14 janv	15 janv au 15 mars	Eaux sulfureuses, sodiques, température + 64 centig. Places d'officiers 66 Troupe (1).... 390
Baréges (Hautes-Pyrénées), altitude 1,200^m, hiver précoce et rigoureux. —	1er juin	10 juill.	20 août au 30 sept.				Eaux sulfureuses, sodiques, température + 44 centig. Places d'officiers 69 Troupe....... 252
Bourbonne (Haute-Marne), altitude 225^m. —	15 mai	25 juin	15 août				Eaux chlorurées sodiques fortes, température + 50 cent. Places d'officiers 82 Troupe........ 294
Bourbon-l'Archambault (Allier), altitude 270^m. —	5 mai	25 juin	5 août au 15 sept.				Eaux chlorurées sodiques, température + 60 centig. Places d'officiers 12 Troupe......... 80
Vichy (Allier), altitude 240^m. —	1er mai	1er juin	1er juill.	1er août	1er sept. au 30 sept.		Eaux bi-carbonatées sodiques et ferrugineuses, sources variant des Célestins + 19°, Grande-Grille 39°, à grand bassin des bains + 44°. Places d'officiers 120 Troupe......... 60
Plombières (Vosges), altitude 430^m, hiver rigoureux. —	15 mai	1er juin	15 juill.	15 août au 15 sept.			Eaux sulfatées sodiques, 27 sources variant de + 11 à 69 centig. Places d'officiers 6 Troupe......... 30

(1) Rapport fait par M. l'amiral Jaurès au nom de la Commission chargée d'examiner la proposition de loi de M. HERVÉ DE SAISY (*les Militaires blessés et invalides, leur histoire, leur situation en France et à l'étranger, par le comte de Riencourt. Paris, 1875*).

Il y a en outre les eaux de Guagno (Corse), Hammam Rira (province d'Alger), et Hammam Meskoutine (province de Constantine) ;—analogues des eaux de Baréges, ces sources ne sont utilisées que pour leur circonscription régionale.

§ Ier. — *Bains de mer.*

Pour les *Bains de mer*, il n'existe pas d'établissements militaires ; les soldats sont ou mis en subsistance dans un des régiments, ou hospitalisés dans un des hôpitaux du littoral.

Quant aux Officiers, ils doivent demander, pour en faire usage, des congés à *solde entière* (ce qui n'est pas beaucoup, dans les villes de bains).

La création d'une Station militaire sur la Méditerranée (où des bains peuvent être pris pendant 8 mois sur 12) serait accueillie avec plaisir et bénéfice sanitaire par l'Armée.

Les bains de mer constituent un tonique à bon marché et de grande efficacité : tout le monde a apprécié les effets d'excitation et de plus-value hygiénique de l'atmosphère marine. Les rapports envoyés au Conseil de santé[1] constatent unanimement les résultats de reconstitution et de réveil organique opérés ainsi sur des anémiés et des lymphatiques.

Article II. — Non-Activité pour Infirmités temporaires.

(Loi du 19 mai 1834 ;—Décision ministérielle du 18 mai 1835 ;—Instruction ministérielle du 5 mai 1838.)

Cette position n'existe que pour les Officiers.

Pièces à établir :

Un Rapport détaillé du Chef de corps indiquant le temps pendant lequel l'officier n'a pas fait de service.

Les Certificats de visite et contre-visite signés de deux médecins constatant la nature des infirmités, attestant qu'elles ne sont pas incurables, mais qu'un congé de 6 mois serait insuffisant pour en obtenir la guérison.

La contre-visite a lieu devant l'Inspecteur général.

L'officier est mis en non-activité pour 3 ans sur avis du Conseil de santé.

Pour le rappel à l'activité, il faut de nouveaux certificats constatant la cessation de l'incapacité temporaire et concluant que l'Officier est apte au retour à l'activité.

---

(1) Recueil des *Mémoires de médecine militaire*, 1875.

Article III. — Réforme. — Retraite ou Gratification renouvelable. — Pensions de Veuves.

Si le traitement thermal est sans effet et la guérison peu probable, le Ministre peut prononcer la Non-Activité ou la Réforme[1]. Ces deux mesures, la dernière surtout, ne sont prises généralement que sur la demande de l'Officier lui-même et avec les plus bienveillants égards pour une situation douloureuse et intéressante à tant de titres. Voici le détail du mode de procéder.

Les pièces à fournir sont (Circulaire ministérielle du 31 juillet 1871) :

1° Pour le militaire qui poursuit l'obtention soit d'une pension, soit d'une gratification renouvelable.

Une demande adressée au Ministre de la guerre	à produire
Son acte de naissance	au Général com-
L'état de ses services . . . . · . .	mandant le
Un certificat d'origine de blessures.	département.

2° Pour la Veuve en instance de pension :

Une demande adressée au Ministre de la guerre et visée par le maire de la résidence	
Son acte de naissance	
L'acte de célébration de mariage	
L'acte de décès } du mari.	à produire
L'état des services }	au
Un certificat justificatif de l'époque, du lieu et des circonstances soit de l'événement de guerre, soit du service commandé où le mari a été frappé mortellement.	Sous-intendant du département.
Enfin un certificat délivré par l'autorité civile sur la déclaration de trois témoins qu'il n'y a pas entre les époux séparation de corps prononcée contre la veuve, et que cette dernière est en possession de ses droits civils.	

Le Général commandant la Subdivision désigne, dans le premier cas, deux officiers de santé pour procéder à l'examen des blessures ou infirmités en présence du Conseil d'Administration du corps et du sous-intendant militaire.

Le procès-verbal de cette opération est ensuite joint aux pièces annexées, ainsi qu'un mémoire établi par le Conseil d'Administration pour admission à la pension de retraite.

Le tout est envoyé au Ministre, qui le transmet au Conseil de santé ; celui-ci émet un avis, et désigne telle ou telle classe de pension ; alors le Ministre de la guerre prononce, et le Ministre des finances applique le tarif de la classe ; enfin le dossier est envoyé au Conseil d'État pour revue minutieuse.

---

[1] M. de Riencourt, *Les Militaires blessés ou invalides*, p. 740, établit un état des emplois pouvant être réservés par les divers départements ministériels aux militaires réformés pour blessures. Ils sont très-intelligemment répartis d'après l'instruction secondaire ou primaire des ayants droit. Nous nous associons pleinement à cette généreuse pensée.

Voici quelles sont les diverses Classes. Le Tableau synoptique (p. 160) donne, pour chaque grade, le chiffre des pensions d'Officiers, de Veuves et Orphelins d'officiers, afférentes à chacune de ces catégories :

1re classe. — Cécité.
2e classe. — Amputation de deux membres.
3e classe. — Amputation d'un membre.
4e classe. — Perte absolue de deux membres.
5e classe. — Blessures ou infirmités graves qui ont causé la Perte absolue de l'usage d'un membre.
6e classe. — Blessures ou infirmités moins graves qui mettent dans l'impossibilité absolue de rester au service avant d'avoir accompli les 25 ans exigés par la loi.

Dans tous les cas, sans exception, le *Certificat d'Origine de blessures* est la base de la demande de pension.

Il faut bien se garder de négliger de le faire établir.

Mais il nous paraîtrait utile que le médecin le signât[1] et y établît avec grands détails la gravité et les suites probables de la blessure. On se trouve, en effet, en présence d'un double abus : pendant le trouble inhérent aux formations précipitées et finales de la dernière guerre, nous avons entendu parler de certificats d'origine de blessures — *sans blessures...* Que faut-il, en effet, pour cela? trois soldats plus ou moins témoins, plus ou moins lettrés. Par abus inverse, des malheureux atteints de blessures évidentes sont restés en Allemagne sans certificat aucun, et au retour ont eu les difficultés qu'on devine à retrouver leurs témoins éparpillés dans toute l'Armée.

Dans les deux cas, le libellé, la responsabilité et la signature du médecin militaire, seraient une garantie de plus en cette matière — qui ne doit pas être soupçonnée.

Après avoir traité successivement :

> Du Soldat en garnison,
> Du Soldat malade,
> Du Soldat blessé ou invalide,

il nous reste à nous occuper de celui qui est mort glorieusement sur le Champ de bataille, et dont l'inhumation est une des grandes difficultés et l'un des grands devoirs du vainqueur.

---

[1] L'article 347 de l'Ordonnance du 31 octobre 1827 sur le *Service à la mer* exige qu'après chaque engagement le chirurgien-major du bâtiment constate toutes les blessures reçues en présence de l'Officier en second et du Commissaire du bord.

(Ely, Essai médico-légal sur la constatation des Blessures de Guerre. *Mémoires de Médecine militaire*, 3e série, T. XXVI, 1871.)

Tarif des Pensions pour blessures et infirmités des Officiers, Veuves et Orphelins d'officiers.

	Général de division (1) — Intendant-inspecteur	Général de brigade — Intendant militaire — Médecin-inspecteur	Colonel — Sous-intendant de 1re classe — Médecin principal de 1re classe	Lieutenant-Colonel — Sous-intendant de 2e classe — Médecin principal de 2e classe	Chef de bataillon ou escadron — Adjoint à l'intendance de 1re classe — Médecin-major de 1re classe	Capitaine — Adjoint à l'intendance de 2e classe — Médecin-major de 2e classe	Lieutenant — Aide-major de 1re classe — Chef de musique après 10 ans de fonctions	Sous-Lieutenant — Aide-major de 2e classe — Chef de musique
1re et 2e classe. Avant 12 ans d'ancienneté de grade.	9.360	6.240	4.680	3.744	3.108	2.544	2.016	1.680
Après 12 ans d'ancienneté de grade.	11.232	7.488	5.616	4.493	3.730	3.053	2.419	2.016
3e et 4e classe. Avant 12 ans d'ancienneté de grade.	7.800	4.680	3.900	3.120	2.590	2.120	1.680	1.400
Après 12 ans d'ancienneté de grade.	9.360	6.240	4.680	3.744	3.108	2.544	2.016	1.680
Veuves et orphelins (2). De militaires tués en guerre, morts de blessures de guerre, ou d'une mort causée par les événements de guerre, maladies contagieuses ou endémiques. (Art. 18 de la loi du 26 avril 1856.)	3.900	2.600	1.950	1.560	1.296	1.060	840	700
Veuves et orphelins. De militaires morts en jouissance de la pension de retraite ou en possession de droit à cette pension (en un mot après 30 ans de service d'effectif). Il faut que le mariage ait été contracté 2 ans avant la cessation de l'activité du mari ou qu'il y ait un ou plusieurs enfants issus du mariage antérieur à cette cessation. (Art. 19, 21 et 22 de la loi du 11 avril 1831.)	1.950	1.300	975	780	648	530	420	350

SOLDATS

1re et 2e classe, 3e et 4e classe : pension fixe quelle que soit la durée de leurs services. } 788 fr.   5e et 6e classe, minimum } 385 fr. — maximum } 505 fr. } Reçoivent une allocation supplémentaire portant leur pension à 600 fr. (Loi du 27 novembre 1872.)

(1) Pour les généraux de division, de brigade ou assimilés, la pension ne peut excéder la solde du cadre de réserve, soit 9,000 fr. pour les premiers, 6,000 fr. pour les seconds.

(2) Dans les deux catégories de pension de veuves après le décès de la mère, une pension d'égal chiffre est servie aux orphelins jusqu'à ce que le plus jeune d'entre eux ait 21 ans révolus, mais, dans ce cas, la part des majeurs est reversible sur les mineurs. Pour la 1re catégorie, la pension est applicable aux veuves et orphelins des gardes nationaux mobiles ou sédentaires morts dans des circonstances de guerre. (Loi du 29 août 1870.)

Outre les morts il y a aussi et surtout les restes des chevaux tués en grand nombre, et des bestiaux des parcs (p. 165), qui, si l'on ne prenait de hâtives mesures, menaceraient d'Épidémies —plus meurtrières que le feu — les troupes survivant à la lutte.

C'est là l'Hygiène des Champs de bataille — que nous ferons précéder de quelques procédés de Désinfection hospitalière pratique.

TITRE VII

HYGIÈNE DES CHAMPS DE BATAILLE DE LA DERNIÈRE GUERRE.

(Paris, Metz, Sedan.)

CHAPITRE Ier

Article Ier.— Procédés de Désinfection hospitalière pratique.

La Désinfection consiste dans la destruction — par une haute température ou quelques réactifs chimiques — des germes ou ferments contagieux pouvant résister à une température même de + 120 à + 130° (Pasteur). (On voit que le lavage à l'eau bouillante et le lessivage sont loin de suffire.)

Chaque hôpital devrait posséder une Chambre de désinfection, consistant en un poêle de fer sur bâti de briques pouvant développer jusqu'à 150° centigrades.

Des baguettes métalliques formant porte-manteau, permettraient de suspendre les vêtements à désinfecter.—Après avoir subi cette haute température, ils seraient soumis à l'oxydation énergique des vapeurs d'acide sulfureux produites par la combustion de soufre déposé sur les plaques de fonte du poêle (1 kilog. de soufre pour 60 mètres cubes).

Ce type de Chambre de désinfection fonctionne à l'hôpital de *University College* de Londres.

Pendant la guerre de 1870, les Allemands, toujours si soucieux d'Hygiène, ont établi dans leurs villes frontières des services de désinfection créés surtout en vue de la contagion de la variole et des fièvres typhoïdes graves.

A Stettin, pendant que les hommes subissaient une douche d'eau alcaline ou phéniquée, leurs vêtements étaient soumis à une désinfection par le calorique; —puis un générateur les saturait de vapeur phénique [1].

La désinfection des habitations, chambrées, casemates, baraques, wagons de trains sanitaires, doit être beaucoup plus minutieuse en raison d'une pénétration miasmatique plus intensive. En voici les règles :

1° Aérer et ventiler longuement;

2° Badigeonner à l'eau phéniquée au $\frac{1}{1000}$;

3° Laver à l'eau bouillante, additionnée de carbonate de soude, pour enlever les matières grasses;

4° Procéder au grattage des parois — si elles sont de bois (wagons ou baraques), les carboniser superficiellement à l'aide d'une lampe à alcool; enfin ouvrir largement portes et fenêtres —aérer et ensoleiller.

Avant de faire habiter à nouveau il sera toujours bon de rebadigeonner à l'eau de chaux phéniquée, additionnée d'un peu de gélatine (enduit qui sèche vite et joue le rôle d'obturant.)

S'il y a danger grave à pénétrer dans le foyer miasmatique, on y glissera des plaques de tôle chargées de soufre en combustion et on fermera hermétiquement les issues sur les vapeurs d'acide sulfureux (36 à 48 heures).

Ces divers procédés, le premier surtout, employés pendant la guerre de 1870-71 par M. Servier, sur des baraques varioliques (camp de Sathonay), ont parfaitement réussi.

Article II. — Hygiène des Champs de bataille.

L'Hygiène du Champ de bataille est de plus difficile pratique. Ses applications sont d'un ordre social si élevé qu'après la guerre de 1870, les gouvernements belge, français et allemand ont dû nommer des Commissions spéciales tutrices de la Santé publique.

Aussitôt que la vie — leur force de cohésion — a cessé, les matières animales se décomposent, sollicitées par les affinités chimiques; chaque molécule fait retour à l'indestructible matière.

---

[1] On a récemment adopté à l'hôpital de la Charité, à Berlin, un appareil composé de deux cylindres; l'intérieur reçoit les effets destinés à la désinfection, et entre lui et l'extérieur on fait arriver de la vapeur à 90° Réaumur: — température due à une pression de 2 atmosphères.

Là, comme partout, comme toujours, l'Humidité *est cause active de décomposition.*

Les terrains argileux, secs et peu perméables à l'eau conservent très-bien les corps; de même le drap et la laine, qui servent d'isolants.

A Sedan, les corps des officiers allemands, qui portaient des bas de laine et des gilets de flanelle, étaient intacts; le visage et les mains, nus, étaient en décomposition.

L'Assainissement des Champs de bataille après la guerre de 1870-71 a eu trois théâtres distincts :

§ Ier. — *Autour de Paris.*

Les exhumations ont été pratiquées; on a creusé une fosse de la profondeur réglementaire (1 m. 50 c. à 2 mètres) qu'on a recouverte de chaux, puis de terre.

§ II. — *A Sedan.*

Les inhumations avaient été faites par les habitants à la hâte et très-mal. Après la guerre, le Gouvernement belge s'émut, et une commission franco-belge fut chargée d'assainir le champ de bataille. M. Trouet, ingénieur français, s'est servi de la poudre Peyrat :

Chaux grasse.... 2 kil.
Naphtaline...... 1 —
Acide phénique.. 30 gr.

Cette poudre servait à saupoudrer une toile dont on enveloppait le corps, puis la fosse était elle-même recouverte du mélange, enfin on creusait autour de la sépulture un fossé circulaire, dont la terre, rejetée vers le centre, formait tumulus et était ensemencée.

M. Créteur, chimiste, de la Commission belge, a osé recourir à la *Crémation.*

Se basant sur ce principe que certaines résines, en présence des corps gras, développent une intensité de calorique inouïe, il employa le goudron, résidu de la distillation de la houille, dans la fabrication du gaz d'éclairage.

Il faisait enlever la terre jusqu'à rencontre de la couche noire et fétide en contact avec les cadavres, arroser d'eau phéniquée, saupoudrer de chlorure de chaux, puis infiltrer du goudron aussi profondément que possible. Ce goudron de houille était enflammé à l'aide de paille imbibée de pétrole.

La chaleur devenait si intense qu'on ne pouvait approcher à 4 ou 5 mètres : — en 55 à 60 minutes, les plus grandes fosses étaient désinfectées.

Le résidu se composait d'os calcinés, la terre de la fosse était cuite et perdait toute odeur, une épaisse colonne de fumée détruisait ou éloignait les insectes et des myriades de mouches ; on terminait en recouvrant de chaux vive et faisant des *tumuli*, qu'on ensemençait de chanvre ou d'avoine.

Dès le 25 avril 1871, les autorités allemandes, sollicitées par un grand nombre de familles bavaroises, s'opposèrent à la Crémation.

§ 3. — *Autour de Metz.*

La Peste bovine, la durée du blocus et la longue occupation des lignes, — enfin l'enterrement de près de 14,000 soldats, dans le seul canton de Gorze, après la bataille du 16 août (rapport du Commissaire de police du canton de Gorze) constituaient pour Metz un danger imminent.

Dès la reddition, une Commission médicale prussienne, avec main-d'œuvre de 1,500 ouvriers, fut chargée de l'assainissement à trois degrés :

1° *Lieux de Campement.* Les détritus de toute sorte furent enfouis dans des trous profonds et couverts de chaux vive ; les murs d'habitation grattés et blanchis à la chaux ; les terrains autour de la zone fortifiée, loués pour 3 ans, à la condition expresse de les labourer et de les semer de trèfle ou d'avoine ;

2° *Tombeaux.* Chaque tombe fut couverte d'un tumulus de 1ᵐ,65, avec inclinaison de 60 centimètres et semis d'avoine ;

3° *Exhumations.* Cette partie du travail — la plus délicate et la plus dangereuse — fut conduite avec prudence ; aucun accident ne fut signalé. La première terre était enlevée, puis on ne laissait que deux ouvriers qui, à la moindre odeur, répandaient de la chaux, de la sciure de bois ou de la poudre de charbon phéniquée ; on mettait ensuite le corps dans un cercueil bien fermé, et on allait l'enterrer au loin ; on recomblait la fosse avec des désinfectants et de la terre tassée. Dans les terrains humides, on planta des *hélianthes* pour absorber l'eau du sol.

En résumé — après une bataille, le Commandement devra faire pratiquer les inhumations aussi profondément que possible, — les cadavres de chevaux et de bœufs (parcs de troupes), qui (il ne faut pas s'y tromper) constituent la plus grande partie des matières animales en décomposition (8 à 9,000 chevaux à Sedan et 1,500 bêtes à cornes) pourront être incinérés par le procédé Créteur — procédé expéditif, peu coûteux, qui peut être mis en œuvre par les habitants eux-mêmes, et restera de longtemps le plus pratique.

S'il s'agit d'une guerre de siége, ou blocus, et que les troupes doivent occuper longtemps encore le théâtre de la lutte, il sera de la dernière importance de faire élever des *tumuli* de grande hauteur et de provoquer la végétation le plus rapidement possible par des semis hâtifs et multipliés.

Enfin, les morts seront ensevelis dans un lit de chaux, comme en Crimée, ou arrosés d'eaux phéniquées au $\frac{1}{000}$, qu'on peut produire par conséquent avec une quantité très-minime et très-portative d'acide phénique[1].

Nous ne terminerons pas cette étude de l'assainissement des Champs de bataille, sans signaler le côté essentiellement pratique de la Carte d'identité prussienne, qui permet de reconnaître les siens.

§ IV. — *Carte d'identité.*

La première idée en remonte à la guerre de Sécession américaine; chaque soldat fédéral portait au cou une carte de parchemin ainsi conçue :

<table>
<tr><td>

CARTE D'IDENTITÉ

Je suis ________________

____ *compagnie,* ____ *régiment*

__ *brigade,* _ *division.* _ *corps.*

Dieu a tant aimé le monde qu'il lui a donné son Fils, afin que celui qui croit en lui ne périsse pas et jouisse de la vie éternelle.

</td><td>

Adressez-nous ____________

____

____

____

Suspendre cette carte au cou au moyen d'un cordon au-dessus de la chemise. — Pendant le combat la mettre sous la chemise.

</td></tr>
</table>

[1] Au sujet de ces inhumations, nous adoptons pleinement les vues, si noblement humanitaires, du célèbre Chirurgien russe Heyfelder : « Un examen minutieux du pouls, des battements du cœur, de la température du » corps, de la pupille, permet à l'œil exercé du médecin de découvrir des » traces de vie là où d'autres désespèrent. On peut ainsi se trouver dans le » cas de sauver des hommes, en état de mort apparente, du danger d'être » enfouis dans la fosse commune. C'est pour cela qu'après la bataille, des » médecins devraient être attachés aux corvées d'inhumation. »
(HEYFELDER, traduit par RAPP, *Manuel de Chirurgie de guerre,* p. 7; Berger-Levrault, Paris, 1875.)

Pendant le Siége de Paris, quelques colonels de régiments firent coudre sur la doublure de la capote un petit morceau de toile dont voici le *fac-simile* :

118e RÉGIMENT DE LIGNE

____ *bataillon,* ____ *compagnie,*
N° matricule : ___________
Nom et prénoms : ___________
fils de ____________________
Dernier domicile: __________
*canton d*_______, *dép^t d*______

La Carte d'identité prussienne est beaucoup plus brève :

3 RH 1 R 29

1re Cie

100

Elle indique en peu de caractères le corps d'armée, le régiment, la compagnie et le numéro matricule. De plus, elle est en fer-blanc. C'est ce type très-simple et de petit module que nous voudrions voir adopter. Il mettrait fin à beaucoup de douloureuses incertitudes et diminuerait la lugubre et trop nombreuse liste des disparus (1).

---

(1) C'est d'autant plus à désirer, que l'*Acte de disparition* (procès-verbal servant de point de départ à l'appréciation des tribunaux lorsqu'il s'agit de statuer sur une demande en déclaration d'absence) *ne constitue pas un Acte de l'état civil* et, pour les licitations, liquidations de succession, etc., entraîne d'interminables et pénibles atermoiements. V. *Bulletin de la Réunion des Officiers,* 2e semestre, 1875, p. 1181.

FIN DE LA DEUXIÈME PARTIE.

TROISIÈME PARTIE

GUIDE CHIRURGICAL

GUIDE CHIRURGICAL

CHAPITRE Ier

BLESSURES DE GUERRE.

Tous nos lecteurs savent ce qu'est une Blessure de guerre. Nous ne nous attarderons pas à une définition, non plus qu'à la description des armes blanches, armes à feu, à projectiles creux ou pleins, à magasin ou répétition, des diverses Armées européennes.

Ce que l'on ignore plus volontiers (car, nous pouvons le dire, *il n'y a pas eu de recherches d'ensemble dans ce sens*), c'est :

1º *Le nombre des Blessés par rapport à l'effectif* (dans les guerres les plus récentes), — en un mot, le chiffre approximatif des chances de blessure qu'a chaque combattant;

2º *La localisation des Blessures,* leur siége en telle ou telle partie du corps, leur proportionnalité anatomique ;

3º *Le nombre des Blessures afférentes au fusil,* au canon et à l'arme blanche, leur rapport proportionnel.

De longues recherches, s'étayant des Statistiques rigoureuses des docteurs Chenu, Didiot, Engel, portant sur les trois grandes guerres les plus récentes — les mieux observées et décrites, — nous ont permis de fixer ces trois points d'une façon assez mathématique pour se rapprocher nettement de la Normale.

Article Ier. — Nombre de chances d'être tué ou blessé pour chaque Combattant.

Cette étude réserve une surprise, c'est que malgré les armes à tir rapide et la substitution de l'obus à éclats au boulet plein, le nombre des blessés et tués n'a pas augmenté de façon sensible par rapport à l'effectif ; cela tient sans doute à l'ordre dispersé, au défilement mieux compris et à la substitution des mouvements tournants aux attaques de front[1].

GUERRE DE CRIMÉE 1854-56 (*Durée 2 ans*). — (Chenu, p. 611, 614, 617.)

	EFFECTIF	PERTES PAR LE FEU	
		Tués sur le champ de bataille.	Blessés
Armée française	309,268	10,240	39,868
Armée anglaise	97,864	2,755	18,823
Armée piémontaise. . . .	21.000	12	167
Effectif total	428,132	13,007	58,858

ou, comme résultats généraux : 1 tué sur 33.
1 blessé sur 7.

GUERRE D'ITALIE 1859. (*Durée 2 mois.*) (CHENU, p. 850 à 853.)

Effectif, au 24 juin, d'après le rapport du Ministre de la guerre :

		Tués	Blessés
Armée française. . .	128,225 hommes	2,536	17,054
Armée italienne. . . .	59,731	1,010	4,922
Armée autrichienne. .	217,324	5,416	26,149
Effectif total . . .	405,280 hommes	8,962	48,125

Soit, comme moyenne, { 1 tué sur 45
{ 1 blessé sur 8

GUERRE DE 1870-71 (*Durée 7 mois*).

Statistique prussienne (du docteur Engel[2]) officielle, très-minutieuse, donnant le détail des pertes de chaque combat et de chaque corps au jour le jour :

	Tués	Blessés
Prussiens . ., ...	13,676	97,113
Bavarois.	1,759	15,666
Saxons, Hessois, Badois, Wurtembergeois.	2,135	15,088
	17,570	127,867

Effectif général, en France, au 1er mars, 936,915 h. (Cnt Leclerc).

ou, comme résultats généraux { 1 tué sur 53
{ 1 blessé sur 7

---

[1] Contrairement à l'opinion générale, le nombre des blessures va diminuant ; les pertes allemandes jusqu'à Sedan inclus, furent de 68,000 hommes en six semaines, chiffre inférieur à celui des Russes en août 1812 (3 semaines), et des coalisés en octobre 1813 (1 mois).

E. RICHTER, *Chirurgie der Schussverletzungen, im Kriege.* Berlin, 1873.

Directeur du bureau de statistique de Berlin. — Dans CHENU, *Rapport au Conseil de la Société française de Secours aux blessés, sur le service des ambulances pendant la guerre 1870-71*, p. 71. — Paris, Hachette, 1874.

Pour l'Armée française, à cause des incertitudes d'effectif des divers Corps, les relevés n'ont pu être faits que partiellement, malgré les efforts et le beau travail de **M. le Dr Chenu**.

On voit donc que, — comme nous l'avions annoncé, — le nombre des morts sur le champ de bataille n'a pas augmenté, malgré l'adoption des armes à tir rapide.

Nous trouvons, en Crimée, pour les trois armées alliées 1 tué sur 33
en Italie. . . . . 1 tué sur 45
en 1870-1871. . . . . 1 tué sur 53

Le nombre des blessés reste à peu près le même, 1 sur 7.

Nous pouvons en déduire, à peu près mathématiquement, qu'en moyenne :

1° Un combattant a **44** chances contre une de ne pas être tué,
et **7** — contre une de ne pas être blessé,

2° Et comme *Conséquence pratique :*

Étant donné le chiffre des morts ennemis ramassés sur le champ de bataille, dont il est resté maître, un général peut apprécier assez rigoureusement de combien il a affaibli l'adversaire en multipliant ce chiffre par 7.

Exemple : 200 tués = 1,400 hommes blessés, mis hors de combat, sortis du rang, déchet de l'armée adverse.

Art. II. — Blessures d'après les Armes.

Comme les chiffres précédents, ceux-ci sont susceptibles de varier avec chaque guerre; toutefois, au fond, leur exactitude moyenne est rigoureuse, d'autant plus que chaque blessure mentionnée a été traitée (ambulance ou hôpital), et l'objet d'un diagnostic médical précis.

On remarquera le petit nombre de blessures par arme blanche (sabre, lance, baïonnette[1]).

GUERRE DE CRIMÉE. (Chenu, p. 134 à 510.)

	Par balle	Par boulet plein	Par projectile creux	Par arme blanche
Blessés :	**14,086**	**405**	**9,436**	**824**

GUERRE D'ITALIE. (Chenu, p. 415 à 846.)

	Par balle	Par boulet plein	Par projectile creux	Par arme blanche
	13,571	**108**	**692**	**505**

ou, en Crimée, 17, en Italie, 27 blessés par balle pour 1 par arme blanche.

---

[1] « Quant aux blessures par armes blanches, elles sont devenues une véritable rareté. » (Gilette, *Remarques sur les blessures observées pendant les siéges de Metz et de Paris.* Paris, 1872.)

En Italie, 17 blessés par balle pour 1 blessé par projectile d'artillerie, boulet ou obus.

En Crimée, 1,1/2 seulement par balle pour 1 par artillerie (guerre de siége).

On le voit, la balle est, en règle, de beaucoup la plus meurtrière, et l'Infanterie est l'arme qui inflige à l'ennemi les plus grandes pertes.

Article III. — Localisation des Blessures. — Blessures d'après le siége Anatomique.

On croirait, *a priori*, que les blessures du Tronc sont les plus nombreuses.

C'est ce que l'on traduit par « offrir sa poitrine à l'ennemi ».

Nous allons voir que les membres inférieurs, les supérieurs, enfin la tête, qui offre une surface orbe et si peu étendue, sont bien plus souvent atteints.

Pour bien graver dans l'esprit cette résultante imprévue—mais réelle — des faits, nous avons dressé le tableau des régions par ordre de Fréquence.

On remarquera que cet Ordre est le même — invariablement — dans les quatre grandes Guerres récentes de Crimée, d'Italie, de la Sécession américaine et de 1870-71 (Armée française).

On peut donc le considérer comme *une* NORMALE—à exceptions infiniment rares.

TABLEAU des BLESSURES D'APRÈS LE SIÉGE ANATOMIQUE	GUERRE				TOTAL
	de CRIMÉE — Dr Chenu.	D'ITALIE — Dr Chenu.	de la Sécession Américaine — Didiot.	de 1870-71 — Dr Chenu	
Membres inférieurs (hanche, cuisse, jambe, pied) . . .	11.873	6.953	30.014	22.236	71.076
Membres supérieurs (épaules, bras, avant-bras, main) . .	10.648	6.183	25.231	19.588	61.650
Tête et face.	5.238	1.734	9.217	8.355	24.544
Poitrine et dos.	3.489	1.052	7.631	7.683	19.855
Bas du tronc : région iliaque, inguinale, organes génitaux.	1.163	583	5.663	6.607	14.516
Abdomen.	665	917	3.330	5.953	10.865
Cou.	460	203	1.329	1.021	3.013

Donc sur un total de 206,489 blessés, bien observés, diagnostiqués et traités, il y a, et c'est là la déduction pratique que nous voulons en tirer, sur 100 risques :

34	d'être blessé aux	membres inférieurs ;
31	»	aux membres supérieurs ;
12	»	à la tête ;
10	»	à la poitrine ;
7	»	au bas du tronc ;
5	»	à l'abdomen ;
1	»	seulement au cou.
100		

Il nous serait difficile d'expliquer ces faits (nous avons entendu dire qu'on tirait généralement trop bas ou trop haut).

Ils n'en sont pas moins acquis.

On a objecté que les blessés à la poitrine mouraient sans venir à l'ambulance et échappaient à la numération ; — mais les blessés à la tête viennent-ils tous ? Et cependant, pour la tête, représentant à peine en surface un tiers du thorax, les blessés sont incomparablement plus nombreux.

Il est évident que cette localisation tient à des raisons multiples de circonstances : tactiques, défilement et tir, pour lesquelles notre compétence est nulle.

On remarquera du reste que les blessures les plus fréquentes, celles des Membres, sont incomparablement les plus légères (sillon — séton), et que les plus graves, celles de l'Abdomen et du Cou, sont heureusement de beaucoup les moins nombreuses.

En Crimée, sur 22,521 blessés des membres (supérieurs et inférieurs), il n'y a eu que 2,753 morts, soit moins d'un huitième.

Sur 1,125 blessés du cou et de l'abdomen, nous relevons 357 morts, ou près du tiers.

La différence est considérable et plus élevée encore que nous ne la signalons ; car, en Crimée, bien des blessés légers, promis à la guérison, succombèrent à la pourriture d'hôpital ou au typhus[1].

---

[1] Dans les dernières expéditions faites récemment hors d'Europe, les pertes par le feu ont été peu élevées :

Guerre des Ashantees—effectif, 2,000 Anglais, 1,600 nègres;—pertes par le feu et par maladies, 1 p. 100 seulement, bien qu'il y ait eu 71 p. 100 de malades dont 59 par fièvres palustres. Cette très-faible mortalité doit être

CHAPITRE II

Premiers secours aux Blessés.

CHIRURGIE D'URGENCE.

Il s'agit ici non des premiers secours du médecin, mais des premiers secours d'improvisation — du Champ de bataille, — de ceux qu'on peut devoir à un camarade ou à soi-même, en attendant l'ambulance — bien lente à venir quelquefois.

Ce besoin de faire intervenir la Chirurgie avant les Chirurgiens, trop peu nombreux, a été compris par la plupart des grandes Puissances européennes.

Chaque soldat porte dans le sac (Russie), mieux, dans la poche (Prusse), une compresse et deux bandes — ce que nous appellerons volontiers ses *munitions de chirurgie.*

En France, c'est pour les premiers secours surtout qu'il n'y a rien. Quand le blessé a été porté à l'ambulance, il est pansé plus ou moins vite, plus ou moins bien, suivant le nombre ; mais il est hors de page, il a des soins.

Sur le terrain, au contraire, beaucoup de blessés (et des plus graves, qui peuvent le moins appeler) se traînent vers les haies, les fossés, vers tout parapet qui les couvre de nouvelle blessure et là vieillissent de longues heures.

La guerre en grandes masses ne peut qu'augmenter, dans l'avenir [1], le nombre de ces oubliés qu'en 1870 on a découvert non sans stupeur vivant encore plusieurs jours après les batailles.

Pour un survivant, que de morts dans l'intervalle, que de morts même — quelques heures après la blessure — qu'eût sauvés un élémentaire pansement [2] !

---

attribuée aux intelligentes précautions hygiéniques de l'Amirauté anglaise,
Guerre de Khiva — effectif, 14,000 hommes ; — pertes par le feu, 131 tués. (Rapp, *Revue militaire de l'Étranger, 1875.*)

[1] A la bataille de l'Alma, il n'y eut que 1,039 tués ou blessés. Que l'on compare ce chiffre à ceux de Saint-Privat, 20,000, et de Gravelotte, 14,000!

[2] La plupart des blessés amenés de Gravelotte à Metz, six jours après la blessure, n'avaient reçu aucun pansement ou avaient été pansés trop à la hâte, et ils ne tardèrent pas à succomber. (CHENU, *Rapport au Conseil de la Société française de secours aux blessés, sur le Service des Ambulances pendant la guerre 1870-71,* p. 102. Paris, Hachette, 1874.)

Ces très-simples et très-élémentaires notions à vulgariser de la chirurgie d'Urgence répondent aux trois premiers besoins de tout Officier blessé :

    1° Arrêt des hémorragies,
    2° Immobilisation des fractures,
    3° Transport le plus tôt possible à l'ambulance.

Article Iᵉʳ. — Arrêt des Hémorragies.

L'hémorragie primitive, c'est-à-dire celle qui suit immédiatement la blessure, est divisée, d'après les vaisseaux qui donnent le sang, en :

    Artérielle,
    Veineuse,
    Capillaire.

En fait, la première — l'ARTÉRILELE — est la plus grave, la plus fréquente, la plus menaçante pour la vie du blessé; c'est d'elle qu'il s'agit surtout.

Elle est facile à reconnaître, le sang *rouge-vif*, rutilant, est projeté au loin par saccades, comme par une pompe foulante (cela même dans les artères de médiocre calibre).

Dans l'*Hémorragie Veineuse*, le sang est *noir*, sort en bavant, ou en jet *non saccadé* — il n'y a gravité que dans les cas d'ouverture de la grosse veine d'un membre.

L'*Hémorragie capillaire* est celle qui se produit en *toute coupure* : aucun vaisseau visible n'est lésé, le sang sort des innombrables orifices capillaires des tissus.

Cette dernière n'a de gravité immédiate que lorsqu'elle s'applique à de grandes surfaces dénudées par éclat d'obus.

Quelle que soit l'hémorragie, il faut l'arrêter le plus tôt possible, l'ARTÉRIELLE surtout (la seule très-grave, dans les trois quarts des cas) et prévenir la syncope qu'elle amène.

Le Sang, cette *chair coulante* de Bordeu, est précieux, facile à perdre, difficile à reconstituer. La quotité perdue rend interminable la convalescence et met aux prises le blessé avec toutes les complications qu'offre aux anémiés l'inévitable encombrement.

Le mode d'arrêt le plus pratique, le plus simple est — la Compression.

Le moyen de compression le plus rapide est le pouce de la main droite placé au point d'où jaillit le sang en travers de l'artère ouverte — pour l'obturer — dès qu'il se fatigue, on appuie la main gauche à plat pour le soutenir. C'est là la compression instantanée, instinctive, celle qu'on opposera — alors que chaque seconde est une fraction de vie — à tout jet de sang considérable.

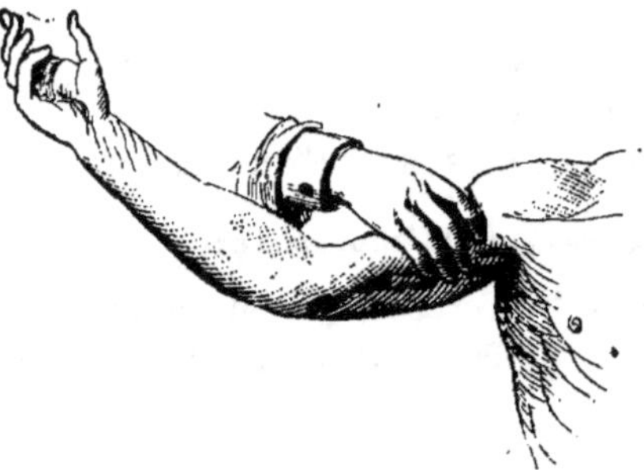

Fig. 67. — Compression de l'artère humérale sur le bord interne du muscle biceps.

Il est des points où l'artère, reposant sur un plan osseux, ce mode de compression digitale est très-efficace. — Les plus pratiques de ces points sur l'artère du bras et celle de la cuisse (artères humérale et crurale, voir *Anatomie*) sont représentés par les fig. 67 et 68.

Le plus souvent, l'artère ne repose que sur des parties molles ; il faut alors avoir recours au GARROT.

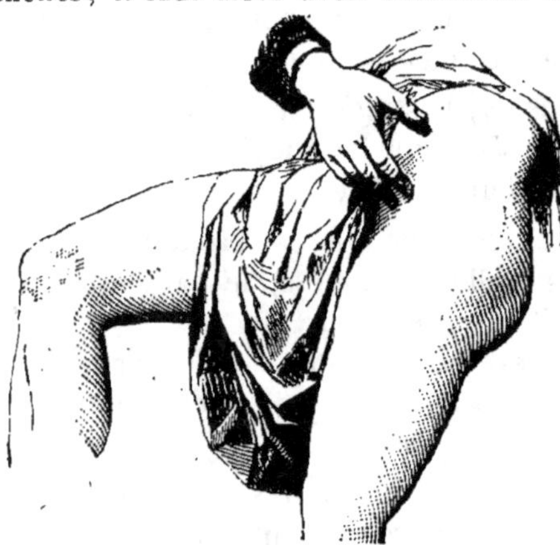

Fig. 68. — Compression de l'artère crurale sur l'éminence iléo-pectinée.

Le garrot et ses analogues (dit un de nos maîtres — Legouest — *Traité de chirurgie d'armée*, 2ᵉ édition, 1872, p. 70) « sont des » moyens hémostati- » ques, d'une exécu- » tion simple, se déran- » geant difficilement et » d'une très-grande » puissance. Il serait » désirable qu'ils fus- » sent enseignés à tous » les militaires, qui » pourraient les appliquer sur eux-mêmes ou sur leurs cama- » rades blessés, en attendant les secours du chirurgien ; deux » bandes, mises en réserve dans le sac, fourniraient les élé- » ments d'un appareil compressif, qui préserverait bon nombre » de blessés d'hémorragies mortelles[1]. »

---

[1] Heyfelder est (tout récemment) du même avis : « Sur le champ de bataille

Le Garrot d'arsenal chirurgical se compose de trois choses essentielles :

Une pelote de compression,
Une plaque,
Des liens.

Le Garrot d'improvisation doit se rapprocher — autant que possible — de ce modèle.

Voici comment on opérera. En l'absence de bande (bien désirable pourtant), une courroie de ceinturon, de sac, une bretelle de pantalon ou de fusil, un mouchoir, un ruban de fil, une cravate, pourront être utilisés.

Un caillou plat (pelote compressive) sera placé sur le trajet de l'artère entre la lésion et le cœur à quelques centimètres au-dessus de la blessure.

Du côté opposé du membre B, la plaque du garrot classique sera remplacée par un morceau d'écorce d'arbre, une plaque de ceinturon, etc.

Tout autour du membre, passant au-dessus de la pelote A et de la plaque B, et les appliquant fortement contre la peau, sera placé le lien (bande, mouchoir, courroie, cravate), dont les deux bouts libres viendront se terminer derrière la plaque, autour d'un bâtonnet dont la torsion exercera sur le membre une constriction graduelle aussi forte qu'on le voudra.

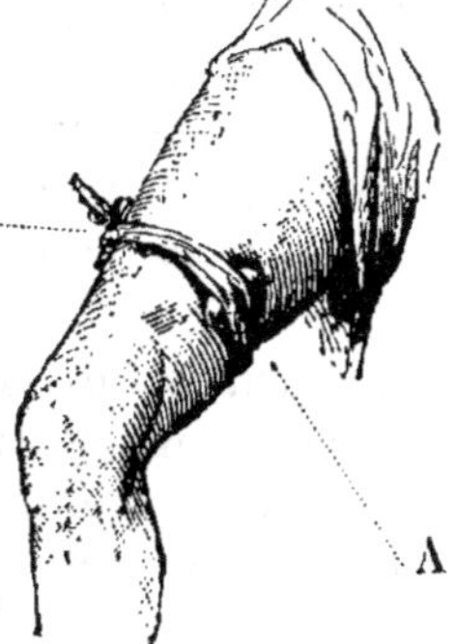

Fig. 69. — Garrot d'improvisation du Champ de bataille.

Le jet de sang arrêté — en engageant le bout du bâtonnet sous le lien, la compression est indéfiniment maintenue sans préoccupation ni fatigue (Voir fig. 67).

Comme toute application manuelle, cela a besoin d'être vu plutôt que lu, mais après étude du trajet des principales artères (Anatomie) et un ou deux tâtonnements, tout

le tourniquet est parfaitement indiqué comme moyen provisoire d'hémostasie. L'appareil de campagne de Cort y Marti, composé de plusieurs pièces de métal, est d'un emploi si simple que chaque soldat peut l'appliquer à ses camarades. »

Heyfelder traduit du russe par Rapp. *Manuel de Chirurgie d'armée*, p. 17. Berger-Levrault, Paris, 1875.

officier arrivera à improviser un garrot effectif, ce qui est l'urgent [1].

Sans doute, après quelques heures, il surviendra de l'engourdissement, du gonflement, de la douleur peut-être; mais ce sont petits dommages auprès des grands dangers évités; il faudra même se garder de toucher au garrot et laisser au médecin le soin de l'enlever avec toutes les précautions techniques contre un retour hémorragique.

Pour l'hémorragie capillaire ou en nappe, il n'est pas moins utile de la tarir : de la charpie, des toiles d'araignée, de la sciure de bois, du foin, de la paille, de la terre glaise (*toubibs* arabes), appliqués dessus en tampon et fortement serrés avec un mouchoir ou une bande, sont des moyens de premier expédient.

Toutefois, comme il n'y a pas là péril en la demeure, de quelques minutes, l'amadou et la charpie perchlorurée assureront une hémostase définitive.

Nélaton a fait le premier remarquer l'action caustique du perchlorure de fer. Après en avoir imbibé des boulettes de charpie, on les exprimera avec soin, de façon que le perchlorure ne puisse cautériser inutilement. Rien n'empêche du reste de lui substituer le persulfate de fer, qui paraît être moins caustique. (Poncet.)

La fréquence des hémorragies de Champ de bataille a été remarquée et signalée de tout temps. (Larrey, Percy, Ledran.)

« Les trois quarts des blessés qui succombent sur les champs » de bataille périssent d'hémorragie; de prompts secours les » auraient sauvés. » (Morand, *Mémoires de l'Académie de Chi-* » *rurgie.* Paris, 1819, tome II, p. 352.)

Depuis, comme un peu toujours en médecine, une réaction a eu lieu, on a de beaucoup réduit la proportion.

« Une opinion, vulgairement accréditée, dit Legouest, c'est » que les blessures par armes à feu ne donnent pas lieu à

---

(1) La largeur du caillou fait qu'on n'est pas tenu à une *précision anatomique*; en se trompant même d'un centimètre ou deux dans la mise en place, la compression peut être effective, si l'appareil est très-serré. La place du caillou-pelote est toujours au-dessus de la blessure pour les artères et au-dessous pour les veines, le garrot ne s'appliquant qu'aux Membres.

Nous avons vu que les lésions des Membres constituent, à elles seules, plus de la moitié des blessures — exactement 132,696 sur 206,489 — c'est dire la fréquence des applications pratiques du garrot.

» des hémorragies ; c'est une erreur qu'il convient de rectifier »
(p. 160).

Sédillot et Poncet attribuent à l'éclat d'obus, projectile qui a
joué et jouera un si grand rôle dans l'avenir, la production
d'un plus grand nombre d'hémorragies mortelles au cours de
la dernière guerre.

Enfin, Chenu conclut ainsi : « Un fait capital qui domine la
» chirurgie opératoire et tout traumatisme grave, c'est l'hémor-
» ragie. On peut considérer comme presque toujours mortel
» tout traumatisme dans lequel le blessé a perdu beaucoup de
» sang. Le malade ne peut plus suffire, par suite de l'épuise-
» ment de ses forces, aux nécessités du traumatisme lui-même,
» à savoir, la fièvre et la suppuration. »

Donc, arrêter toute hémorragie est une règle.

Et si nous ne pouvons produire une statistique exacte, — si elle
n'a pas été faite, — c'est une preuve même du danger ; ces
blessés-là, sans secours et pansement rapide, n'arrivent guère
à l'Ambulance, — ils ne viennent pas témoigner.

Article II. — Immobilisation des Fractures.

Après les hémorragies, les Fractures des membres (inférieurs
surtout) constituent les blessures qui réclament le plus de soins
immédiats.

Pour qui sait combien sont douloureux les moindres tiraillements, combien ils aggravent les dangers de la blessure, « la saillie des os à travers la plaie du moignon est un accident des plus
fréquents dans les transports et que tous les chirurgiens d'armée
ont été appelés à constater » (Legouest, p. 769), — il importe
au plus haut degré d'immobiliser les fragments, de construire
un appareil *tel quel*, provisoire, grossier, de première inspiration,
mais immobilisant le mieux possible.

Nous ne dirons rien des moyens de contention de cabinet,
de ceux qu'on a à l'ambulance : il s'agit d'improviser et que le
blessé lui-même ou un de ses camarades, moins maltraité, applique un appareil de la première minute.

Pour cela, il faut 1° deux *attelles*, deux tuteurs rectifiant et
maintenant droite la ligne brisée décrite par l'os fracturé et, par
conséquent, par le membre dont il est l'axe ;

2° Des *liens* maintenant les attelles ;

3° Une *bourre* de remplissage quelconque (charpie, étoupe,

mousse, linge, papier) pour placer entre l'attelle et la peau en coussinet élastique et atténuer une pression trop directe.

L'*attelle* peut être un fourreau de sabre, baguette de fusil, branche d'arbre, planchette de havre-sac ou de caisse à biscuit, bâton de tente-abri — un faisceau de paille ou joncs coupés de même longueur et fortement serrés en saucisson par des ficelles espacées (dits fanons).

Quel que soit le *tuteur* choisi — ou à portée de la main — on en placera un en dehors (plus long), un en dedans du membre, en un mot, un de chaque côté. Il est bon que ces attelles — qu'il s'agisse de cuisse ou de jambe fracturée — aient toutes la longueur du membre inférieur pour bien immobiliser le genou.

Puis, si le membre n'est plus droit, s'il est coudé, s'il y a déplacement, on exercera simultanément des tractions en sens inverse sur le pied et la hanche, pour amener les deux os à la direction rectiligne et le membre à sa forme normale. Hâtonsnous de dire que le déplacement est le plus souvent médiocre, qu'il ne devient considérable que par le transport sans immobilisation ; qu'enfin, le redressement est facile. Ne fût-il pas très-parfait, bien chirurgical, il n'y en a pas moins indication absolue et bénéfice d'*immobilisation* solide, telle quelle, pour le transport.

Cette rectification opérée — du mieux possible, — on place entre l'attelle et la peau ce que l'on a, de la charpie, de la filasse, de la mousse, de la paille, du foin, des morceaux de linge, pour amortir une compression trop vive et directe.

Enfin, par-dessus les attelles, on espace à distances égales cinq à six bouts de bandes, de ruban de fil, de courroies, de morceaux de couverture, mouchoir, cravate, lien quelconque, qu'on serre fortement, en les nouant en avant de la jambe et qui, en comprimant solidement le remplissage et les attelles contre le membre lésé, leur fait jouer le rôle de *direction* et *d'immobilisation* que l'os a abandonné.

Si rudimentaire — si peu chirurgical soit-il — cet appareil d'urgence épargnera des douleurs atroces[1] et des complications

---

[1] M. L., lieutenant au 59e de ligne, reçoit à la cuisse gauche, au combat de Thiais, le 12 octobre 1870, une balle qui lui brise le fémur à la partie moyenne. Il reste 8 heures sur le champ de bataille sans être relevé, puis est apporté à l'Ambulance sur les épaules de ses soldats, avec des douleurs inouïes. (Vaslin. — *Thèse de Paris*, p. 118.)

graves. *Qu'on en prenne bonne note.* A peu près tous les matériaux s'en trouvent, sur le champ de bataille, à portée de la main — et de cet appareil préventif peuvent dépendre l'amputation ou la conservation ultérieure du membre.

§ Ier. — *Corps étrangers dans les plaies.*

La recherche des corps étrangers et des projectiles dans les plaies sera laissée au médecin : ce n'est qu'au cas de terre ou gravier souillant la plaie, qu'un lavage avec l'eau de la gourde jouera son utile rôle détersif.

Le lavage sera également indiqué pour les plaies par éclats d'obus.

On sait quelle odeur fétide laisse un obus à la place d'éclatement; les travaux faits sur la dernière guerre — les plus actuels, par conséquent — sont unanimes à attribuer la gravité plus grande des plaies d'obus aux sulfures, produits de déflagration adhérents à l'éclat, et transportés par lui dans la plaie.

Nous insisterons sur ce point peu connu et publié surtout par des thèses récentes (*Plaies par armes à feu à l'ambulance du lycée de Strasbourg* (Thèse de Paris, Wœhrlin). « Nous voyons en effet sur les éclats d'obus recueillis immédiatement après la détonation, une couche gris-jaunâtre, qui n'est autre chose que du sulfure de potassium. Ce sulfure, entraîné dans la plaie, produit par sa décomposition de l'acide sulfhydrique; c'est cet acide qui envenime la plaie. Cette action, du reste, a été remarquée par les blessés eux-mêmes, qui disaient que leurs blessures étaient empoisonnées ; car peu de temps après les blessures, la plaie, si on n'avait pas eu le soin de la laver, devenait très-cuisante, et la coloration de rouge devenait noirâtre. »

— « Sur les éclats d'obus nous voyons, en effet, une couche d'un gris jaunâtre; les plaies deviennent très-cuisantes si elles ne sont pas lavées [1]. »

Il importe donc, et d'urgence, de laver longuement à l'eau les plaies par éclats d'obus.

§ II. — *Douleur des Blessures.*

La douleur des blessures par balle est peu vive — sur le Champ de bataille (cas qui seul nous occupe).

---

[1] Miquel. — *Étude clinique des Blessures par l'obus et ses éclats* (Thèse de Paris, 1871.)

Le plus souvent le blessé croit recevoir un coup de poing, un coup de bâton, un coup de fouet, une pierre.

Quelquefois, il n'est averti d'une plaie que par la vue du sang et d'une fracture que par l'impossibilité de se servir du membre. Des éraillures légères, des sétons superficiels ,sont plus douloureux au premier moment et donnent parfois une sensation de brûlure.

La douleur vive vient plus tardivement, avec la fièvre — 8 à 10 heures après (Chenu), surtout si le blessé est *oublié*. Alors, si la lésion est étendue et la douleur intolérable, si l'abandon dure de longues heures, nous n'hésitons pas à conseiller le Chloral, un anesthésique récent et merveilleux, sur le dosage duquel l'officier pourra toujours se renseigner auprès de son médecin de Régiment[1].

Les Allemands sont beaucoup plus humainement hardis que nous dans cette voie de soustraction de l'homme à la douleur, dont le premier pas secourable fut le Chloroforme.

Pendant la guerre, quelques ambulances employèrent hardiment les injections hypodermiques de morphine. « Qui peut dire
» la somme de douleurs qu'épargnerait un médecin qui, le soir
» d'une bataille, irait d'un blessé à l'autre? Nous avons usé de
» ce moyen aussi efficace que commode et tous les soirs l'un de
» nous distribuait ainsi le bienfait du sommeil et de l'oubli à ces
» malheureux torturés par la douleur; aussi appelaient-ils de
» tous leurs vœux l'heure de cette tournée. »

« Un soldat allemand, cruellement mutilé, dont la figure rayon-
» nait de satisfaction en voyant arriver son tour et auquel nous
» exprimions notre étonnement de tant de joie, nous répondit
» avec une sorte d'enthousiasme : « *Das ist so schön!* » (cela
» est si beau!)» (Sabathier, Ambulance du Midi cité par Chenu[2].)

---

[1] « Le chloral est prescrit à titre hypnotique simple après une blessure quand les douleurs qui en résultent sont modérées; mais il est des cas où les blessés souffrent cruellement et où il est bon de les soulager à l'aide d'un anesthésique. Quelques chirurgiens se sont adressés au chloral et ont constaté ses propriétés calmantes dans les brûlures étendues, les contusions violentes, les fractures simples ou compliquées, les plaies vastes ou multiples par déchirement ou lacération. »

(LABBÉE. — *Dict. Encyclopédique de médecine, art* CHLORAL, *p. 495.*)

[2] Rapport au Conseil de la Société française de Secours aux Blessés sur le service médico-chirugical des ambulances pendant la guerre 1870-71, p. LIII. Paris, Hachette, 1874.

Le Chloral peut aujourd'hui donner ce sommeil bienfaisant plus simplement — sans médecin et sans opération — nous n'hésitons pas à le conseiller dans les cas malheureusement à prévoir (avec la guerre en grand nombre) de blessés laissés de longues heures en proie à des douleurs intolérables sur le Champ de bataille.

Article III. — Recherche et Transport des Blessés.

« L'enlèvement des blessés du champ de bataille et leur trans-
» port à l'ambulance est la partie la plus défectueuse du service
» de santé en campagne; on a pu voir quelquefois 4, 5, 6 mili-
» taires, conduire à l'ambulance un homme légèrement blessé et
» marchant aussi bien que ses compagnons.» (Legouest, p. 779.)

La création de Brancardiers, décidée en principe, en décembre 1813, par Napoléon Ier, et ajournée par suite des événements politiques, s'est imposée et existe dans toutes les Armées européennes.

En Prusse — ils fonctionnent avec une adresse professionnelle et empêchent les combattants de voir les morts au milieu d'eux, d'entendre les cris désespérants et décourageants des blessés : — ce n'est pas mince avantage.

On semble croire, en France, que cette recherche et ce transport sont œuvre du premier musicien venu qui quitte son instrument pour le brancard ; c'est une erreur fort grave, — le zèle ne suffit pas[1].

Les recherches doivent être ordonnées méthodiquement, le terrain bien battu ; — on fouillera dans un grand rayon et avec soin les bois, bouquets d'arbres, hautes herbes, blés, fossés, masures, ruines, tout couvert où le blessé — se sentant désormais hors de combat — a été s'abriter de la lutte.

Il faudra chercher patiemment, longuement, surtout par le froid ou les gelées d'hiver.

« J'ai éprouvé une épouvantable émotion après la bataille d'Orléans (Coulmiers), lorsqu'une nuit noire, sombre et profonde (10 à 11 novembre) a produit tant de morts léthargiques. Nous revînmes plusieurs fois avec 4 ou 5 porteurs auprès de blessés qui avaient été laissés pour morts, tandis que les bat-

---

[1] La mort d'un quart des blessés est due aux défectuosités des moyens de transport ou au retard d'un premier pansement fait avec méthode et au moment opportun. (Chenu, Rapport *cité*, p. 102).

tements de leur cœur se faisaient encore bien sentir ; après les avoir recueillis, restaurés et rafraîchis, nous les ramenâmes à la vie. [1] »

Les moyens de Transport usuels sont : — les brancards, les cacolets, les litières, les voitures d'ambulance de divers types et, à leur défaut (*toujours à prévoir*), les charrettes de réquisition.

Il y a une foule de brancards à roues, à ressorts (Gablenz, Gauvin). Un des plus faciles à improviser est le brancard Bastien, — un paillasson attaché à deux montants tenus écartés par une tringle de fer.

Le paillasson, qui peut être fabriqué très-vite en campagne avec de la paille et de la ficelle, se roule sur les montants et les traverses. Le tout, à vide, est porté par un seul homme.

C'est le brancard des Frères des Écoles chrétiennes, qu'on a vu partout pendant le siége de Paris.

Il est très-simple, très-transportable, très-pratique (Ambulances de la Presse).

A l'occasion — des branches d'arbres, des fusils sur lesquels on a noué une couverture de campement aux quatre angles, constituent un brancard improvisé ; mais il ne faut user de ces moyens peu sûrs qu'en cas d'extrême urgence — et se rappeler qu'une chute du blessé peut être mortelle.

Les Brancardiers éduqués au service spécial du transport des blessés (pour lequel ils sont annuellement exercés en Prusse, aux manœuvres de Corps d'armée) doivent avoir une délicatesse de main professionnelle.

« Il faut, dit Legouest, marcher d'un pas égal, régulier et » modérément cadencé, afin de ne pas communiquer de se- » cousse au blessé. Si les porteurs sont de taille inégale, le » plus petit doit se mettre du côté des pieds du malade. Quand » ils gravissent un plan fortement incliné ou qu'ils montent un » escalier, il faut passer la tête du blessé avant ; quand ils » descendent, au contraire, ce sont les pieds du malade qu'il » faut passer les premiers. » (*Traité de Chirurgie d'Armée,* p. 750.)

Les cacolets et litières sont connus de tous les Officiers, des Africains, surtout ; nous ne les décrirons pas.

---

[1] *Les léthargies des blessés sur le Champ de bataille,* Dr Nussbaum, professeur de chirurgie à l'école supérieure de Munich. (*Annales de la Société de médecine d'Anvers.*)

Un peu plus loin (Conseils d'hygiène de Combat), nous apprécierons la valeur de ces divers modes de transport, qui sont et resteront ceux du CHAMP DE BATAILLE proprement dit — et d'évacuation de la *ligne de feu* à la première *place de pansement*.

Peut-être les petites voitures régimentaires à deux roues passant un peu partout viendront-elles s'ajouter à ce moyen de première ligne ; — mais il faut compter surtout sur le brancard et le cacolet.

Plus loin, comme évacuation sur l'ambulance divisionnaire et plus en arrière encore, — viennent les voitures d'ambulances des divers types. Il serait très-long et peu pratique de les décrire, nous nous contenterons de les énumérer.

La voiture d'ambulance (système Arnoux) très-mauvaise, lourde, de difficile accès.

La voiture Masson, à deux roues, bien meilleure — défauts : peu stable et conduite en guides au lieu de l'être par un homme à pied — plus maître de son cheval.

La voiture d'ambulance anglaise, très-lourde.

La voiture américaine Howard, bien supérieure.

La voiture du baron Mundy (ambulance autrichienne).

La voiture de la Société de Secours (5 blessés couchés), forme tapissière.

Enfin les charrettes de réquisition, que l'insuffisance numérique des voitures spéciales forcera *toujours* à utiliser et qu'on exigera couvertes d'une bâche imperméable et garnies d'un lit de paille très-épais.

Article IV. — Soif des Blessés.

Quel que soit le véhicule employé — il devra être muni d'une provision d'eau, même en excès.

Qui n'a été poursuivi, sur le Champ de bataille ou à l'Ambulance, de ce cri de tous les blessés : « De l'eau! à boire! » Qui n'a gémi de ne pouvoir toujours étancher cette soif atroce, née de la fièvre et de la perte de sang?

La voiture d'ambulance ne contient qu'un baril en tôle, — contenance 40 litres — la voiture Howard, 50 litres.

C'est tout à fait insuffisant, et d'une insignifiance réelle, eu égard à l'immensité des besoins — il en faudrait dix fois plus — et chaque mulet de cacolet devrait porter, adapté à son bât, un petit réservoir d'eau.

L'eau pour boisson, lavage des plaies, arrêt des petites hémorragies veineuses, effet antiphlogistique, rendra d'excellents services immédiats. (Baudens.)

On n'en aura jamais trop [1].

CHAPITRE III

CONSEILS D'HYGIÈNE DE COMBAT.

Le matin du combat, l'Officier devra, — autant que possible, — être à jeun ou avoir fait un repas léger (soupe au café). La blessure et l'opération chirurgicale s'accommodent mal d'un travail digestif, elles s'en aggravent et la fièvre augmente.

L'alcool est surtout funeste sous toutes formes, même à dose modérée : c'est la fausse monnaie d'un tonique, il ne donne qu'une excitation passagère, suivie d'accablantes réactions.

Les remarquables résultats donnés par la pratique chirurgicale en Algérie tiennent, d'avis général, à la diète alcoolique des Arabes.

Par raison inverse, les fédérés de la Commune ont fourni presque autant de morts que d'opérés.

Pour se tonifier, on fera usage des aliments antidéperditeurs, le Café, d'abord, puis le thé.

L'Officier portera sur lui, dans sa gibecière, une petite pharmacie de poche, d'un modèle quelconque, mais contenant comme éléments essentiels 2 bandes pour faire un garrot et de la charpie perchlorurée. Ce ne sera pas superfétation, vu l'insuffisance et des cantines régimentaires épuisées après une heure de lutte, et du personnel médical (40 médecins pour un de nos Corps d'armée en 1870, au lieu de 160 par Corps d'armée prussien).

---

[1] Ces lignes étaient écrites quand a paru (novembre 1875) le *Manuel de Chirurgie d'Armée* d'Heyfelder traduit du russe par Rapp. Voici ce qu'il dit au sujet de la Soif des Blessés :

« Tous ceux qui ont visité un Champ de bataille ou éprouvé eux-mêmes
» une perte de sang de quelque abondance connaissent les tortures auxquelles
» la soif soumet les blessés. — Le médecin devra chercher à obtenir que de
» l'eau en grande quantité soit amenée, soit au moyen de tonneaux d'eau
» des compagnies de santé, soit par des conduites. On doit à l'avance consi-
» dérer le besoin de boire comme celui que l'on rencontrera le plus souvent
» et se tenir prêt à y remédier. Chez les blessés exsangues, épuisés, mourant
» de soif, la règle de faire boire avant l'intervention de tout secours chiru-
» gical ou médical a la valeur d'un axiome. » Heyfelder, *Manuel de Chirurgie d'Armée*, p. 6. Berger-Levrault. Paris, 1875.

Donc Blessé, — en attendant le médecin que, par suite de ce petit nombre, on peut attendre longtemps, — l'Officier arrêtera ou fera arrêter par un blessé voisin l'hémorragie — fera immobiliser au mieux sa fracture; — et quelle que soit la plaie, en rapprochera les bords à l'aide de bandelettes de percaline.

Surtout il se gardera du cognac de la gourde, boira de l'eau pure ou légèrement coupée de café ou de vin (Chenu); enfin il s'efforcera d'appeler, de se signaler pour être plus vite transporté à l'ambulance; le sifflet de commandement peut lui être utile à ce point de vue.

Pour le court trajet du feu à la place de pansement, on préférera le brancard au cacolet, — facilité de chargement, cahots moindres, pas de ruades, de paniques (Solférino) et d'accidents à craindre.

En règle, NE FAIRE D'UN BLESSÉ UN CAVALIER QU'EN CAS D'URGENCE ABSOLUE[1].

Pour un trajet de plus longue durée, on choisira la voiture Masson; à son défaut seulement, le chariot de réquisition ou la voiture d'ambulance à 4 roues (vieux modèle).

A L'AMBULANCE — l'officier fera exactement, mathématiquement, ce qui lui sera prescrit; il s'en trouvera mieux que d'inspirations fantaisistes.

Où il devra intervenir, ce sera pour fuir comme peste les grands Hôpitaux à agglomérations — improvisés sans aération, dans des églises ou de vieux couvents, et préférer les petites ambulances locales à 5 ou 10 blessés (de ville ou mieux des champs) qu'a multipliées le bénéfice de neutralité dû à la Convention de Genève.

Il faut disperser les blessés dans les villages et se souvenir du mot de Sédillot : « L'AIR PUR EST CE QUI NOUS MANQUE LE PLUS. »

CHAPITRE IV

PETITE CHIRURGIE DE TOUS LES JOURS — DES DIVERSES ARMES.

Nous terminerons ce Guide de Vulgarisation élémentaire par quelques préceptes pratiques donnés — par Arme — à

---

[1] « D'autres fois même, le mulet s'abat; l'un de nos malades, l'infortuné colonel Suberbielle, atteint aux deux jambes par un éclat d'obus, fut ainsi jeté sur le pavé d'une rue de Metz. » LEFORT, *La Chirurgie militaire et les Sociétés de secours en France et à l'étranger.* Paris, 1873

l'usage des détachements isolés ou éloignés du médecin, enfin par l'indication de la Pharmacie de poche de l'Officier, — viatique bien utile à son heure, car les ressources de pansement sont généralement taries après les premières heures de combat.

Article premier. — Infanterie.

1º CONGÉLATIONS (appelées aussi froidures et gelures par opposition à brûlures). — Leur nombre est toujours considérable par les campagnes d'hiver.

			morts
En Crimée. {	Français. .	5,290.	1.178
	Anglais . .	2,389	463 (Chenu, p. 512.)

En 1870-71. . . . .   289 pensionnés. Le nombre des malades n'a pu être relevé, mais était considérable.

Le Commandement prussien, toujours bien inspiré d'Hygiène, avait pris ses précautions, et nous relevons l'ordre suivant de l'Armée allemande du Nord (von Gœben):

    « *Ordre du jour* :

        » Bellay, 8 janvier.

» Demain à midi, l'intendance de campagne délivrera à Har-
» bonnières (Somme) les fourrures destinées aux sentinelles.
» 100 par bataillon; chaque régiment de cavalerie, 50. »

Ce sont en effet les sentinelles, que leur long piétinement sur place expose le plus dans les campagnes d'hiver.

On les relèvera plus souvent — on leur apprendra le danger du sommeil et de l'alcoolisme par le froid.

Des frictions de neige (Russie), des frictions sèches ou aromatiques amènent une réaction naturelle, lente, par retour graduel de la circulation — on les continuera jusqu'à ce que le membre soit redevenu souple, rouge et sensible.

Bien se garder de porter le congelé près du feu et de vouloir le réchauffer vite — *ce serait assurer la Gangrène.*

2º ENTORSE. — Deux mots disent le traitement : *Repos dans l'eau froide;* renouveler cette eau dès qu'elle se réchauffe sensiblement et *bien se rappeler* que pour combattre l'inflammation, le traitement par l'eau doit être longtemps continué; plusieurs jours même, sous peine d'amener une réaction pire que le désordre primitif.

3º PLAIES DE MARCHES. — AMPOULES. — Dans toutes les guerres, un grand nombre de fantassins entrent à l'ambulance pour une excoriation, une plaie aux pieds.

On ne les revoit plus.

Les déchets de combattants de ce chiffre sont considérables. 11,421 blessures de marche en 1870-71, dit Chenu). — C'est dire l'importance qu'il faut attacher à les prévenir.

Les chaussures seront larges, et on enlèvera les clous, chevilles ou fils de couture pouvant faire saillie à l'intérieur; les pieds seront enduits de suif, graisse, beurre, cérat saturné, — baignés d'eau d'alun ou d'une forte solution de tannin.

Ces soins s'adresseront surtout aux hommes qui ont les pieds tendres.

En cas d'ampoules — on percera l'épiderme avec une aiguille pour évacuer le liquide, en ayant bien soin de ne pas enlever la peau, et on enduira d'une des pommades ci-dessus. Passer un fil cause souvent des ulcérations.

L'ampoule du *Talon* est la moins gênante — toute l'attention se portera sur celle qui siége à la racine *du gros orteil*, point d'appui physiologique de l'avant-pied sur le sol. Ce sera presque toujours la plus douloureuse.

Article II. — Cavalerie.

1° FURONCLES. — Cataplasmes de farine de lin (le meilleur), de feuilles de mauve, de son ou de mie de pain; — mouiller de temps en temps le cataplasme, ce qui en double l'effet. L'eau de goudron (Tarneau), des purgatifs, surtout l'abstention d'alcooliques, les empêchent de repulluler.

2° ECTHYMA DES CAVALIERS, plus fréquent encore. Petite vésicule qui crève, laissant au-dessous une petite plaie, très-lente à guérir, et à cicatrice violacée assez persistante (siége aux jambes). On appliquera dessus des bandelettes de diachylon, de percaline ou de la charpie trempée de vin aromatique ou d'alcool camphré.

Le plus souvent il y a, au début, un peu d'irritation qu'on fera bien d'abattre par quelques cataplasmes; les excitants consécutifs (vin aromatique, alcool camphré) n'en agiront que plus sûrement.

3° CHUTE DE CHEVAL. — Si elle est violente, que le cavalier ait perdu connaissance, — défaire toute constriction céphalique ou thoracique, cravate, tunique; — ramener la respiration par des frictions et des excitants sur le cœur et la paume des mains (vinaigre de Bully, rhum, ammoniaque).

On fera boire quelques cuillerées d'eau de menthe, mélisse, etc.; un médecin seul décidera s'il y a fracture, commotion ou contusion.

4° MORSURE DE CHEVAL. — Toujours grave en raison de la force et de la forme des dents. En attendant le médecin, on pourra appliquer des compresses d'eau froide en les renouvelant souvent, dès échauffement.

5° COUP DE PIED DE CHEVAL. — La plupart du temps, au tibia, sur le devant de la jambe, coup de pied reçu (faute de distance gardée) du cheval vous précédant.

S'il y a fracture, immobiliser au mieux.

S'il n'y a pas fracture — c'est le plus fréquent — compresses d'eau froide sur la plaie : ce sera souvent le traitement (bien simple et le plus efficace) continué par le médecin.

6° ARRACHEMENT DU DOIGT. — Le cavalier tient la longe et l'attache à l'anneau de mangeoire; le cheval tire en arrière, *au renard*, le doigt est pris dans l'anneau et mutilé. Dans ce cas on serrera fortement le moignon, pour arrêter l'hémorragie et on entourera la plaie de compresses mouillées; le médecin sera appelé au plus vite.

Article III. — Artillerie. — Génie.

1° RUPTURE DU TYMPAN. — Les artilleurs auront toujours les oreilles bourrées de coton, pour atténuer les vibrations trop violentes. (V. Anatomie, p. 22.)

2° BRULURES DE POUDRE (caissons, mines). — On plongera la partie brûlée dans l'eau froide; mais, là surtout, elle a besoin d'être renouvelée pour éviter l'échauffement, et toujours longtemps continuée. C'est le meilleur et le moins douloureux traitement du début.

Plus tard, quand les cloches (vésicules) se sont produites — comme pour les ampoules, on évacuera le liquide par une piqûre, sans enlever la peau, et on pansera au cérat saturné ou au liniment oléo-calcaire.

S'il existe des grains de poudre bleuâtres fichés dans la peau, on les enlèvera, un par un, avec la pointe d'une aiguille — sans quoi ils constitueraient un indélébile tatouage.

3° BLESSURES D'OUTILS. PHLEGMONS DE LA MAIN. PANARIS. (Travail du Génie). — Dans les blessures d'outil, on réunira toujours les plaies bord à bord par des bandelettes de diachylon; on essaiera la réunion sans suppuration—*c'est toujours à tenter*, même avec chances d'insuccès.

Les phlegmons de la main et les panaris seront traités par des cataplasmes de farine de lin, de feuilles de mauve ou de mie de pain. Un bain de bras prolongé dans l'eau tiède amènera une détente de la fièvre toujours très-intense. Il faudra, au plus tôt, se pourvoir de secours médical.

CHAPITRE V

ÉLÉMENTS D'UN PREMIER PANSEMENT DU CHAMP DE BATAILLE. — CARTOUCHE DE PANSEMENT. — PHARMACIE DE POCHE DE L'OFFICIER. — PREMIER PANSEMENT D'ESMARCH (modifié).

Nous l'avons dit, et tout médecin de régiment le sait, les compresses, bandes, charpie de la Cantine médicale régimentaire sont bien vite taries — *quand la cantine est là* — elle n'arrive pas toujours.

Il est donc pratique de diviser, d'individualiser, de donner à chaque combattant, à l'instar de ses vivres et de ses munitions, sa Cartouche de pansement.

Ce titre heureux a été donné à un flacon enveloppé de baudruche et contenant un liquide hémostatique; le tout tient dans un petit étui de carton ressemblant à la boîte du paquet de cartouches Chassepot.

C'est très-portatif, mais c'est trop peu. Cela ne peut guère servir que contre du petit plomb.

Dans le même ordre d'idées de Pansement portatif, divers modèles de Pharmacies de poche, de famille, de chasse, ont été brevetés. Ils sont presque tous calqués les uns sur les autres et d'une remarquable uniformité.

Deux seulement, dont nous taisons les noms d'auteurs par une réserve que l'on comprendra, nous ont paru se distinguer, l'un par un format très-portatif (portefeuille), l'autre par un parti pris très-pratique de ne viser absolument que *les Premiers secours* et de ne pas vouloir suppléer le médecin à l'aide d'un salmis de notices et de fioles.

Le titre seul indique cette spécialisation bien nette : *Pharmacie du Champ de bataille.*

Elle contient (sous format porte-cigares et parfaitement *de poche*) deux bandes pour établir un garrot ou un appareil provisoire, de la charpie perchlorurée pour tamponner et arrêter une hémorragie, un flacon d'ammoniaque pour les syncopes.

Innovation heureuse : — un flacon de perles de chloral, calmant réel des douleurs les plus vives, à la place de l'éternel laudanum qui ne calmait pas ;

Des ciseaux, une pince ;

Enfin une notice explicative en gros caractères, facilement lisible pour un blessé affaibli ou un soldat à demi illettré qui veut porter secours à son Officier.

Voilà des indications nettes, précises, pratiques, bien entendues.

Malheureusement l'inventeur s'est laissé entraîner par ces idées de pharmacopée multiple et bizarre qui ont fait entasser jusqu'à quinze flacons dans certaines pharmacies dites *de poche*; il a cru devoir ajouter de l'émétique, de l'arnica, de la charpie saturnée, médicaments d'urgence contestable.

Malgré cette confuse addition, nous n'hésitons pas à recommander ce modèle à l'Officier qui, — en le débarrassant des inutilités ci-dessus, — le rendra très-pratique et y trouvera les éléments d'un premier Pansement d'Urgence qui peut sauver la vie le cas échéant.

Pour le soldat, nous conseillons le premier pansement d'Esmarch (modifié), que presque toutes les Armées européennes ont adopté d'après les conclusions de la Conférence médicale internationale de l'Exposition de Vienne en 1873.

Nous terminerons en émettant le vœu qu'en Avril ou Mai, c'est-à-dire avant l'époque habituelle historique des déclarations de guerre, il soit donné à tous les soldats sachant lire et écrire deux ou trois leçons de *Premiers secours du Champ de bataille*.

On pourrait s'en reposer sur le sentiment de conservation personnelle pour être certain que ce petit cours très-rudimentaire et tout pratique serait suivi, su et retenu.

Il en résulterait un bénéfice humanitaire sérieux et certainement une confiance morale plus grande de la part du Soldat.

FIN DE LA TROISIÈME PARTIE.

QUATRIÈME PARTIE

GUIDE MÉDICAL

13

GUIDE MÉDICAL

A la Guerre, les fatigues, l'alimentation irrégulière, l'hygiène individuelle négligée — l'*amorce* toujours tendue aux Épidémies par les grandes foules — créent bien vite des maladies spéciales, qui sont filles des prises d'armes et qu'on appelle pour cela : ÉPIDÉMIES D'ARMÉES.

La bataille tue avec plus d'éclat et de notoriété; elles font sourdement bien plus de victimes.

Leur énorme *influence* sur la mortalité est généralement peu soupçonnée.

Quelques chiffres la feront ressortir[1] :

En Crimée, Effectif français	309,268	hommes.	
— tués ou morts de blessures . . .	20,000	—	
— morts de maladies.	74,000	—	
En Italie, Effectif des armées française et sarde au 24 juin.	187,956	(V. p. 170).	
— entrés aux hôpitaux pour blessures de guerre	21,976	—	
— entrés aux hôpitaux pour maladies.	100,000	—	
En 1866, guerre de Bohême. Effectif prussien.	437,262	—	
tués sur le champ de bataille . . .	2,931	—	
morts de maladies	6,427	—	

(surtout Choléra et Fièvre typhoïde).

La guerre fut cependant très-courte et rapidement menée.

Pendant la guerre de 1870-71, les Prussiens accusent encore 12,175 décès par maladies, dont 210 officiers.

Néanmoins — et c'est là un fait à méditer — avec un effectif triple, les Allemands ont perdu par maladies 6 fois moins de monde que nous en Crimée.

---

[1] CHENU. — *Rapport au Conseil de santé sur le service médico-chirurgical des Ambulances de l'armée d'Orient.* Paris, 1865, p. 579. Italie, p. 851, 53.

Pour qui sait leur souci extrême de l'Hygiène et de la Conservation du Soldat (capital qu'on remplace difficilement — aux moments critiques surtout), la diminution dans leur armée de ces décès inutiles, obscurs et de sang perdu, n'a rien qui puisse étonner.

La Classification des Épidémies d'Armées — par ordre de danger — est assez difficile ; leur gravité varie avec une foule de causes dont elle est la résultante.

Causes morales : armée vaincue ou victorieuse.

Causes générales : température, saisons, climat, encombrement — ou même individuelles : alimentation, soins hygiéniques, fatigues.

La graduation est donc variable et personnelle à chaque guerre.

Toutefois, de l'étude d'ensemble des 20 dernières années (auxquelles nous nous restreignons pour être succinctement *actuels*), on peut déduire l'échelle descendante de gravité ci-dessous :

1. Typhus.	4. Variole.
2. Dyssenterie.	5. Scorbut [1].
3. Choléra.	

CHAPITRE Ier

GRANDES ÉPIDÉMIES D'ARMÉES.

Article premier. — Typhus.

Avec les grandes foules armées de l'avenir [2] tout Commandant de Corps, tout assiégeant — tout assiégé surtout (dans ses casemates à air confiné), devra admettre l'éventualité de cette épidémie toujours prête, toujours dans les coulisses de la guerre.

Le typhus se crée—il ne préexiste pas ;—contre lui un général hygiéniste *peut tout*.

C'est une de ces maladies que les Anglais appellent *eminently preventables*.

---

[1] Nous ne parlons, bien entendu, que des épidémies d'Europe, des épidémies coutumières de nos Armées. A ce titre, nous éliminons de notre cadre tout pratique la peste et la fièvre jaune.

[2] En mars 1871, les forces prussiennes étaient de 1,350,000 hommes, dont 936,915 en France et 265,000 chevaux. LECLERC, chef de Bataillon au 52⁰ de ligne. — *Tableaux statistiques des pertes des Armées allemandes, p. 6.* Paris, Dumaine, 1873.

Il y a fort loin déjà, grâce à l'Hygiène, de l'effrayante mortalité des typhus du premier Empire (Vienne 1809 et Mayence 1813) de celui de Crimée même, à son inactivité relative en 1870-71 devant, cependant, de bien autres agglomérations — l'Armée prussienne et Paris assiégé.

Mais c'est là un résultat de *tour de force*, qu'il faudra renouveler chaque fois avec intelligence ; — et prévenir cette épidémie doit être d'autant plus le souci du Commandement que sa *gravité* et sa *contagion* sont plus à redouter.

1° GRAVITÉ — en Crimée : Français atteints de typhus, 10,166 ; morts, 4,308 — près de la moitié. (CHENU p. 72 à 128).

Point culminant, hiver 1856, par un froid de — 24° les soldats se creusent de vrais terriers dits *taupinières*, vite encombrés et sans aération. Ce sont les premiers foyers.

Guerre de 1870-71 :

Armée prussienne ; typhus et fièvre typhoïde, 4,781 décès, dont 88 officiers.

Bavarois, Saxons, Hessois, Badois, Wurtembergeois, 2,154, dont 7 officiers.

En tout 7,030.

2° La CONTAGION n'est pas moins évidente que la gravité.

58 médecins en sont morts en Crimée.

En Algérie, pendant le typhus de famine (1868) le 1er tirailleurs et le 3e spahis ont payé de 46 décès leur fréquentation des indigènes — les infirmiers, de 30, celle des malades.

Cette facilité de contagion croît avec la durée de la guerre.

Au début, tout va bien ; peu à peu (tous les médecins le savent) le tableau s'assombrit — dans les Ambulances d'abord, où le maximum miasmatique s'acquiert vite, puis dans les Camps. Chaque jour est une menace de plus, le cortége officieux que font à l'épidémie les débilitations et les anémies de tout genre, grossit vite ; il faut aviser.

La cause du typhus est connue, c'est le MIASME HUMAIN né de l'encombrement.

Il a été à peu près isolé (Lemaire), et preuve a été fournie que les agglomérations donnaient naissance (en air confiné) à des organismes microscopiques jouant très-probablement dans le sang le rôle de ferments. (Voir *Hygiène*, p. 102).

Lés mesures préventives tiendront donc en trois mots de lieu commun, mais de pratique trop rare :

AÉRER, — ISOLER, — DÉSINFECTER [1].

Il faudra, dans chaque régiment, multiplier les soins de propreté individuelle, ablutions, lavage du linge, surveillance de l'alimentation, des cuisines, des latrines et des abattoirs ;—ne tolérer autour du camp aucune parcelle de matière animale en décomposition à l'air libre.

Si les troupes sont campées, abattre et déplacer les tentes fréquemment ; — si elles sont cantonnées, assurer un cube d'air le plus exagéré, varier les cantonnements, faire vivre le soldat le plus possible à l'air libre.

Si les nécessités de guerre (auxquelles on doit tout subordonner) obligent à entasser, — corriger l'agglomération par des désinfections chimiques et par l'ouverture des portes et fenêtres maintenue, quelle que soit la température. Mieux vaut une bronchite que les affections d'encombrement.

Après une affaire on devra désinfecter les Champs de bataille le plus vite possible, surtout si, comme dans les guerres de siége, on doit les occuper pendant de longs mois. (Voir *Hygiène des Champs de bataille* p. 165).

Dès qu'un Colonel — qui exercera en plus petit la même surveillance hygiénique — lui signalera l'imminence typhique (toujours visible), le Commandant de Corps d'armée fera isoler, déplacer le régiment et redoubler d'aération.

Si, malgré tout, des cas de typhus se déclarent, les objets de literie, vêtements, tout ce qui a touché le malade, seront désinfectés (V. *Désinfection pratique*, p. 161), ou mieux, brûlés, — ce que les Américains appellent *brûler la Contagion*.

Si c'est possible, la chambre sera évacuée, désinfectée et inhabitée quelque temps, — sinon les deux lits voisins seront déplacés après désinfection, et les deux camarades de lit du malade mis en observation et suspectés.

Le malade lui-même — foyer dangereux — sera mis immédiatement à l'ambulance (Ambulances spéciales sous tente, aussi éloignées du camp, isolées, disséminées et ventilées que possible).

---

[1] Ces trois mots devraient être écrits au fronton de toute habitation militaire, hôpitaux ou casernes.

En Crimée, tout soldat atteint de séton, de bobo insignifiant était envoyé à l'ambulance — où l'on recevait des malades quelconques, — y prenait le Typhus et en mourait.

En 1868, pendant la famine d'Algérie, les Arabes des douars vinrent en masse encombrer les hôpitaux ; ils n'avaient que des affections d'alimentation ; ils n'avaient pas, ils n'apportaient pas le typhus ; — ils le créèrent sur place, — ils *typhizaient*, comme on dit alors.

Il importe que des fautes aussi douloureuses ne se commettent plus.

Il faut ne mettre dans les ambulances à typhiques que des typhiques ou des douteux, — défendre toute visite de *pays* ou de camarades, isoler absolument les malades, et ne laisser avec eux que des médecins, sœurs de charité et infirmiers dont ce péril est le devoir.

Quelques faits montreront la nécessité et le bénéfice d'une observance exacte de l'isolement et de cette discipline sanitaire de Corps d'armée.

En Crimée, un régiment, le 81ᵉ de ligne, très-hygiéniquement commandé par son colonel, ne perd que 451 soldats du typhus.

Côte à côte, un autre régiment parti du même camp de Saint-Omer, en même temps, même effectif, campé sur le même terrain, soumis aux mêmes vicissitudes atmosphériques, en perd 1088. (Baudens.)

La 4ᵉ batterie du 12ᵉ d'artillerie n'eut que 5 typhiques pour les mêmes causes d'observance hygiénique rigoureuse.

Il est d'autant plus urgent de s'astreindre à d'intelligentes précautions, que la contagion, nous l'avons dit, est facile et grave.

Le 26ᵉ de ligne, les troupes campées près du Ravin-des-Cuirassiers (terrain à typhiques) subirent des pertes considérables ; — enfin, après la campagne, deux infirmiers prirent le typhus en manipulant les effets des typhiques (retour de Crimée) au Magasin d'habillement de Marseille. (Michel Lévy.)

« Bien des fois j'ai donné à Volage, à Rampont, à Leclerc
» et à tant d'autres victimes le conseil de quitter leur loge-
» ment de Ramis-Tchifflick (hôpital) pour une tente dressée
» dans la campagne ou pour des baraques établies à peu de
» distance ; ils ont craint d'épouvanter par cette espèce de fuite,

» disaient-ils; ils sont tous morts. » (Dr Jacquot, *Typhus de l'armée d'Orient.*)

Le typhus est certainement à craindre en première ligne pour les gros bataillons, les grandes Armées de l'avenir; — il est rassurant de savoir que c'est une épidémie malléable, *bien en main*, pour ainsi dire, et que le Commandement peut prévenir à l'aide d'une discipline hygiénique rigoureuse.

Article II. — Dyssenterie.

Cette affection a une mise en scène symptomatique bien moins effrayante; elle ne fait pas délirer à cris comme le typhus et ne cadavérise pas comme le choléra.

Elle tue moins, mais fait peut-être plus de non-valeurs, enlève plus d'hommes du rang.

Il y a des guerres sans choléra ou variole, il n'y en a pas sans dyssenterie; elle hôpitalise et fond les Corps d'armée.

	Sur fiévreux de toute nature.	Dyssenterie ou diarrhée.
Anglais en Crimée. (Chenu, p. 583 à 608).	113,562	52,046 Près de moitié.
Guerre d'Italie. Hôpitaux d'Alexandrie.	15,427	4,100 Près du tiers.
Hôpital de Milan. (Casa *di Correzzione.*)	1,676	970 Plus de la moitié.

En 1862 (expédition de Chine), elle a fait de très-grands ravages.

Enfin, en 1870-71, les Prussiens (Statistique du docteur Engel[1]) accusent 1,985 décès, dont 16 officiers.

Bien que, sous l'influence de l'anémie, dé l'agglomération, du scorbut, d'une alimentation exclusive, la dyssenterie puisse braver l'hiver (Crimée) et remonter jusqu'au 52e degré de latitude boréale, c'est néanmoins,— en règle,—une maladie des saisons chaudes et des pays chauds.

L'Été, les mois dits de bataille (de juin à août) sont l'époque de ses apparitions habituelles; elle entre en ligne au moment des déclarations de guerre.

Une esquisse rapide de ses causes nous amènera aux déductions pratiques d'Hygiène préventive.

Outre les accessoires d'anémie, débilitation, fatigues, scorbut, miasmes palustres,

---

[1] *Die Verlüste der deutschen Armeen in Officieren.* Engel.

Les principales causes de dyssenterie sont : *alimentaires* ou *physiques*.

CAUSES ALIMENTAIRES. — 1° Alimentation par mauvaise viande. — Crimée : bestiaux transportés par mer et très-fatigués. « On ne nous donnait que du crevant et du crevé. » (Docteur Mouchot, *Revue Médicale*, 1856);

2° Alimentation insuffisante. — Siége de Paris (surtout dans les dernières semaines), 4,144 décès par dyssenterie et diarrhée;

3° Eaux. — Les eaux salines, surtout les eaux vaseuses chargées de détritus organiques. (Eaux saumâtres du Sahara algérien, Arroyos de Cochinchine, eaux du Peï-Ho) sont d'une action incontestable.

Les Chinois font bouillir leur eau de boisson et ne sont que peu malades (l'élévation de température à + 100° détruisant les organismes microscopiques. (V. p. 87.)

CAUSES PHYSIQUES. — L'eau froide ingérée immodérément, le corps en sueur (ce qui arrive si souvent au soldat malgré toutes les recommandations); enfin le refroidissement du ventre et des pieds.

La maladie devenue grave et épidémique, les selles dyssentériques elles-mêmes deviennent un élément de contagion des plus actifs.

Le Commandement devra donc ordonner les mesures d'hygiène préventive suivantes :

1° Faire porter (rigoureusement) la ceinture de flanelle — diaphragme mauvais conducteur du calorique, évitant, par conséquent, le refroidissement abdominal;

2° Proscrire, autant que possible, les pantalons de toile au bénéfice des vêtements de drap.

3° En arrivant à l'étape, mettre des sentinelles aux fontaines et puits, pour empêcher l'ingestion immodérée d'eau; ne laisser boire qu'un quart d'heure après l'arrivée.

Interdire aux soldats de se dévêtir trop vite, d'aller immédiatement laver leur linge ou prendre des bains dans une rivière, dont la fraîcheur n'attire que trop en été, de se coucher sur l'herbe des rives généralement humides, de dormir en plein air la nuit (rosée).

Pendant les chaleurs, on ne permettra que les fruits mûrs à dose modérée.

4° L'eau chargée de substances organiques (si on ne peut s'en procurer d'autre) sera traitée par l'alun, la filtration ou —bien mieux—bouillie pour détruire les ferments et coupée de café ou de vin.

Enfin, toute diarrhée sera combattue, dès le début, par la tisane de riz, le sous-nitrate de bismuth, 1 gramme, ou une pilule d'opium de 5 centigrammes.

Avec toutes ces mesures bien connues, publiées à l'Ordre, sérieusement surveillées, on atténuera, dans une proportion considérable, le chiffre des hospitalisations et des disparitions du rang — double bénéfice, budgétaire et tactique.

Article III. — Choléra.

La cause du Choléra est inconnue.

Son point d'origine est le Delta du Gange (1817). De là il est venu plusieurs fois en Europe :

La première (voie de terre), par les caravanes russes et les steppes des Kirghiz.

Les autres (voie maritime), par l'isthme de Suez.

Ce sont ses deux grandes routes[1].

Aussi des Conférences internationales ont-elles fait créer des postes de médecins sanitaires à Djeddah (docteur Buez), Cosséir et Souakim, pour surveiller les pèlerins arabes de la Mecque et la voie de l'Isthme.

Le Choléra est toujours une épidémie d'importation.

Les pertes furent, en Crimée : (Chenu p. 20 à 120 et 583 à 608).

	Entrés à l'hôpital.	Morts.
Armée française	25,307	9,024
Armée anglaise	7,575	4,513

Les faits de propagation de maison à maison, l'importation par un malade dans une ville, mieux, l'évidence de contagion par les vomissements et les selles (expériences de *choléraïzation* des animaux, par Robin) font qu'à l'exemple de l'Assistance publique — il sera toujours très-pratique de créer des ambulances *spéciales* de cholériques, de les isoler, de les aérer, ventiler et *disséminer*[2].

---

[1] **Proust.** *Essai sur l'Hygiène internationale, ses applications contre la peste, la fièvre jaune et le choléra asiatique*, avec une carte indiquant la marche des épidémies de choléra, par les routes de terre et la voie maritime. Un vol. in-8°. Paris, 1873.

[2] **Bucquoy.** *L'opportunité de l'Isolement des Cholériques dans les hôpitaux*, prouvée par les documents administratifs. Paris, Malteste, 1865.

On peut toucher du doigt les résultats de la dissémination.

En juin 1854, à Varna, il mourait 1,447 soldats sur 2,314 malades.

On dissémine sous tente : la mortalité tombe à 701 sur 2,635, *diminution de moitié.*

Les mesures à prendre sont :

§ 1er. — *Hygiène publique.*

1° Entraver toute communication avec les pays en cours d'épidémie par des quarantaines et des cordons sanitaires très-rigoureux.

La Conférence internationale de Vienne de 1874 en a adopté le principe à l'Unanimité :

§ 7. « Aucun fait n'est venu prouver jusqu'ici que le choléra
» puisse se propager au loin par l'atmosphère seule, et c'est
» une loi sans exception que jamais une épidémie de choléra
» ne s'est propagée d'un point à un autre dans un temps plus
» court que celui nécessaire à l'homme pour s'y transporter. »

Enfin, M. Dukerley, en 1867, à Batna, a retiré d'excellents résultats des cordons sanitaires :

Constantine	25,131 hab.	335 décès		
Sétif	6,132 —	116 —		
Batna, isolé par cordon sanitaire.	1,718 —	6 —	seulement.	

2° *Le premier cas constaté.* — Éviter les grandes agglomérations, qui doublent le nombre et la gravité des cas.

Disséminer les troupes par petits détachements — sous tentes — si c'est possible.

Prescrire des distributions supplémentaires de toniques, vin, café (Crimée), et faire porter avec le plus grand soin la ceinture de flanelle — redoubler de rigueur dans la surveillance des abattoirs, latrines, cantines, cimetières, hôpitaux, infirmeries, chambrées ; — en un mot, détruire toute cause de méphitisme local.

Créer des ambulances spéciales sous tente, très-disséminées et *sous le vent* des Camps — y évacuer les malades et douteux ; déplacer ces ambulances le plus souvent possible.

Ne pas jeter les déjections aux latrines, égouts ou ruisseaux d'eau potable (d'où le dicton : le choléra suit les cours d'eau) ; mais les désinfecter et les enterrer — c'est peut-être l'*agent le plus actif de contagion.*

§ II. — *Hygiène individuelle.*

Observer une hygiène rigoureuse, éviter tout excès d'eau, bière ou fruits sucrés; — faire bouillir l'eau d'alimentation (en frappant de mort à + 100° tous les microzoaires) a donné de bons résultats en Angleterre.

Se purger le moins possible pendant l'épidémie.

Traiter, dès le début, toute diarrhée, tout dérangement intestinal par tisane de riz, 1 pilule d'opium, ou laudanum 15 à 20 gouttes dans une cuillerée d'eau.

§ III. — *Premiers soins.*

En attendant l'arrivée du médecin, tout doit tendre à provoquer la réaction — à RÉCHAUFFER le malade :

1° Par *Boissons chaudes stimulantes.* — Thé, punch, vin chaud, infusions de mélisse ou de menthe poivrée chaudes.

Le thé chaud au rhum paraît avoir donné les meilleurs résultats.

2° Par *Frictions.* — Sur tout le corps avec gants de crin ou morceau de flanelle chaude, elles seront sèches ou faites avec de l'alcool camphré et des liniments ammoniacaux. L'important, c'est qu'elles soient longtemps continuées, surtout sur les mollets, siéges de crampes si douloureuses.

3° Par *le Calorique.* — On mettra autour du corps des serviettes chaudes, des bandes de flanelle sur lesquelles on promène un fer à repasser, des briques chaudes aux pieds.

En un mot, on essaiera de ramener le calorique vital par toutes les amorces excitantes; les vomissements seront calmés par de petits morceaux de glace sucés lentement.

Un médecin sera appelé le plus tôt possible, car l'excitation même doit être dosée et contenue comme tout remède.

Article IV. — Variole.

Les grandes épidémies militaires de Variole sont rares depuis la vaccine (29 cas et 6 décès seulement en Crimée).

Elle n'exerce plus ses grands ravages d'autrefois que sur les peuplades sauvages non vaccinées (Océanie, Indiens des États-Unis).

Toutefois, dans l'Armée, les cas de 2,2 pour 1,000 hommes d'effectif, en 1866,

Arrivaient, en 1868, à 6,5, — le triple.

Enfin, en 1870, l'Ouest de la France, surtout, présentait un nombre de cas insolite; la Guerre est venue les décupler, en vertu de cet Axiome épidémiologique (à retenir) que :

Les Grandes agglomérations augmentent toujours non-seulement le nombre, mais la gravité des cas.

L'Armée prussienne n'a eu que 261 décès par variole.

L'insignifiance de ce chiffre par rapport à l'effectif est due à leur intelligente surveillance hygiénique et à leurs revaccinations multipliées.

Les statistiques françaises n'ont pu être faites qu'à Paris pendant le Siége :

	Effectif.	Varioleux.
Mobiles	100.000	4.486
Armée régulière :..........	70.000	3.092

L'hôpital de Bicêtre, spécialisé dès le début de l'épidémie, a reçu [1] :

	Entrés.	Morts.
Officiers...	23	1
Sous-officiers	112	15
Soldats	7.443	1.058
Total	7.578	1.074

Les Mobiles bretons, que la population (on leur attribuait l'importation de l'épidémie de l'Ouest) disait décimés par les formes les plus graves (variole *noire*, hémorragique), n'ont guère été plus éprouvés que l'armée régulière.

Les Bataillons de marche de Garde nationale ne furent successivement frappés que quand, pour les sorties, ils durent séjourner dans les redoutes ou retranchements occupés par les troupes atteintes de l'épidémie. (Hautes-Bruyères, Villejuif, Moulin-Saquet furent les postes les plus éprouvés par contagion.)

L'agent inoculateur est la croûte variolique, et le moment psychologique de la contagion est la dessiccation des pustules, fin de la deuxième semaine.

— Les mesures préventives à prendre contre la Variole sont :

En première ligne, les revaccinations pratiquées activement et sans relâche :

Soit avec le vaccin jennérien,

---

[1] L. COLIN. *La Variole au point de vue épidémiologique et prophylactique*, un vol. in-18. Paris, 1875.

Soit avec le vaccin de génisse (*cow-pox*), qui n'a que le dés-avantage de se conserver plus mal en plaques ou en tubes.

Un premier cas de variole déclaré, — on devra évacuer le malade sur une ambulance spéciale de varioleux, où il est revêtu d'habits spéciaux; ses vêtements lui sont rendus désinfectés à la sortie et ne rapportent pas la contagion.

Au quartier, la literie du malade, tout ce qui l'a entouré sera désinfecté, ses camarades de lit mis en observation; s'il s'agit d'une casemate à air confiné — elle sera évacuée si c'est possible, — au moins désinfectée et ventilée. (Voir *Désinfection pratique*, p. 161.)

Les revaccinations seront prescrites aussitôt par le Commandement et suffiront quelquefois à atténuer l'épidémie; enfin les cas graves (variole noire) seront surtout l'objet d'un isolement et d'une désinfection plus étudiés.

Article V. — Scorbut.

C'est une maladie d'Alimentation.

Elle a fait d'immenses ravages avant que sa nature et ses préservatifs fussent connus.

Bien qu'appelée à reculer de plus en plus, aujourd'hui, de-vant la rapidité des transports et les progrès hygiéniques, elle est à prévoir dans l'avenir pour les longs siéges ou blocus des forts détachés ou d'arrêt.

L'entassement dans les casemates, le manque d'eau, d'air, de lumière et de soleil, lui ouvrent les portés grandes.

L'alimentation rationnée et peu végétale, — le manque de végétaux frais, surtout le font naître.

Les Conserves Chollet rendirent de grands services en Crimée; on fit des salades de pissenlit et d'un peu toute espèce d'herbes; mais ces ressources d'expédient furent vite épuisées.

La mortalité fut : (Chenu, p. 69 à 128).

	Scorbutiques	Morts
Français	23,250	645
Anglais	2,090	178

On le voit c'est une épidémie dont la mortalité est peu élevée, mais qui, — plus ou moins latente dans tous les organismes mal alimentés, éclate partout à la fois et retire du rang une foule de soldats.

De plus, elle imprime à toutes les maladies voisines un cachet spécial que tous les médecins connaissent et qui se traduit par une difficulté de réaction et une lenteur de convalescence caractéristique.

Il ne faut donc pas s'en tenir au chiffre de pertes peu élevé pour en juger la gravité, et elle doit être l'objet des préoccupations très-vives des assiégeants, surtout des assiégés, forcément plus parcimonieux en alimentation végétale.

Longtemps à l'avance la maladie sera annoncée (comme elle le fut en Crimée) par les médecins des corps.

Dès ce premier communiqué, on prescrira aux troupes :

De se laver la bouche et les gencives avec le plus grand soin ;

On substituera, autant que possible, le pain au biscuit ;

On fera des distributions supplémentaires toniques (café, vin) ; on épuisera les crucifères, les salades de toutes herbes ; en un mot, tous les végétaux frais — le suc de citron (*limon-juice* de la marine anglaise) et les pommes de terre rapées crues, des baleiniers américains.

Le traitement moral ne sera pas négligé : on établira des jeux de boules, quilles, trapèze, gymnase, théâtre de camp (12ᵉ d'artillerie, Crimée).

On peut à peu près créer le Scorbut à volonté — comme le Typhus ; — on comprend dès lors quelle action de préservation effective peut avoir sur cette épidémie le Commandement hygiéniquement exercé.

CHAPITRE II

PETITES ÉPIDÉMIES DE GARNISON

En temps de paix, quelques affections peuvent prendre un caractère épidémique — moins envahissant, moins dangereux, sans doute — mais qu'il est utile et pratique de vulgariser.

Nous n'en parlerons que succinctement et au point de vue des mesures de précaution à prendre par le Commandement, — le traitement restant absolument affaire médicale.

Article 1ᵉʳ. — Goître épidémique.

C'est une maladie locale — géographique — à peu près exactement limitée aux garnisons de montagne.

Sur 18 épidémies[1],

Briançon, à lui seul, en a   11
Clermont-Ferrand........   3   (7e, 8e, 27e de ligne, 1er hussards).
Besançon..............   2
Mont-Dauphin.........   1
Embrun..............   1

Le mot épidémique ne doit pas effrayer ; il y a tout au plus une centaine d'hommes atteints ; le cou grossit sans fièvre ni douleur vive, il n'y a qu'une gêne plus ou moins marquée. Chez quelques malades, le *gros cou* persiste et devient une infirmité, cause de réforme ; là est le danger.

Le Commandement averti, par les médecins des corps, prescrira les mesures de prévention suivantes :

1º *Toniques*. — Faire allouer à la garnison une ration journalière supplémentaire de vin, sucre, café, pendant la durée de l'épidémie (l'été d'ordinaire).

2º *Iodés*. — Prescrire l'iodure de potassium, qui a paru agir comme curatif et préventif ; il pourra être mis dans la soupe journalière à raison de 5 décigrammes par homme (Épidémie de Briançon).

3º *Déplacement*. — Tout homme dont le goître ne cédera pas au traitement sera envoyé en congé (convalescence ou autre). Quitter la garnison pour l'air natal a suffi souvent pour guérir.

4º Tout homme qui ne pourra plus crocheter son collet de tunique (premier indice, pour beaucoup, du grossissement du cou) devra se présenter sans attendre, sans croire que *ce ne sera rien*, à la visite du médecin du Corps.

Article II. — Ophthalmie militaire.

Appelée aussi Ophthalmie égyptienne, cette affection est peu répandue en France, un peu plus en Algérie, mais fait de grands ravages (par contagion) dans les Armées Belge, Prussienne et Autrichienne.

Entrés aux hôpitaux pour maladies de l'appareil de la Vision.

Prusse... { 1868 23,283
{ 1869 23,649

Pendant la guerre, le nombre des combattants fut aussi fortement diminué par l'ophthalmie.

---

[1] *Étude sur le Goître épidémique*, NIVET, Baillière, 1873.

Autriche 1869. — 16,368 entrés aux hôpitaux pour maladies des yeux.

Cette affection est éminemment contagieuse et devra, si elle était signalée (par contact avec des troupes étrangères) appeler l'attention du Commandement.

L'isolement des malades, la visite journalière des yeux, la séquestration des suspects, le lavage préventif des paupières avec des solutions légèrement astringentes, une alimentation tonique et une aération même exagérée devront être prescrits. (Voir *Maladies de l'Algérie*, p. 215.)

Article III. — Héméralopie.

Au moment de la chute du jour, quand la lumière solaire disparaît [1], un soldat en faction n'y voit plus, ses camarades sont forcés d'aller le chercher et de le conduire, — il est atteint d'héméralopie.

Aveugle la nuit; il n'y voit bien qu'à la lumière solaire. Les lumières artificielles (bougie, lampe) sont trop pâles pour sa rétine atteinte d'une sorte d'insensibilité et de paresse l'empêchant de percevoir les impressions lumineuses peu vives.

La vue ne revient guère qu'au matin.

Cette maladie, non contagieuse, plus alarmante que dangereuse, a été observée un peu partout :

A Strasbourg	dès 1762	(Régiment de Picardie)	
Belfort	36e de ligne		(1832)
Sedan	56e	—	(1854)
Besançon	58e	—	(1854)
Lyon	57e	—	(1856)
Marseille	45e	—	»
La Rochelle	61e	—	»
Camp de Satory			(1853)

Les Corps ou fractions qui fournissent peu de sentinelles (Artillerie, Cavalerie, musiciens, tambours, sapeurs) ne sont pas ou sont peu atteints. L'Infanterie a toujours le plus de ces malades — et au printemps.

Le Commandement prescrira :

Une nourriture tonique, des distributions extraordinaires de vin, de café et sucre; on diminuera les fatigues (surtout gardes

---

[1] Au moment précis du Ramadan — quand, comme dit le proverbe Arabe, On ne peut plus distinguer un fil noir d'un fil blanc. »

de nuit) dans les limites du possible pendant la durée de l'épidémie.

Tout homme dont la vue s'affaiblira devra, sans plus attendre, se présenter à la visite.

Un régime alimentaire spécial, plus tonique (et ce sera le meilleur remède) devra temporairement être fourni par les cantines aux malades de l'infirmerie.

Article IV. — Stomatite ulcéreuse.

Autrefois très-répandue, a presque disparu devant l'hygiène et l'usage de la brosse à dents; elle consiste en une inflammation avec ramollissement et ulcération du fond de la bouche, derrière la dernière molaire. Négligée, les gencives deviennent fongueuses, saignantes, les ganglions du cou s'engorgent.

La distribution des gamelles et des quarts individuels a beaucoup fait diminuer les cas de contagion; aussi ne parlons-nous que pour mémoire de cette stomatite, dite *épidémique* dans les anciens Recueils de médecine militaire [1] et que les soins d'hygiène de la bouche ont presque fait disparaître.

Il suffira aujourd'hui d'envoyer à la visite tout homme atteint de cette affection, d'isoler surtout sa cuiller, sa gamelle et son quart, ses instruments de bouche; puis, dès le premier cas constaté, de faire redoubler les soins de propreté buccale et leur surveillance spéciale par visites sanitaires.

Article V. — Oreillons.

Engorgement fluxionnaire des glandes parotides (au-dessous de l'oreille, à la courbure du maxillaire inférieur).

C'est une petite épidémie peu grave, attaquant surtout les conscrits et présentant cette étrange particularité qu'avec la disparition brusque de l'oreillon coïncide assez souvent un engorgement de l'un ou des deux testicules. L'orchite du reste se résout d'elle-même sans autre dommage qu'une gêne et une indisponibité de quelques jours.

C'est sans doute à cette bénignité de disparition que l'on doit (alors que tout régiment a eu, à époque variable, sa petite épi-

---

[1] *Mémoire sur les stomatites et les gengivites affectant un caractère épidémique et contagieux qui se sont montrées dans l'hôpital militaire de Toulon pendant l'année 1829* (PAYEN), t. XXVIII, p. 141.— *Notice sur une stomatite épidémique, sur son mode de propagation* (LÉONARD), t. XX, page 296.

démie) de n'en trouver dans les Mémoires de médecine militaires qu'une seule relation (1er régiment d'infanterie légère à Mont-Louis, en 1827).

Malgré leur réelle innocuité, les oreillons éveilleront l'attention des Chefs de corps parce qu'ils sont un signe, un premier avertissement d'encombrement et de fatigue.

On devra, autant que possible, atténuer le service, ne pas surmener, — désinfecter les chambres avec de la sciure de bois phéniquée ou du chlore, — prescrire des mesures d'aération, augmenter les intervalles des lits et paquetages.

Quelques congés et permissions accordés opportunément diminueront l'effectif et feront disparaître l'encombrement des chambrées les plus atteintes.

CHAPITRE III

PETITES INDISPOSITIONS USUELLES SAISONNIÈRES
ET LEURS PREMIERS SOINS.

Ce chapitre, né du même esprit de Vulgarisation que ses similaires du Guide chirurgical et que le chapitre suivant — Guide de l'Algérie, — est destiné à donner une notion sommaire des petites indispositions sans gravité de chaque saison.

Nous ne voulons certainement pas enseigner la médecine et faire des demi-docteurs — très-dangereux. — Nous le disons hautement, on devra consulter toutes les fois qu'on le pourra; mais en cas d'isolement momentané (en Afrique ou en campagne) ces indications, tout élémentaires et presque de garde-malade, peuvent être de quelque bénéfice pour l'Officier ou sa troupe.

Article Ier. — Été.

§ Ier. — *Embarras gastrique.*

La langue est jaune, la bouche amère, l'appétit nul : il n'y a ni fièvre ni douleur au creux de l'estomac, souvent envie de vomir; cette indisposition est très-fréquente ; elle entre pour environ 1/4 des cas dans les maladies de l'Infirmerie et de la Chambre.

Les premiers soins consistent à administrer 1 gramme de poudre d'ipéca dans un demi-verre d'eau. L'émétique fera vomir aussi, mais il fatigue et prostre davantage.

La bile évacuée, on fera bien d'user d'amers continués quelque temps; le plus simple est la tisane de centaurée.

Le vin de quinquina, pris par petits verres, le matin, pendant les grandes chaleurs d'août et septembre, constitue un apéritif tonique bien plus hygiénique que les alcooliques les plus renommés. Nous ne saurions trop le recommander à l'Officier.

§ II. — *Diarrhée.*

En se reportant à l'article Dyssenterie et à Diarrhée (Algérie), on verra la fréquence et la gravité que peut revêtir cette indisposition. Il est expédient d'y couper court. La ceinture de flanelle sera toujours d'excellente précaution.

La tisane de riz, les œufs et la mie de pain seront des moyens hygiéniques quelquefois suffisants.

Les agents pharmaceutiques, 1 gramme de sous-nitrate de bismuth dans une cuillerée d'eau ou quinze à vingt gouttes de laudanum, viendront après, s'il y a lieu.

Article II. — Hiver.

§ Ier. — *Bronchite.*

Le Rhume est une des indispositions les plus fréquentes de l'hiver, des premiers froids surtout.

Il se traduit par une douleur sous le sternum (voir Anatomie), des crachats blancs et l'absence de fièvre.

Il sera traité par des tisanes chaudes de guimauve (fleurs ou racines), de dattes, de jujubes, miellées ou non. — Bien recouvrir la poitrine et provoquer une sudation locale.

On pourra appliquer sur le devant de la poitrine d'abord une feuille de papier Rigollot, puis du papier Wlinsi, petits moyens inoffensifs — en leur inefficacité; un emplâtre de thapsia, d'action plus complète.

§ II. — *Angine.*

Le mal de gorge est aussi une des indispositions hivernales les plus communes; nous n'avons pas à le décrire; disons seulement qu'il faut se garder de le négliger, surtout en récidive. Les angines fréquentes laissent toujours après elles une certaine hypertrophie des amygdales qui, à la longue, peut devenir chronique et persister. Il n'y a alors d'autre remède que l'excision.

L'angine simple, sans fièvre, se traitera par des gargarismes astringents avec alun, 4 grammes; on entourera le cou d'une cravate de laine pour provoquer une sudation locale.

Il ressort, en dernière analyse, de ce rapide aperçu des indispositions Saisonnières — que l'été, l'abdomen doit être surtout mis à l'abri des courants d'air et refroidissements, que, l'hiver, c'est le cou et la poitrine qu'il faut préserver.

CHAPITRE IV

GUIDE MÉDICAL DE L'ALGÉRIE.

L'Algérie a ses maladies spéciales bien à elle (grande endémie des Fièvres intermittentes, Bouton de Biskra, Gale bédouine).

Elle a aussi ses immunités. C'est à peine si le *rhumatisme* est désigné dans les statistiques algériennes ; il figure seulement pour 107 cas sur plus de 30.000 malades, et ne fournit pas un seul décès. Il n'y existe que pour mémoire.

Les affections de poitrine : pneumonie, pleurésie, bronchite, phthisie et la fièvre typhoïde sont aussi beaucoup moins fréquentes qu'en France.

Somme toute pourtant, la mortalité est plus élevée en Afrique.

Mortalité sur 1,000.

	FRANCE	ALGÉRIE	
1862-67	8.80	14.90	
1867	8.46	21.68	épidémie de choléra.
1868	11.17	22.77	id. de typhus de
1869	8.64	12.95	famine.
1872	8.03	10.8	

On voit que, — hors les périodes épidémiques (périodes d'accident), la mortalité est de 3 à 4 unités supérieure à celle de France.

Les mois de mortalité plus grande sont aussi différents des nôtres, les voici synoptiquement par ordre d'insalubrité décroissante :

Mortalité.— Sur 1,000 décès.

	ALGÉRIE	FRANCE
Octobre	125	67
Novembre	121	62
Décembre	106	66
Septembre	104	85
Août	100	75
Janvier	98	66
Juillet	83	70
Février	65	75
Mars	64	104
Juin	50	98
Avril	42	112
Mai	35	95

Le maximum de mortalité, qui est en France au *printemps* (mars, avril, mai, juin), est en Algérie en *automne* (septembre, octobre, novembre et décembre).

A cette époque la maladie qui domine impose son cachet d'accès à toutes les autres et déteint sur tout, est la Fièvre intermittente.

Aussi a-t-on pu dire que le sulfate de quinine était bon à tout en Algérie ; c'est un maître Jacques thérapeutique, on en bourre les poches de tout officier envoyé sur les routes avec un détachement isolé, et tout vieil Africain est familier avec les petites boîtes de fer-blanc du fébrifuge.

Nous ne dirons que quelques mots des seuls points utiles à vulgariser pour un lecteur non médical : le dosage et l'administration quiniques.

Article Ier. — Maladies Miasmatiques.

§ Ier. — *Fièvre Intermittente.*

Fréquence : — 20,697 fièvres intermittentes sur 42,507 malades de toute cause, ou 48 p. 0/0 des entrées aux hôpitaux ; 28 p. 0/0 des décès.

Il y a des fièvres qui reviennent tous les jours (quotidiennes), tous les deux jours (tierces), et tous les trois jours (quartes) ; les deux premiers types, de beaucoup les plus fréquents.

On prendra le sulfate de quinine dès que l'accès est terminé, c'est-à-dire le plus longtemps possible avant l'accès à venir.

En Algérie, la dose varie avec les garnisons et les saisons (moins en hiver et au printemps ; plus en automne et en été).

On ne peut formuler de règle absolue ; — toutefois, il ne faut pas craindre d'en prendre trop et d'aller à 1 gramme (10 pilules) par jour.

On continuera cette dose journalière à jeun jusqu'à ce que la fièvre soit coupée, et les accès ne revenant plus, on en prendra 5 jours encore par dose décroissante de 6, 5, 4, 3, etc., pilules.

En juillet, août, — surtout septembre ou octobre, — si la fièvre est grave avec délire (rémittente ou pernicieuse), il faut agir vite et faire avaler à n'importe quel moment et le plus tôt possible 2 à 4 grammes de quinine ; si elle est rendue, on en donnera en lavement ou en frictions (mêlée à une pommade), on cherchera à la faire absorber de toute façon en un mot, — et de suite.

Une minute a sa valeur vitale ; — que de soldats, zouaves, zéphyrs, surtout disciplinaires et pionniers, sont morts sur les routes des petits postes faute de cette médication immédiate !

§ 11. — *Dyssenterie et diarrhée.*

Fréquence : — 11,789 cas de dyssenterie sur 42,507 malades, 27 p. 0/0 des entrées aux hôpitaux, 45 p. 0/0 des décès[1].

On voit que les fièvres à quinquina et la dyssenterie constituent l'immense majorité des maladies Algériennes, — 75 p. 0/0 à elles deux.

Tout chef de détachement devra faire surveiller avec le plus grand soin le port des ceintures de flanelle.

Dans le Sud, le sol, très-magnésien, rend les eaux purgatives. (Biskra, 2 gr. 10 ; Ouargla, 2 grammes ; Tuggurth, 3 gr. 960 de matières salines par litre[2]).

En automne, un peu partout, l'eau des rivières diminuée, concentrée par des chaleurs torrides, renferme des milliers de microzoaires nés de décompositions végétales ; cette eau est (*en Colonne*) une des causes les plus fréquentes de diarrhée et de dyssenterie.

Il sera bon de la faire bouillir une minute pour en frapper de mort tous les ferments.

Contre la diarrhée, on emploiera la tisane de riz, l'alimentation par les œufs, les frictions sèches abdominales, enfin la pilule d'opium bien connue des Africains, mais qui, souvent, vieille et durcie, doit être coupée en petits morceaux pour être bien absorbée.

Se bien rappeler que la dyssenterie entre pour 45 p. 0/0 dans les décès et ne jamais négliger une indisposition abdominale, si légère soit-elle.

Article II. — Maladies de Soleil. — Lumière et Calorique.

(*Caractère commun :* augmentant dans le Sud et avec la saison chaude, diminuant aux premiers froids et dans le Tell).

§ Ier. — *Maladies de Lumière.*

Opthalmie. — La lumière est très-vive en Algérie ; on croit toucher du doigt des montagnes qui sont à des distances considérables ; l'arbre est rare, le rayonnement calorique et lumineux, intense.

---

[1] Laveran, article Algérie, *Dictionnaire Encyclopédique de Médecine.*
[2] Moissonnier, Recueil de *Mémoires de Médecine militaire*, t. XXXI, 1875.

Aussi chez les indigènes l'opthalmie est-elle très-fréquente, les aveugles ou borgnes très-répandus (1 aveugle ou borgne sur 64 individus ; — 1 sur 50 en Égypte).

Dans les régiments, il y a beaucoup moins de cas[1]; nous ne saurions trop insister, néanmoins, sur le caractère contagieux de cette opthalmie et, par les jours de Sirocco ou de lumière crue, sur le port de lunettes à verre noirci (noir de Londres).

Comme moyen préventif, nous conseillons aux Officiers sujets à blépharites (yeux larmoyants, paupières tendres, rouges, collées après le sommeil) de se toucher de temps en temps le bord des paupières avec un morceau de sulfate de cuivre (vitriol bleu), qu'on trouve partout.

§ 2. — *Maladies de Calorique.*

1° INSOLATION (*heat apoplexy, sun fever* des Anglais).

Les insolations sont assez fréquentes en Algérie, dans l'infanterie surtout, plus en contact avec le sol échauffé.

Les premiers soins consistent à coucher le malade à l'ombre, ôter la tunique et la cravate, tout ce qui serre le cou ou la poitrine, projeter de l'eau froide sur la tête, qu'on maintient haute, faire des frictions sèches sur les bras et les jambes.

Le couvre-nuque ne devra jamais être quitté pendant la saison chaude; c'est un écran qui a préservé bien des fois.

2° SUEURS PROFUSES ET POUSSÉES A LA PEAU (Gale bédouine et furoncles, panaris, Boutons de Biskra).

Gale Bédouine. Hhabb arag (boutons de sueur); petites élevures rouges très-nombreuses, limitées aux bras, épaules et poitrine, rarement plus bas ; à démangeaison insupportable, — non contagieuse, non parasitaire.

Les bains de mer l'exaspèrent, elle augmente avec la chaleur, diminue avec elle. C'est une vraie maladie de Calorique; sa durée est de 3 à 6 jours, quelquefois des poussées successives, très-désagréables, la font durer plusieurs semaines.

Les bains de son, l'eau de sureau, un régime végétal, le repos à l'ombre, sont les meilleurs remèdes ; — elle attaque surtout les sujets forts et sanguins, d'où le dicton qu'elle préserve de la fièvre.

Les *furoncles* et les *panaris* (poussées à la peau), sont très-fréquents en Algérie.

---

[1] Cuignet, *Opthalmie d'Algérie.* Lille, Lefebvre-Ducrocq, 1872.

Le *Bouton de Biskra*, qui pourrait s'appeler bouton des Oasis, car on a observé à Laghouat et à Bouçaada des diminutifs, comme des ébauches de cette affection, est une ulcération de 4 à 5 centimètres, siégeant à la face ou à la partie externe des membres, et laissant une cicatrice violâtre indélébile.

Qu'elle provienne de l'usage des dattes (dire des indigènes) ou de l'eau de l'Oued el Kantara (version européenne), elle n'atteint que fort peu les Officiers, et il faut que là, comme pour l'ulcère de Cochinchine, l'anémie due aux sudations excessives ait préparé le terrain.

Un régime tonique, café, thé, vin de quinquina, amers, sera le meilleur préventif.

Ne pas oublier que l'affection est contagieuse et ne pas toucher aux malades si l'on a la moindre éraillure à l'épiderme.

Article III. — Accidents spéciaux à l'Algérie.

1° Vipère a cornes ($0^m,65$ de longueur), ainsi nommée de deux petits prolongements épidermiques très-courts ($0^m,005$), souples et mobiles. Ne se rencontre que dans le sud (Sahara algérien). Sa piqûre est très-dangereuse, suivie de refroidissement, gonflement énorme et fièvre.

Il faut se hâter d'opérer la succion avec la bouche ou une ventouse — ce qui est plus expédient peut-être ; — après avoir un peu agrandi la piqûre avec une lancette ou un canif, la cautériser avec une allumette, de l'ammoniaque ou quelques grains de poudre (à la chasse). On établira ensuite une ligature sur le membre au-dessus de la piqûre et on cherchera des soins médicaux au plus vite.

2° Scorpions. — Il y en a trois variétés : le *rouge*, le plus petit ; le *jaune*, passant dans les tribus pour le plus redoutable ; enfin le *noir*, qui est le géant de l'espèce, il atteint 5 centimètres[1].

Le sol est jonché de pierres plates (schistes feuilletés), sous lesquelles ils se cachent et qu'il faut se garder d'enlever sans précaution dans le but louable de dépierrer sa tente (d'où une foule de *Camps des Scorpions* baptisés par nos soldats).

Les premiers soins consistent à faire des frictions à l'ammoniaque sur la partie blessée et à faire prendre de six à huit gouttes d'ammoniaque dans un verre d'eau.

---

[1] Marmy, *Mémoires de Médecine militaire*, 3ᵉ série, t. V, p. 215.

Le danger est médiocre et la piqûre guérit seule après quelques jours d'indisposition.

Desgenettes l'avait déjà remarqué en Égypte.

3° SANGSUES. — Avec l'eau des mares on avale, sans s'en douter, de petites sangsues à peine visibles, filiformes, qui se fixent dans l'arrière-bouche ou le nez, entraînent des hémorragies inexplicables et arrivent, par une alimentation, qu'elles ne s'épargnent pas, au volume des sangsues ordinaires.

On les aperçoit alors, et le plus sûr est de les saisir avec une pince et de les tirer dehors, ce qui n'est pas toujours facile. La fumée de tabac, l'eau salée peuvent leur faire lâcher prise, mais elles tiennent bon le plus souvent.

Il est utile d'être averti de ce fait, et nous engageons fort les officiers, en tout état de cause, à faire bouillir, puis filtrer les eaux de table dans un filtre de laine, mieux, de charbon.

4° TÆNIA. — Est plus fréquent en Algérie qu'en France.

De 1846 à 1851 on l'a observé   7 fois en France.
—   —   184 fois en Algérie.

Mais le plus grand nombre des cas a été présenté par des Européens ayant déjà un très-long séjour en Algérie (Tarneau), ce qui le fait échapper à notre cadre tout militaire.

Notons, pour terminer, deux petites particularités algériennes.

5° LA FIGUE DE CACTUS. — Quoique de goût assez médiocre, est souvent mangée en excès par les soldats, surtout les *roumis*, les frais débarqués.

Les pepins, en s'agglomérant dans l'intestin, causent mécaniquement une constipation des plus gênantes et des plus opiniâtres.

6° DES FOURMIS en migration envahissent quelquefois les maisons, les tentes, surtout le lit et mettent littéralement en déroute.

On s'en débarrasse en mettant les pieds de son lit de fer dans une assiette pleine d'eau ou plus sûrement en entourant le même pied de lit d'un petit morceau de ouate ; les fourmis montent et se perdent dans l'inextricable réseau des filaments du coton. Cet obstacle infranchissable, dû à l'ingéniosité d'un zéphir, a assuré le sommeil de plus d'un officier.

Nous donnerons pour Épilogue à cet aperçu sommaire un Tableau, par ordre de fréquence, de la distribution géographique des Fièvres intermittentes.

Bien que ne portant que sur deux années (1868 et 1869), il donne cependant une idée approximative assez exacte de la salubrité des diverses garnisons au point de vue de la maladie de beaucoup la plus fréquente en Algérie.

Distribution géographique des Fièvres intermittentes

(par ordre d'insalubrité décroisssante).

STATISTIQUE MÉDICALE DE L'ARMÉE.— MOYENNE DES ANNÉES 1868 et 1869.

Sur 1,000 malades entrés aux hôpitaux :

Sont entrés pour fièvres intermittentes :

1	Lalla Marghnia	645	21	Fort-Napoléon	427
2	Daya	630	22	Biskra	409
3	Sidi bel Abbès	593	23	Blidah	400
4	Bougie	580	24	Tlemcen	376
5	Sebdou	578	25	Coléah	372
6	Bône	578	26	Téniet el Haad	368
7	Batna	545	27	Alger	366
8	Saint-Denis du Sig	544	28	Sétif	360
9	Tenès	541	29	Géryville	353
10	Philippeville	537	30	Mostaganem	350
11	Douera	530	31	Tiaret	345
12	Relizane	518	32	Tébessa	341
13	Aumale	512	33	Milianah	317
14	Constantine	502	34	Médéah	292
15	Dellys	483	35	Bordj bou Arreridj	290
16	Mascara	481	36	Oran	283
17	Orléansville	476	37	Boghar	181
18	Cherchell	475	38	Laghouat	140
19	Saïda	471	39	Bouçaada	124
20	Djidjelli	456			

Cette Statistique — qui dénote pour les deux premiers postes une insalubrité marquée — sera rendue plus rassurante par le tableau de l'*Assainissement* progressif par la *Culture* déjà opéré en plusieurs points d'une façon bien remarquable, — en particulier dans la Mitidja.

	Population moyenne	Décès moyenne	Mortalité		Population moyenne	Décès moyenne	Mortalité
1843-49. Kouba..	666	59	0088	1853-61. Kouba..	568	20	0033
1835-45. Bouffarik.	770	52	0070	1856-61. Bouffarik.	2827	135	0048
1845. Fondouk...	540	128	0237	1856-61. Fondouk.	380	15	0041

Ainsi la mortalité est tombée de 70 à 48 à Bouffarick,
—   —   88 à 35 à Kouba,
—   —   237 à 41 au Fondouk.

Dans toute l'Algérie elle était, en 1846, de 64 décès pour 1,000 hommes ; — elle n'est plus aujourd'hui que de 9,22.

Soit 54 décès en moins par 1,000 hommes d'effectif. (*Statistique médicale de l'Armée, 1873.*)

C'est un résultat très-considérable et très-rassurant pour l'avenir de la Colonisation.

FIN DE LA QUATRIÈME PARTIE.

CINQUIÈME PARTIE

GUIDE PRATIQUE DES OFFICIERS DE RECRUTEMENT

ET DES MEMBRES DES CONSEILS DE RÉVISION

RECRUTEMENT

Dans plusieurs tournées récentes de Conseils de Révision, nous avons cru remarquer que quelques notions pratiques ne seraient pas inutiles aux Membres militaires et surtout civils de ces Conseils.

Ils décident en effet, en dernier ressort, et il nous a paru résulter une gêne mutuelle de ce que le médecin n'était pas toujours compris, — soit qu'il demeurât trop technique, — soit que le Conseil se rendît à merci avec une bienveillance flatteuse sans doute, mais un peu en dehors de l'esprit de la Loi[1].

Il nous a semblé que l'importance accordée, de longue date, en **Prusse** — et plus récemment dans toute l'Europe aux Conseils de Révision, les restrictions apportées aux exemptions de toute nature, autres que les médicales, — surtout les ajournements et les destinations aux différentes Armes à donner d'après les aptitudes physiques, exigent la notion de certains faits pratiques, solutions et formules toutes faites, qui donneront à tous les membres des Conseils une compétence relative facile et très-suffisante[2].

Pour répondre à ce besoin réel, nous traiterons successivement :

1° Appréciation mathématique de l'Aptitude militaire. Rapport du périmètre thoracique à la taille verticale, — poids, — âge des recrues ;

---

[1] Le Règlement, en ne donnant au médecin que voix *consultative*, a voulu que son appréciation, tout en gardant une haute valeur originelle, soit jaugée, pondérée, appréciée par les Membres du Conseil — juges sans appel et à voix *délibérative*.

[2] Le Recrutement est la base, la sélection de l'Armée ; les Officiers de l'armée territoriale peuvent (comme cela a eu lieu en 1870 pour les mobilisés) être appelés à faire partie des Conseils de révision.

2º De l'Aptitude spéciale aux diverses Armes;

3º Des Ajournements, du service auxiliaire;

4º Du Nombre des non-valeurs et des déchets de contingent à prévoir sur un chiffre d'inscrits de la classe;

5º Maladies, causes les plus fréquentes d'exemption;

6º Maladies spéciales à certains départements (goître, scrofules), avec définition des termes un peu techniques de la Nomenclature du 3 avril 1873;

7º Instruction des recrues à leur arrivée au service (France et étranger). Instruction donnée dans l'Armée. Développement progressif de ce Rôle social;

8º Résultats tout récents de l'application en France de la loi sur le Service obligatoire (1873 et 1874), — volontariat, — réengagement des Sous-officiers;

9º Recrutement des Armées Étrangères.

CHAPITRE Ier

APPRÉCIATION MATHÉMATIQUE DE L'APTITUDE MILITAIRE.

Article Ier. — Du rapport de la taille au périmètre thoracique. (Circonférence de la poitrine.)

La loi de 1818 exigeait une taille de 1^m57 pour 6 ans de service

— 1832 — — 1^m56 — 7 — —

— 1868 — — 1^m55 — 9 — —
(armée active, garde mobile).

— 1872 — — 1^m54 — 20 — —
(armée active, réserve, armée territoriale).

La loi de 1818 correspondait à un contingent de 40,000 hommes seulement. Il a fallu abaisser la taille[1], proportionnellement

[1] Le Tableau suivant montre combien peu l'abaissement de la taille est un signe de faiblesse et de degénérescence de race.

TAILLE MOYENNE	Proportion p. 100 des tailles ordinaires (1 56 à 1 70)	Proportion p. 100 des hautes tailles 1.70 et au-dessus	Exemptions pour 1,000 examinés
1830 à 1834............ 1^m6563	82, 42	17, 58	88, 67
1860 à 1864............ 1^m6554	82, 98	17, 2	57, 42

Ainsi, aujourd'hui, moins de hautes tailles, plus de tailles moyennes et *beaucoup moins* d'exemptions pour infirmités. Bénéfice réel pour le Recrutement.

au *nombre* exigé — et il n'y a guère dommage à cela, — l'appréciation de la force physique par la *hauteur* de l'individu étant peu physiologique.

On a longtemps cru que les hommes les plus hauts étaient les plus forts.

De nos jours encore, peut-être, un conscrit à poitrine étroite mais à grande taille, a beaucoup plus de chances d'être pris qu'un petit gaillard de $1^m 53$ à larges épaules.

Le rendement en travail est pourtant inverse et directement proportionné (comme en toute machine à calorique) aux dimensions et à l'intensité du foyer comburant — le Poumon.

Adopté d'abord par deux pays, très-sagement pratiques, (Prusse et États-Unis), cet axiome physiologique a pénétré en Autriche (Instruction de 1867), puis en Italie, en Russie.

Enfin, plus tardivement en France, où le tour de la poitrine, mesuré par un ruban métrique suivant un plan horizontal passant par les deux mamelons, doit dépasser de *quatorze milli-mètres* au moins la demi-taille.

Ainsi un conscrit de $1^m 54$,

demi-taille $0^m 77$,

doit avoir un tour de poitrine de $78^c 4$; — au-dessous il est ajourné[1].

Nous verrons (Ajournements) que chez beaucoup de ces *refusés* de la 20me année la poitrine se développe et les rend ultérieurement *bons* pour le service.

Tout membre de Conseil de Révision doit bien se pénétrer de cette vérité (admise dès longtemps en Prusse) que l'ARMÉE doit absorber toutes les forces vives du pays — celles-là seulement — et qu'accepter un conscrit faible c'est préparer un fonds de non-valeurs coûteuses et de piliers d'hôpitaux (de *soldats-papier*, comme disent les Anglais).

Il y a malheureusement tendance des Conseils à se montrer plus faciles quand on demande des contingents plus élevés.

Ainsi pour les 140,000 hommes de 1854 et 1855, il n'y eut que 262,935 examinés, alors que la proportionnalité des années antérieures eût dû en faire examiner 286,826, soit 24,000

---

[1] Instruction ministérielle du 3 avril 1873.

Les armées étrangères exigent un périmètre thoracique dépassant la demi-taille non de 14, mais de 20 millimètres.

en plus. Né, soit de la crainte de ne pas parfaire le contingent, soit d'une fatigue inconsciente des longues séances, cet agissement est à éviter dans l'avenir.

Nous verrons (Aptitude aux différentes Armes) que les conscrits à poitrine juste suffisante, seront à leur place dans la cavalerie légère beaucoup mieux que dans l'Infanterie — refuge chez nous (et chez nous seulement en Europe) du rebut des autres armes.

Article II. — Age des Recrues.

Les soudures osseuses (clavicule, omoplate, humérus, colonne vertébrale) ne se complètent qu'après 25 ans.

La capacité thoracique définitive ne s'établit qu'à 30 et 35 ans.

La force rénale et la force manuelle estimées au dynamomètre ont leur *maxima*, la première, à 25 ans, avec 55 kilog., la deuxième, à 30 ans, avec 89 kilog. (Morache, *Hygiène militaire*, p. 80 et 81).

Il est donc un peu tôt à 21 (et quelquefois à 20 ans) pour incorporer. Les exigences sociales (position et mariage) empêchent de reculer cette échéance.

On a été généralement frappé, pendant la dernière guerre, du bel aspect physique de quelques régiments de Mobiles; — nul doute que les quatre classes de la Réserve de l'armée active et même les cinq premières classes de l'Armée territoriale (25 à 34 ans) ne fournissent une aptitude militaire aussi remarquable.

Article III. — Poids des Recrues.

Aux Etats-Unis, un soldat de 1^{m}65 doit peser 56^{k}07.		avec
En Russie, le poids du soldat de 1^{m}60 varie de 56^k à 58^k		augmentation de 900 gr.
— — 1^{m}73 71^k		par centimètre
— — 1^{m}82 79^k à 81^k		en plus.

En France, aucune Réglementation n'a paru.

Quelques travaux de médecins militaires (Robert[1], Allaire) ont simplement posé la question. Chez l'homme de taille moyenne bien constitué, le poids évalué en kilog. doit être, approximativement, égal au nombre de *centimètres de taille dépassant le mètre*.

Ce n'est pas rigoureusement exact, mais d'une précision très-approximative.

---

[1] Robert, Notice sur la taille et sur le poids du fantassin français. *Recueil de Mémoires de Médecine militaire*, t. X, 3e série.

Voici, du reste, le tableau des conditions d'Aptitude physique que doit présenter un *bon soldat* :

	MINIMUM	MOYENNE	MAXIMUM
Age	20ans	23ans	24ans
Taille.	1m54	1m65	1m76
Poids.	54k	62-64k	72k
Force rénale	130k	170k	200k
Circonférence thoracique.	0m80	0m86	0m92

Le poids minimum doit être, en Angleterre, de 52 kil. pour une recrue de 18 ans[1]. Nous souhaitons vivement l'introduction dans la Réglementation française de cet élément d'appréciation et de valeur réelles.

CHAPITRE II

DE L'APTITUDE AUX DIFFÉRENTES ARMES[2].

Article Ier. — Infnaterie.
(Taille minimum de l'Infanterie 1m54.)

En Prusse, l'Infanterie se recrute dans l'élite des jeunes gens appelés.

L'Instruction française du 10 avril 1873 (imitée de l'instruction *für militair Aerzte von 9 December 1858*) dit que pour *l'Infanterie*, de tous les services le plus pénible, — l'homme doit avoir les membres parfaitement sains, une forte complexion, la poitrine forte, vaste et bien conformée, les épaules larges, les reins parfaitement musclés.

Les mieux doués, sous le rapport de l'agilité et de la vue, en un mot, de l'harmonie qui doit exister entre toutes les fonctions présentent les conditions requises pour le service des chasseurs, tirailleurs, éclaireurs.

L'Infanterie (ajoute l'Instruction allemande) se recrute avec soin ; elle doit joindre à une grande aptitude pour la marche, la possibilité, après les étapes les plus rudes, d'être employée au service de garde et de sûreté.

En Prusse, la Commission de recrutement de district résume ses opérations dans des états dits *Listes de présentation*, qu'elle

---

[1] Perrin. — *De l'Aptitude militaire* (Thèse de Paris, 1874).

[2] Nous avons entendu émettre le désir de voir figurer dans les Conseils de Révision, à titre consultatif et d'expert si l'on veut — comme le médecin — des Officiers des diverses Armes qui jaugeraient avec une compétence parfaite l'aptitude à leurs spécialités respectives.

transmet à la Commission départementale de recrutement (Révision au deuxième degré) *Voir* p. 244.

La quatrième de ces listes nous paraît très-pratique et d'une utilisation professionnelle à imiter ; elle est intitulée :

Liste des Chasseurs instruits et des hommes habitués par profession au maniement des armes.

Article II.— Aptitude pour la Cavalerie.

Taille minimum de la Cavalerie, décision ministérielle du 11 septembre 1875.
Cuirassiers 1 m. 70 c. Dragons 1 m. 66 c. Cavalerie légère 1 m. 62 c.

« Le service de la Cavalerie est généralement moins dur que celui des troupes à pied : tel homme qui ne présentera pas toutes les qualités requises pour l'infanterie, pourra néanmoins, avec une constitution moins robuste, une poitrine moins développée et même une certaine défectuosité des pieds, être suffisamment apte pour la cavalerie[1] à l'exception des régiments de Cuirassiers, qui réclament plus de taille et de vigueur » (Instr. du 10 avril 1873).

Ne pourrait-on utiliser pour la cavalerie quelques-uns des cas de varices si nombreux, comme nous le verrons (maladies causes les plus fréquentes d'exemptions).

Nous ne saurions trop engager à tenir compte aussi des professions et habitudes antérieures. Que les paysans Normands, Ardennais, de Tarbes, habitués à l'élève, que tout *horseman*, tout homme de cheval — quelle que soit sa taille — soit mis dans la cavalerie. Il n'y a pas longtemps encore qu'on les envoyait confusément dans l'infanterie pêle-mêle avec des selliers, maréchaux-ferrants, etc.

Article III. — Aptitude pour l'Artillerie et le Génie.

Taille minimum, décision ministérielle du 11 septembre 1875 : 1 m. 67 c.
1 m. 64 c., pour le train et les ouvriers d'artillerie.

Pour l'Artillerie à cheval, les recrues doivent joindre, à toutes les qualités physiques du fantassin, celles d'un bon cavalier ; l'exercice des pièces et l'exécution des autres obligations du service de l'artillerie exigent de grands efforts et réclament une bonne conformation, de la poitrine, une excellente vue, des

---

[1] L'Instruction prussienne est de même avis, mais ajoute : « Pourvu qu'il ait assez de force ou d'agilité pour manier vigoureusement le sabre. »

mains et des pieds exempts de toute infirmité. Pour le choix des hommes de l'artillerie montée et du génie, l'on observera les mêmes principes que pour l'infanterie (Instruction du 10 avril 1873).

Les Instructions Suisse et Autrichienne insistent surtout sur la sélection des hommes pour l'Infanterie et l'Artillerie, qu'elles semblent regarder, non sans raison, comme devant jouer à l'avenir un rôle prépondérant.

L'acuité de la vue, surtout, s'imposera de plus en plus avec les combats à longue distance et les pièces à grande portée[1].

CHAPITRE III

DES AJOURNEMENTS ET DU SERVICE AUXILIAIRE.

Article Ier. — Des Ajournements.

L'inaptitude temporaire et l'Ajournement (deux années de suite) à un nouvel examen, peuvent être décidés par le Conseil (art. 18).

On devra le prononcer pour la faiblesse générale de constitution quand elle est due à un développement corporel insuffisant ou à une croissance incomplète, la débilité générale, provenant d'une maladie grave, récente, ou d'anémie, etc., et toutes les affections dont la guérison complète est probable, mais exige un temps prolongé qui ne doit pas dépasser la période légale de l'ajournement.

Les Ajournements sont adoptés dans toutes les grandes armées européennes ; et ce qui démontre l'excellence de cette mesure, c'est que dans l'armée Austro-Hongroise, en 1869, 220 jeunes gens seulement — sur 1000 avaient été déclarés bons pour le service ;—en 1871 (deux ans après), grâce au rappel des ajournés, le chiffre total des jeunes gens de cette même classe bons pour le service était de 405 pour 1.000.

Donc 185 ajournés avaient, pendant cette période, conquis

---

[1] L'acuité visuelle est déterminée par une formule empirique très-simple $A = \dfrac{d}{D}$,— d représentant la distance à laquelle on fait lire, D c'est-à-dire des caractères de dimensions variées sur lesquels des chiffres indiquent la distance à laquelle un œil normal le distingue sous un angle de 5 minutes.

Il est évident alors que quand on a $d = D$, on a affaire à une vue normale. Cette constatation est très-facile et d'importance pratique grande aujourd'hui.

l'aptitude physique; la plupart n'eussent jamais servi sous l'ancienne loi.

Sur 1.766 recrues examinées par M. Champouillon après deux ou trois ans de service,

```
207 avaient grandi de 2 centimètres;
232     —        —     1 cent. 1/2;
417     —        —     1 centimètre;
282     —        —     1/2 centimètre.
```

En France enfin, une expérience très-concluante vient d'être faite tout récemment.

Sur 21,022 ajournés en 1873, on compte 2,132 exemptés, décédés ou déclarés indignes, 8,769 ajournés une deuxième fois, 7,795 reconnus *propres au service armé*, 2,326 classés dans le Service auxiliaire.

Voilà donc 10,121 soldats, près de la moitié des ajournés, qui est versée dans le rang et n'eût jamais servi sous l'ancienne loi[1].

L'Ajournement est de tous points une excellente mesure.

Article II.—Du Classement dans le Service Auxiliaire.

La loi du 27 juillet 1872 n'a pas défini le Service auxiliaire. Ce mot semble s'appliquer, par opposition à service actif, à tout service sédentaire ou de garnison qui pourrait être fait dans les corps ou établissements militaires (ateliers, arsenaux, magasins, bureaux) par des hommes ayant certaines infirmités incompatibles avec le service de campagne, mais qui seraient déclarés propres à être appelés éventuellement pour tel ou tel emploi par le Recrutement.

C'est ainsi que dans l'armée Autrichienne, en 1871, sur 701,508 jeunes gens, 129 n'ayant pas atteint le minimum de taille, 1 m. 55, ont été néanmoins déclarés bons pour le service comme professionnistes, ouvriers de la marine, etc.

Il faut, bien entendu, et pour l'ajournement et pour le classement dans le Service auxiliaire, des infirmités bien constatées. Une circulaire récente du Ministère de la Guerre met en garde les Conseils de Révision contre trop de facilité à cet égard.

En effet, les opérations du recrutement tout récent de 1873 donnent, sur :

```
Inscrits. . . . . . . . . . . . . . .    303,540
Hommes propres au service actif . .      151,039
Classés dans les services auxiliaires.    28,376
Et en 1874. . . . . . . . . . . . .       27,000
```

---

[1] *Journal militaire officiel*, 9 juillet 1875.

Ces chiffres sont certainement au-dessus des besoins normaux du service auxiliaire.

Aucun appel n'a été fait de ces 55,376 hommes, aucune destination ne leur a encore été donnée.

CHAPITRE IV

DU NOMBRE DE NON-VALEURS ET DES DÉCHETS DE CONTINGENT A PRÉVOIR
(*Exemptions de tout genre.*)

SUR UN CHIFFRE D'INSCRITS DE LA CLASSE

1831 à 1830, Contingent 80,000 hommes[1].

LA MOYENNE GÉNÉRALE		SUR CE NOMBRE ONT ÉTÉ EXEMPTÉS		
DES INSCRITS a été de :	DES EXAMINÉS a été de :	POUR INFIRMITÉS	POUR DÉFAUT de taille	CAS PRÉVUS par la loi
301.162	174.526	50.878	14.319	29.074
Pour les 4 classes : 1853, 54, 55, 58, contingent 140,000 hommes.				
307.788	262.935	63.547	17.057	44.607
Pour les classes 1859, 60, 61, 62, 63, contingent 100,000 hommes.				
317.625	204.878	56.145	11.778	36.938

En totalisant les dix-neuf classes de ce Tableau, ce qui donne une moyenne d'autant plus rigoureuse qu'elle comprend des contingents différents et par conséquent des facilités plus ou moins grandes des Conseils de révision, — nous trouvons :

MOYENNE ANNUELLE

Inscrits, 306,363. Examinés 201,020.
Exempté pour infirmités..... 54,931.
— pour défaut de taille. 14,226.
Cas prévus par la loi........ 34,413.

---

[1] Les contingents (temps de paix) ont été portés successivement en France
de   40.000 h. en 1818
à   60.000   —   1823
80.000   —   1830
et 100.000   —   1856

BLOCK, *Statistique de la France comparée aux autres États de l'Europe.*— Paris, Amyot, 1860.

D'où nous voyons que pour obtenir 980 recrues, il faut 3,063 inscrits et 2,010 examinés.

Sur ces 2,010 examinés,—547 sont exempts pour infirmités, 141 pour défaut de taille, 342 pour cas prévus par la loi, — en tout 1,030 exemptés, ou à peu près 1 sur 3 des inscrits, 1 sur 2 des examinés.

Avec la nouvelle Loi de Recrutement de 1872, les exemptions pour défaut de taille (service auxiliaire), et les exemptions pour infirmités diminuent sensiblement — le chiffre d'exemptions pour position de famille conserve seul à peu près sa valeur.

En effet, en 1873, sur 303,810 inscrits, 179,415 sont reconnus propres pour le service armé ou auxiliaire.

Il n'y a plus que 124,395 défaillants, dont il faut déduire encore 20,830 liés au service, 21,022 ajournés (un tiers par défaut de taille, deux tiers par faiblesse de constitution), et 48,171 dispensés en temps de paix par position de famille (art. 17), mais à rappeler en temps de guerre.

Il ne reste aux exemptions réelles, plénières, que 34,482 exemptés.

Soit 4,049 dispensés conditionnels pour l'Instruction publique et les Cultes (art. 19 et 20), et 30,433 exemptés en vertu de l'article 16 (Infirmités).

On a dès lors 1 exempté sur 10 inscrits, au lieu de 1 sur 3, comme dans les classes déjà étudiées.

Il y a donc toute une révolution dans la nouvelle loi :

1° Les exemptions pour infirmités (par la création des services auxiliaires et une révision sévère des cas de rédhibition) tombent de 1 sur 5 inscrits à 1 sur 10;

2° Les exemptions pour défaut de taille (1 sur 21) disparaissent par l'Ajournement et le Service auxiliaire (art. 18);

3° Les exemptions pour position de famille (art. 17) seules augmentent : 40,071 au lieu de 34,413 sur à peu près le même nombre d'inscrits.

En un mot, le Conseil de Révision — d'après la loi actuelle, —en divisant par 10 le chiffre des inscrits, aura à peu près le nombre des exemptions réelles et de plein effet (art. 16 et 19).

Ce qui constituera le *déchet* absolu du Contingent.

Il pourra s'augmenter, mais fort peu, par le non-développement à prévoir de certains ajournés par défaut de taille ou faiblesse de constitution.

CHAPITRE V

Mutilations volontaires. Réfractaires. Synonymie française des termes
techniques de la Nomenclature du 3 avril 1873.

Nous ne parlerons ici ni de la faiblesse de constitution (très-
fréquente pourtant — en 1872 elle donne plus d'un quart des
exemptés, 5,515 sur 22,282), ni du défaut de taille, cause aujour-
d'hui de simple ajournement.

Nous n'y reviendrons qu'au point de vue démographique pour
en établir l'échelle départementale.

Les Exemptions pour maladies sont par ordre de fréquence;
les Conseils de Révision peuvent regarder cette graduation
comme une NORMALE, car ce relevé porte sur la période 1859-1868,
et 1872, soit les onze classes — les plus récemment examinées,
— et à loisir en temps de paix.

Hernies.	40,522
Perte des dents.	23,003
Varices.	21,622
Scrofules.	17,341
Varicocèle.	16,021
Goître	15,672
Maladies des yeux n'entraînant pas la perte la vue.	15,263
Perte d'un œil et de son usage.	10,213
Myopie.	8,702
Pieds plats	8,130
Bégaiement.	7,317
Calvitie et alopécie	5,852

Ce tableau donne prise à plus d'une réflexion.

Voilà 23,000 hommes — peut-être très-robustes et fortement
constitués — exemptés pour mauvaises dents. Cependant la cartouche n'a plus besoin d'être déchirée, et le biscuit est le plus
souvent trempé et ramolli dans le café ou la soupe (turlutine).
Déjà, en 1867, lors de la discussion sur le Recrutement à l'Académie de médecine, M. Broca disait : « Quelle raison a-t-on de
maintenir le pied plat comme cause d'exemption, pour les cavaliers? Je ferai la même remarque pour les varices et la vari-
cocèle; la mauvaise denture exempte chaque année plus de
2,000 individus. Est-il indispensable de réformer les bègues? »
L'orateur alla — un peu loin — jusqu'à invoquer l'exemple
d'Horatius Coclès, en faveur des borgnes.

Sous cette forme extrême et fantaisiste, il y a du vrai.

Il ne faut se dessaisir qu'à regret des recrues à mauvaises dents ou à pieds plats, voire à varices légères, si l'examiné est de forte capacité vitale (largeur de poitrine) ; — il ne faut pas oublier que le tableau ci-dessus donne (pour 11 ans seulement) un total de 189,668 hommes—2 grandes Armées—et que la victoire est plus que jamais aux nombreux bataillons.

Nous ne parlerons pas des maladies simulées ou dissimulées ; c'est affaire purement médicale.

Le fait de s'être rendu ou d'avoir tenté de se rendre impropre au Service militaire donne lieu, comme le prouveront les chiffres suivants, à des poursuites (art. 270) de plus en plus rares ; — cela à l'honneur de la Nation.

1859	1860	1861	1862	1863	1867	1868	1872 [1]
32	29	31	10	18	5	pas	2

De même les réfractaires sont peu nombreux, et diminueront encore dans l'avenir ; la plupart étaient des remplaçants — mercenaires qui disparaissaient avec leur prime.

1859	1860	1862	1863	1867	1868
159	254	242	238	252	202

Enfin, bien que beaucoup de termes médicaux grécisés (à cause de leur brièveté et de leur intelligibilité internationale) soient devenus familiers, nous croyons devoir définir, à l'usage du lecteur non médical, les plus techniques d'entre eux qui ne se laissent pas facilement pénétrer.

Ordre de la Nomenclature du 3 avril 1873.

9 Anasarque. — Hydropisie générale.

25 Névromes. { Tumeurs des nerfs (de nature fibreuse ou fibroplastique).

33 Ataxie locomotrice. { Trouble d'équilibration : le malade ne peut marcher ; mais sans paralysie absolue.

40 Prosopalgie faciale. — Névralgie de la face.

44 Buphthalmie. — Œil de bœuf, augmentation du volume de l'œil.

45 Kératite. — Inflammation de la cornée oculaire.

48 Myosis. { Contraction permanente de la pupille, rétrécissement de la pupille.

52 Dacrocystite chronique. — Fistule lacrymale.

54 Nystagmus. — Clignotement spasmodique des paupières.

59 Myringite chronique { Inflammation chronique de la membrane du tympan (oreille).

87 Cirsocèle. — Tumeur variqueuse des veines spermatiques.

---

[1] Ministère de la guerre, Compte rendu sur le Recrutement de l'Armée.

CHAPITRE VI

Les maladies endémiques donnant lieu à l'exemption militaire sont le Goître et les Scrofules.

Pour mieux les indiquer, un tableau des Départements par ordre de plus grande fréquence nous a paru préférable à l'ordre alphabétique.

On trouve plus facilement, on lit mieux un départemement qu'un chiffre dans sa colonne, chiffre du reste sans signification s'il n'est comparé aux 88 autres, — ce qui exige un deuxième travail mental.

Nous préférons également cette graduation par décroissance aux cartes de France ombrées, petites, peu lisibles dans notre format ne pouvant contenir les noms de départements et nécessitant au préalable une répétition géographique.

1° GOÎTRE. — On voit que pour le goître (Tableau A) 7 départements sont incomparablement plus chargés que les autres. Ce sont les Haute et Basse-Savoie, les Hautes et Basses-Alpes, l'Ariége, les Hautes-Pyrénées et le Jura—les pays de montagnes en un mot. (Voir *Goître épidémique*, p. 207.)

On remarquera que les deux départements de Savoie ne comptent que pour 9 classes au lieu de 10, ce qui eût encore élévé leur totalisation.

Le plus grand nombre des autres départements ne figurent que pour mémoire, — le Morbihan, la Manche, la Charente-Inférieure, par exemple.

2° SCROFULES. — Pour les scrofules (Voir *Tableau B*), les 6 départements les moins chargés appartiennent au Midi ; les deux qui présentent un chiffre incomparablement supérieur aux autres, sont le Cantal et la Corrèze.

Nous verrons plus loin la Corrèze avoir le n° 1 dans les 2 tableaux d'exemptions pour faiblesse de constitution et défaut de taille.

MALADIES ENDÉMIQUES.

Tableau **A** du nombre d'exemptions pour Goître
(Par ordre de Fréquence.)

Classes 1859-1868 sur 10,000 hommes de 20 à 25 ans du département.

1	Savoie (9 années)	174,3	46	Creuse	5,2
2	Hautes-Alpes	114,7	47	Landes	4,7
3	Haute-Savoie (9 années)	85,9	48	Sarthe	4,5
4	Basses-Alpes	53,»	49	Vosges	4,3
5	Ariége	51,2	50	Marne	4,1
6	Hautes-Pyrénées	45,9	51	Seine-et-Oise	3,2
7	Jura	44,9	52	Charente	3,1
8	Puy-de-Dôme	34,8	53	Somme	2,9
9	Haute-Loire	32,3	54	Seine-Inférieure	2,8
10	Meurthe	31,1	55	Seine-et-Marne	2,8
11	Loire	27,2	56	Calvados	2,2
12	Drôme	24,2	57	Cher	2,»
13	Isère	23,9	58	Tarn	1,9
14	Ardèche	23,1	59	Vendée	1,9
15	Aisne	20,9	60	Gers	1,8
16	Lozère	19,6	61	Indre	1,7
17	Moselle	18,2	62	Oise	1,7
18	Corrèze	17,5	63	Bouches-du-Rhône	1,6
19	Aveyron	16,8	64	Corse	1,6
20	Haute-Saône	16,2	65	Var	1,6
21	Cantal	15,2	66	Maine-et-Loire	1,5
22	Dordogne	14,8	67	Tarn-et-Garonne	1,5
23	Rhône	14,7	68	Eure-et-Loir	1,3
24	Haut-Rhin	14,3	69	Loiret	1,3
25	Basses-Pyrénées	14,1	70	Ille-et-Vilaine	1,3
26	Doubs	13,6	71	Haute-Marne	1,3
27	Ardennes	13,2	72	Gironde	1,2
28	Meuse	12,3	73	Hérault	1,»
29	Alpes-Maritimes (9 ann.)	11,8	74	Loir-et-Cher	0,9
30	Saône-et-Loire	10,6	75	Lot-et-Garonne	0,9
31	Pyrénées-Orientales	10,2	76	Pas-de-Calais	0,8
32	Nièvre	9,6	77	Indre-et-Loire	0,7
33	Eure	9,4	78	Orne	0,7
34	Haute-Garonne	8,3	79	Seine	0,7
35	Lot	8,»	80	Deux-Sèvres	0,7
36	Vaucluse	7,8	81	Vienne	0,7
37	Bas-Rhin	7,4	82	Nord	0,5
38	Ain	6,9	83	Finistère	0,4
39	Allier	6,7	84	Loire-Inférieure	0,4
40	Aude	6,7	85	Côtes-du-Nord	0,3
41	Côte-d'Or	6,5	86	Charente-Inférieure	0,2
42	Aube	5,9	87	Manche	0,1
43	Haute-Vienne	5,7	88	Morbihan	0,1
44	Yonne	5,6			
45	Gard	5,5			

MALADIES ENDÉMIQUES.

Tableau B du nombre d'exemptions pour Scrofules

(Par ordre de Fréquence.)

Classes 1859-1868, sur 10,000 hommes de 20 à 25 ans du département.

#	Département		#	Département	
1	Cantal	50,8	46	Allier	10,7
2	Corrèze	32,5	47	Aisne	10,5
3	Jura	22,2	48	Creuse	10,5
4	Aveyron	21,3	49	Nièvre	10,2
5	Haut-Rhin	21,2	50	Tarn	10,1
6	Moselle	20,8	51	Mayenne	10,»
7	Isère	17,2	52	Charente-Inférieure	9,5
8	Sarthe	17,2	53	Charente	9,3
9	Loir-et-Cher	16,4	54	Gard	9,1
10	Savoie (9 années)	16,4	55	Rhône	9,1
11	Deux-Sèvres	16,1	56	Lot-et-Garonne	9,»
12	Nord	16,»	57	Hautes-Pyrénées	8,8
13	Lozère	15,7	58	Vaucluse	8,7
14	Cher	14,9	59	Saône-et-Loire	8,7
15	Finistère	14,8	60	Eure	8,6
16	Haute-Loire	14,7	61	Seine-et-Oise	8,5
17	Vosges	14,7	62	Yonne	8,5
18	Calvados	14,2	63	Haute-Savoie (9 ann.)	8,3
19	Meurthe	14,1	64	Seine-et-Marne	8,3
20	Puy-de-Dôme	14,»	65	Doubs	8,2
21	Orne	13,9	66	Bouches-du-Rhône	8,2
22	Ille-et-Vilaine	13,7	67	Oise	8,1
23	Bas-Rhin	13,6	68	Indre-et-Loire	8,»
24	Ardennes	13,4	69	Dordogne	7,8
25	Ardèche	13,1	70	Eure-et-Loir	7,8
26	Côte-d'Or	13,1	71	Loiret	7,7
27	Indre	13,1	72	Maine-et-Loire	7,3
28	Côtes-du-Nord	13,»	73	Loire-Inférieure	7,»
29	Ariége	12,7	74	Morbihan	7,»
30	Haute-Vienne	12,7	75	Lot	6,9
31	Vienne	12,5	76	Alpes-Maritimes (9 ann.)	6,6
32	Loire	12,4	77	Basses-Alpes	6,4
33	Aude	12,»	78	Hérault	6,3
34	Ain	11,9	79	Seine	6,»
35	Seine-Inférieure	11,9	80	Marne	5,9
36	Haute-Saône	11,7	81	Aube	5,5
37	Hautes-Alpes	11,6	82	Gironde	5,4
38	Meuse	11,6	83	Haute-Marne	5,2
39	Drôme	11,4	84	Pyrénées-Orientales	5,2
40	Somme	11,4	85	Gers	5,1
41	Pas-de-Calais	11,2	86	Landes	5,»
42	Corse	11,»	87	Tarn-et-Garonne	4,5
43	Basses-Pyrénées	11,»	88	Haute-Garonne	3,8
44	Manche	10,9	89	Var	3,8
45	Vendée	10,8			

3° FAIBLESSE DE CONSTITUTION. — La Corrèze, les Ardennes, la Moselle, Loir-et-Cher, Cher, Haute-Vienne sont les départements qui présentent les chiffres les plus élevés. (V. Tableau C.)

Par contre, la Seine a le dernier numéro et le moins par conséquent de recrues exemptées pour faiblesse de constitution (résultat qui a quelque lieu de surprendre dans une grande agglomération urbaine).

Puis viennent le Rhône (même remarque), le Pas-de-Calais, le Var, la Haute-Saône, la Haute-Garonne.

4° DÉFAUT DE TAILLE. — La Corrèze arrive encore bonne première, puis la Haute-Vienne, les Hautes-Alpes, la Dordogne, les Landes.

Les derniers numéros, ceux où les exemptions sont, les moins nombreuses pour défaut de taille, sont la Côte-d'Or, le Jura, le Doubs, la Moselle, le Bas-Rhin, la Haute-Marne, l'Aube. (Tab. D).

Le nombre d'exemptés pour défaut de taille ne donne pas, évidemment, la taille moyenne du département, qui malgré cela peut être très-élevée.

Ainsi l'Isère, le département où la taille moyenne est la plus élevée, n'a que le n° 64.

Toutefois, en comparant notre tableau à celui de M. Ély[1], nous remarquons une certaine corrélation.

Ainsi, les départements présentant la taille moyenne la plus élevée sont :

Isère	167c36
Haute-Savoie	166,95
Jura	166,93
Aube	166,92
Haute-Marne	166,83
Doubs	166,76
Côte-d'Or	166,75

Ce sont à peu près les sept derniers de notre liste, c'est-à-dire ceux qui présentent le moins d'exemptions pour défaut de taille.

Par contre, les trois départements à taille la moins élevée,

Landes	163c06
Dordogne	163,29
Haute-Vienne	163,60

sont à peu près ceux qui présentent le plus d'exemptions pour défaut de taille.

Il n'y a pas rapport mathématique, mais corrélation évidente.

____

[1] Ély, article *Recrutement*. (*Dictionnaire encyclopédique de Médecine*).

Tableau C des exemptions pour Faiblesse de Constitution

(Par ordre de Fréquence.)

Classes 1859-1868, sur 10,000 hommes de 20 à 25 ans du département.

1	Corrèze	292,5	46	Aube	114 »
2	Ardennes	249,8	47	Seine-et-Marne	113 »
3	Moselle	246,5	48	Hérault	106,6
4	Loir-et-Cher	241,5	49	Manche	105,4
5	Cher	231,5	50	Côtes-du-Nord	101,7
6	Haute-Vienne	225,6	51	Bouches-du-Rhône	101,2
7	Seine-Inférieure	218 »	52	Aisne	100 »
8	Dordogne	215,8	53	Mayenne	99,8
9	Cantal	209,5	54	Haute-Marne	99,8
10	Creuse	199 »	55	Loire-Inférieure	99,4
11	Hautes-Alpes	188,3	56	Charente-Inférieure	99,1
12	Yonne	184,5	57	Gard	98,4
13	Orne	183,1	58	Deux-Sèvres	98,3
14	Indre-et-Loire	179,5	59	Meuse	96,8
15	Drôme	174,7	60	Eure-et-Loir	94,9
16	Vosges	168,2	61	Puy-de-Dôme	93,5
17	Jura	166,6	62	Alpes-Marit.mes (9 ann.)	93,1
18	Allier	164 »	63	Haute-Savoie (9 ann.)	92,6
19	Ille-et-Vilaine	161,7	64	Ain	90,5
20	Nièvre	161,6	65	Corse	89,5
21	Indre	161,5	66	Maine-et-Loire	88,8
22	Basses-Pyrénées	158,9	67	Isère	88,7
23	Hautes-Pyrénées	158 »	68	Vaucluse	88,5
24	Loire	157,3	69	Somme	86,7
25	Oise	155 »	70	Charente	86,6
26	Ariége	152,2	71	Nord	86,5
27	Eure	151,7	72	Ardèche	85,8
28	Landes	151,2	73	Tarn-et-Garonne	84,1
29	Lot	149,5	74	Loiret	83,5
30	Sarthe	148,8	75	Pyrénées-Orientales	82,8
31	Finistère	146,2	76	Aude	79,2
32	Côte-d'Or	144,4	77	Vendée	78,9
33	Saône-et-Loire	139,5	78	Bas-Rhin	74 »
34	Savoie (9 années)	138 »	79	Doubs	73,5
35	Haute-Loire	135,2	80	Seine-et-Oise	68,3
36	Tarn	134,2	81	Marne	67,5
37	Meurthe	133,8	82	Lot-et-Garonne	66,9
38	Vienne	132,5	83	Morbihan	65,4
39	Aveyron	139,2	84	Haute-Garonne	63,5
40	Gironde	125,3	85	Haute-Saône	61,2
41	Calvados	123,4	86	Var	53,1
42	Haut-Rhin	122,3	87	Pas-de-Calais	52,3
43	Basses-Alpes	118 »	88	Rhône	42,8
44	Gers	117,8	89	Seine	38,7
45	Lozère	115,3			

Tableau D d'exemptions pour défaut de Taille

(Par ordre de Fréquence).

Classes, 1859-1868 sur 1000 hommes du Contingent.

1	Corrèze	287,8		46	Basses-Pyrénées.	96,9
2	Haute-Vienne	282,5		47	Hérault	95,8
3	Hautes-Alpes	219 »		48	Haute-Garonne	94,3
4	Dordogne	210,7		49	Alpes-Marit^{mes} (9 ann.)	94,7
5	Landes	196,2		50	Calvados	93,8
6	Puy-de-Dôme	184,6		51	Seine-et-Oise	93,3
7	Haute-Loire	174,5		52	Corse	90,1
8	Charente	166,2		53	Nièvre	87,9
9	Basses-Alpes	160,7		54	Orne	87,6
10	Lozère	160,7		55	Charente-Inférieure	85,9
11	Ardèche	157,6		56	Sarthe	85,9
12	Lot	157,6		57	Hautes-Pyrénées	84,6
13	Tarn	151,7		58	Vaucluse	83,6
14	Loire	151,2		59	Bouches-du-Rhône	83,1
15	Finistère	145 »		60	Somme	82 »
16	Ille-et-Vilaine	144,7		61	Eure-et-Loir	82 »
17	Indre-et-Loire	142,8		62	Vosges	81,2
18	Gers	142,3		63	Var	80,6
19	Morbihan	140,3		64	Meurthe	80,5
20	Côtes-du-Nord	135 »		65	Isère	79,9
21	Aude	132,5		66	Loire-Inférieure	75,7
22	Cantal	132 »		67	Aisne	74,5
23	Loir-et-Cher	129,3		68	Rhône	73,9
24	Aveyron	127,7		69	Pas-de-Calais	72,7
25	Tarn-et-Garonne	127,5		70	Haute-Savoie	71,1
26	Lot-et-Garonne	126,8		71	Seine-et-Marne	71,1
27	Seine-Inférieure	120,8		72	Haut-Rhin	70,9
28	Cher	120,4		73	Ardennes	70,9
29	Eure	119,2		74	Yonne	70,3
30	Indre	117,4		75	Maine-et-Loire	70,3
31	Ariége	117,3		76	Marne	70,1
32	Vienne	116,7		77	Nord	69,1
33	Gironde	116,3		78	Oise	66,3
34	Seine	115,5		79	Meuse	62,7
35	Loiret	112,6		80	Saône-et-Loire	59,4
36	Manche	105,8		81	Haute-Saône	58,8
37	Allier	105,2		82	Ain	55,6
38	Deux-Sèvres	103,3		83	Aube	53,9
39	Mayenne	102,2		84	Haute-Marne	42,2
40	Vendée	102 »		85	Bas-Rhin	41,3
41	Gard	101,3		86	Moselle	40,5
42	Drôme	101 »		87	Doubs	40,4
43	Creuse	100,2		88	Jura	40,3
44	Pyrénées-Orientales	99,5		89	Côte-d'Or	36 »
45	Savoie	97,6				

CHAPITRE VII

RÔLE SOCIAL DE L'ARMÉE. — DE L'INSTRUCTION DES RECRUES A LEUR ARRIVÉE ET A LEUR DÉPART DU RÉGIMENT. — DE L'INSTRUCTION DONNÉE DANS L'ARMÉE. — APERÇU DE L'INSTRUCTION DANS LES DIVERSES ARMÉES EUROPÉENNES.

Le mot célèbre de M. Duruy : « Le maître d'école a gagné la bataille de Sadowa » a inspiré l'article 41 de la Loi de 1872 : « Le militaire compris dans la catégorie de ceux ne devant pas » rester sous les drapeaux qui, après l'année de service men- » tionnée, ne sait pas lire et écrire et ne satisfait pas aux examens » déterminés par le Ministre de la guerre, peut être maintenu » au corps pendant une seconde année. »

Cette mesure récente va activer l'instruction dans l'Armée. Elle est déjà en remarquable progrès.—Sur 1,000 conscrits :

Classes.	Ne savaient ni lire ni écrire.	Savaient lire seulement.	Savaient lire et écrire.
1859	301	31	668
1864	257	27	716
1868	200	24	776

Soit en 9 ans 101 en moins, 7 en moins, 108 en plus.

Les résultats de l'instruction donnée dans l'Armée, dans le Corps, par les écoles régimentaires, sont moins connus.

Ils ne sont pas moins satisfaisants et constituent un apport réel à la Société — en dehors de l'esprit d'ordre et de discipline inculqué au soldat[1].

NE SACHANT RIEN ONT APPRIS A LIRE		A LIRE ET A ÉCRIRE	A LIRE, ÉCRIRE ET CALCULER	SACHANT LIRE ET ÉCRIRE ont appris A CALCULER	TOTAL
1860	19.370	14.874	10.674	10.152	55.070
1861	18.521	17.882	12.478	11.128	59.989
1862	18.259	15.912	12.025	10.646	56.842
1863	16.454	13.883	10.389	11.452	52.178
1868	22.190	17.150	11.810	16.119	67.269
1869	24.439	18.252	13.004	16.233	71.928
				TOTAL GÉNÉRAL. . . .	363.276

On remarquera la progression rapide des 2 dernières années.

[1] Ministère de la guerre. — Compte rendu sur le Recrutement de l'armée. Tableau Z.

En somme, — et ce résultat n'est pas sans grandeur, — l'Armée a rendu en six années à la Société 363,276 hommes sachant ou lire et écrire, ou lire, écrire et calculer — hommes qu'elle avait reçus, pour les 5/6, complétement illettrés.

Il est désirable que ce rôle social de l'Armée s'affirme et se complète encore dans l'avenir.

Une marge assez grande est laissée au progrès, — la France n'occupe que le 6me rang en Europe, bien au-dessous, comme le montre le tableau suivant, de l'Allemagne et de l'Angleterre.

Aperçu de l'Instruction dans les diverses Armées Européennes.

Sur 1,000 jeunes soldats.

En Allemagne. 965		Portugal ... 495
Suède...... 930		Espagne.... 490
Angleterre.. 860	Savent lire et écrire	Autriche ... 460
Hollande... 750	au moment de leur incorporation.	Italie 450
Belgique ... 700		Russie 115
France..... 635		Turquie.... 75

Bien qu'on ne puisse arrêter avec précision la définition « du savoir écrire », ces chiffres donnent une approximation très-suffisante et réelle.

CHAPITRE VIII

RÉSULTATS RÉCENTS DES DEUX PREMIÈRES APPLICATIONS EN FRANCE DE LA LOI SUR LE SERVICE OBLIGATOIRE (1873-74).

Il nous a paru nécessaire, bien que nous en ayons déjà cité quelques chiffres, de réunir en un Tableau synoptique et facilement comparatif, les deux premières expériences faites en France, de la nouvelle loi de Recrutement de 1872.

	1873	1874	
Inscrits....................	303.540	296.504	7.036 en moins.
Dispensés en temps de paix pour position de famille.	30.453	25.659	4.794 —
Classés dans le service auxiliaire...................	28.376	27.000	1.376 —
Dispensés en vertu de l'article 13 (instruction publique et cultes)	4.049	4.318	269 en plus.
Ajournés..................	21.022 [1]	21.355	333 —

[1] Dont 13.078 pour faiblesse de constitution; — 6.940 pour défaut de taille; 1.004 pour affections cutanées et diverses.

Le nombre des dispensés pour position de famille et des classements dans le Service auxiliaire a diminué très-notablement. Ce qui résulte d'une rigueur d'appréciation plus grande des Conseils de Révision.

Le Service auxiliaire n'a pas été nettement défini et aucune décision (nous l'avons déjà dit) n'a été prise sur l'appel et l'emploi des 55,376 hommes des deux classes 1873 et 1874. Il paraît vraisemblable cependant que bon nombre d'entre eux pourraient être utilisés dans les bureaux de l'état-major, de l'intendance ou les services hospitaliers.

Le nombre des *Engagés conditionnels d'un an* a été sans cesse en augmentant depuis le vote de la loi :

1° Contingent de mars   1873 — 7,519 volontaires d'un an.
2°   —   de novembre 1873 — 8,493   —
3°   —   — · 1874 — 10,314

Enfin le vote récent de la retraite proportionnelle pour les Sous-officiers a porté les rengagements de 5,504 à 7,748.

CHAPITRE IX

RECRUTEMENT DES ARMÉES ÉTRANGÈRES.

Le Service obligatoire est actuellement en vigueur en Allemagne, Danemark, Autriche, Italie, Russie, France, Suisse, Serbie, Roumanie et Grèce, — enfin au Japon, où on a procédé pour la première fois au tirage au sort en février 1874.

L'âge est partout 20 ans, sauf Danemarck (22 ans) et Grèce (18 ans).

En Grèce et en Serbie on n'est libéré qu'à 50 ans.

Article Ier. — Empire d'Allemagne.

En 1874 : population, Empire d'Allemagne, 41,060,695 habitants.
    —   —   *y compris* Bavière, 4,852,026   —
    —   —   —   Saxe, 2,556,244   —
    —   —   — Wurtemberg, 1,818,539   —

EFFECTIF 1872

Troupes de campagne. . . . .   689,527 hommes.
  —   de dépôt   248,024   —
  —   de garnison.   363,846   —
      Effectif total. . . . . 1,301,397 hommes.

Taille minimum 1ᵐ57; mais on ne doit recevoir à moins de 1ᵐ62 que les hommes d'une constitution solide,—et si l'on ne parvient autrement à parfaire le contingent.

Budget de guerre, 488,742,315 francs (1874)[1].

Pied de paix, 148 régiments d'infanterie.
26 bataillons de chasseurs.
465 escadrons.
300 batteries.

Cadres, 20,833 Officiers ou assimilés (1875)[2].

Le Recrutement prussien — comme la plupart des services en Allemagne — est parfaitement compris et fonctionne très-bien.

Il est régional; — chaque Corps d'armée se recrute sur un territoire déterminé, d'où il tire son effectif et qu'il occupe d'une manière permanente.

La Région se subdivise en départements et en districts de bataillon de landwehr.

A ces trois divisions territoriales correspondent trois Conseils de révision à divers degrés — plus une Commission d'appel:

1° La Commission de recrutement de *district*, qui ne doit pas voir plus de 200 jeunes gens par jour et opère comme nos Conseils de révision;

2° La Commission départementale (350 jeunes gens au maximum par jour) qui revoit et statue en appel au point de vue médical surtout;

3° La Commission régionale au chef-lieu de corps d'armée s'occupant surtout du contentieux administratif;

4° Une Commission siégeant au Ministère de la guerre et prononçant en dernier ressort sur toutes les affaires du recrutement.

En somme, une juridiction à 4 degrés offrant toute garantie de lumière, de compétence et d'impartialité.

En vertu du principe que l'ARMÉE doit absorber toutes les forces vives du pays, l'examen est *très-rigoureux*,—non pas tant, ainsi qu'on l'a compris en France, pour prendre beaucoup de conscrits, — mais pour n'en choisir que de très-forts, constituant le moins possible d'*impedimenta* et de non-valeurs.

L'ajournement ou l'exemption du service militaire pour cause d'intérêt privé ne peuvent s'obtenir que pour le temps de paix. Les bons numéros sont ceux qui ne sont pas incorporés de suite, mais ils ne libèrent pas.

---

[1] SIMOUNEAU, sous-intendant. Les Effectifs, cadres et budgets des armées Européennes. *Journal des Sciences Militaires*, 1874, p. 540.

[2] Lieutenant-colonel Martin DE BRETTES. Le budget de la guerre en 1876. *Spectateur militaire*, 15 décembre 1875, p. 401.

Les communes, ou toute agglomération formant commune, doivent tenir sous leur responsabilité et avec le contrôle des autorités du Recrutement les listes des jeunes gens soumis à la conscription (*militair Pflichtigen*).

Récemment le Ministre de la guerre vient de publier le Rapport officiel sur les opérations du Recrutement pendant les 4 dernières années (non comprise la Bavière, qui a conservé son administration militaire distincte pendant la paix).

En voici les résultats :

CLASSE.	1871	1872	1873	1874
Nombre d'inscrits. . . .	423.643	431.773	444.531	437.567
Restent, toutes pertes déduites, disponibles et à incorporer pour la levée annuelle.	178.706	146.394	139.155	137.009

Ce déchet considérable et *progressif* est dû surtout à l'émigration en Amérique (conscrits non découverts : *Unessmittelt*) qui a pris de si fortes proportions qu'elle menace sérieusement le Recrutement allemand.

Il y a par an 14.250 volontaires d'un an dont 3.600 avec droit formel (écoles supérieures ou étudiants d'Université). Le reste admis à la suite d'examens réglementaires.

Article II. — Armée Austro-Hongroise.

Population : 35,904,435 habitants.
Taille minimum 1ᵐ,55.
Budget de guerre (1874) : 254,983,593 francs.
Budget de paix :   80 régiments d'infanterie, mais à 5 bataillons ;
              33 bataillons de chasseurs ;
               1 régiment de chasseurs tyroliens à 7 bataillons ;
              246 escadrons ;
              212 batteries.
Cadres : 16,249 Officiers ou assimilés (1874).

Le territoire est partagé en 16 grands Commandements militaires, divisés eux-mêmes en 94 Cercles de recrutement.

Le service est obligatoire pendant 12 ans. Il y a 3 catégories :

1° Armée active dont 3 années sous les drapeaux, 7 de réserve, 2 de landwehr ;

2° Hommes placés dans la réserve de remplacement : 10 ans de réserve de remplacement, 2 ans de landwehr ;

3° Hommes classés dans la landwehr. La landwehr se subdivise elle-même en *honveds* ou landwehr Hongroise, — landwehr du Tyrol et landwehr des pays Cisleithans.

Ces trois landwehr ne peuvent servir hors de leur territoire qu'en vertu d'une loi spéciale.

Les deux dernières catégories, réserve de remplacement et landwehr, sont exercées périodiquement dans leurs foyers.

Il y a enfin une dernière réserve d'appel.

La landsturm, divisée en deux bans :

L'un mobilisable de 18 à 39 ans;

L'autre sédentaire de 39 à 45 ans.

Les 9 *régiments-frontières* organisés par Marie-Thérèse pour s'opposer aux incursions des Turcs, n'avaient plus de raison d'être depuis fort longtemps; ils viennent d'être supprimés (8 août 1873).

Les confins ont été provincialisés et convertis en Cercles normaux de recrutement, nᵒˢ 16, 70, 78 et 79, correspondant aux régiments d'infanterie de même chiffre.

La Myopie et la presbytie ne sont pas des causes d'exemption en Autriche.

Le Ministre de la guerre vient de décider (mars 1873) que ceux des hommes de troupe des divers Corps de l'armée qui seraient reconnus par le médecin de leur régiment, atteints de myopie ou de presbytie au point d'avoir besoin de lunettes, en recevraient aux frais de l'État, cette dépense restant imputée au titre 14 du budget intitulé : *Service de Santé*.

Comme en Prusse, il existe en Autriche un examen des recrues à deux degrés, la Commission de classement et la Commission de révision statuant sur les litiges et cas douteux en dernier ressort comme tribunal d'appel.

Liste de recensement annuel (1872) : 337,899 inscrits.

Déchets de contingents : 49 pour 100.

On remarquera qu'avec une population supérieure (36,102,921) la France a des listes d'inscrits moins élevées, 303,540 (1873), 314,195 (1872). Cela tient à ce que la vie moyenne est plus longue en France; on y vieillit davantage, — mais la natalité y est moindre.

Article III. — Italie.

Population 26,801,154 habitants.
Taille minimum 1^m,56.
Budget de guerre (1874) 210,721,400 francs.

PIED DE PAIX { 80 régiments d'infanterie.   120 escadrons.
{ 40 bataillons de chasseurs.   100 batteries.

CADRES : 12,421 Officiers ou assimilés (1874).

Le service est obligatoire de 18 à 40 ans.

L'Armée permanente (8 classes) comprend 640,000 hommes, restant 3 ans sous les drapeaux dans l'infanterie, 5 ans dans la cavalerie.

La Milice mobile (4 classes) est de 260,000 hommes.

Enfin il y a une milice sédentaire, sorte de landsturm pouvant recevoir l'instruction militaire.

Les exemptions absolues et la libération à prix d'argent sont abolies (10 décembre 1872).

Les soutiens de famille sont classés dans la milice sédentaire ; les ecclésiastiques sont dispensés du service, à la condition de servir pendant 40 ans comme aumôniers ou ambulanciers.

Les ajournements sont très-judicieusement portés à 3 ans, et la réforme n'est prononcée qu'au cas d'inaptitude évidente au service militaire.

Le Volontariat d'un an, datant de 1871, est maintenu par la loi de 1872.

Le Conseil de révision d'appel existe aussi en Italie. Il n'y a qu'en France que les décisions des Conseils de révision nous paraissent quelquefois un peu précipitées ; on gagnerait à *voir plus longuement* et à ajourner à un 2e Conseil les cas litigieux et difficiles, les cas d'examen ophthalmoscopique par exemple.

Liste du recensement annuel en Italie : 260,000 hommes (1872).
Déchets de contingent : 27 pour 100.

Article IV. — Russie.

Population : 76,067,530 habitants, (1874).
Budget de guerre : 788,390,103 francs.

Sur le pied de paix : 188   régiments d'infanterie.
            38   bataillons de chasseurs.
            224   escadrons réguliers.
    plus   927   *sotnias* de Cosaques.
            327   batteries.
Cadres :   29,787   Officiers et assimilés (1874).

Effectif sur pied de guerre (d'après la nouvelle loi).
1,697,340 hommes — ainsi répartis :

	Officiers.	Soldats:
Troupes d'Europe	32,810	1,332,543
Troupes du Caucase	5,071	165,211
Troupes de la Russie d'Asie	4,066	157,639

La Finlande, les provinces Cosaques, et la Russie d'Asie ne sont pas assujetties au recrutement.

Le climat, les grandes distances, les difficultés de communication placent la Russie dans des conditions toutes spéciales. La proportion des conscrits sachant lire n'est guère que de 10 pour 100 ; il faut 5 ans pour faire un fantassin, 6 ans pour un cavalier ou un artilleur.

Le remplacement a été aboli à partir du 1er mai 1872.

De plus — excellente mesure — la durée du service est réduite pour les conscrits, *proportionnnellement à leur instruction* : 6 mois pour les élèves d'Universités — 18 pour ceux d'écoles moyennes, 3 ans pour les élèves d'écoles de district.

Il y a là bénéfice et pour l'instruction et pour le budget, qui a moins d'hommes à entretenir sous les drapeaux.

L'Ukase du 1er janvier 1874 a décrété le Service obligatoire.

Il est de 6 ans dans l'armée active (4 ans sous les drapeaux, 2 ans en congé) ;

De 9 ans dans la réserve.

La Conscription se fait du 1er novembre au 15 décembre en Europe, et du 15 octobre au 31 décembre en Sibérie.

L'ajournement est de deux ans ;—les cas d'exemption absolue sont restreints à la profession ecclésiastique et aux infirmités. Les soutiens de famille font partie de la réserve.

La Milice ou Légions nationales (*opoltchénié*) peut comprendre tous les hommes de 20 à 40 ans — même les libérés des armées de terre et de mer.

Elle est divisée en deux bans, dont l'un mobilisable.

Les forces de la Russie s'élèveront, avec l'appel sur pied de guerre, à 2.084.000 hommes (en 1889) sans compter la levée en masse.

Chaque année, près de 700.000 jeunes gens (chiffre exact 693.736 hommes en 1874) atteignent leur vingtième année.

Déchets de contingent : 40 pour 100.

SERVICE DE SANTÉ

Officiers et Troupes sanitaires des principales Armées Européennes.

Comme corollaire à l'instructive comparaison qu'on peut établir du Fonctionnement militaire français et étranger, nous croyons devoir donner une idée de la façon dont est compris le Service de Santé chez les 4 grandes puissances (Prusse, Autriche, Italie, Russie). Il résultera de ce parallèle la constatation en France d'une infériorité fonctionnelle marquée, dont l'Armée ne peut se désintéresser — car, comme l'a dit naguère Legouest : « La prochaine organisation du Service de santé est grosse de l'avenir des malades et blessés des campagnes futures, comme l'est de l'avenir tout entier de notre pays la loi militaire attendue. »

Avec le service obligatoire, chaque famille compte une attache dans l'ARMÉE, devenue la grande Famille. Tout officier qui peut être atteint grièvement dans la lutte a le droit de s'émouvoir d'une situation qui, au cours d'une nouvelle guerre, pourrait réserver des mécomptes.

N'y a-t-il pas quelque fausse sécurité à compter avec une complaisance un peu théorique sur les médecins civils déjà insuffisants en 1870 — sur notre sol et avec des effectifs restreints[1]?

Empire d'Allemagne.

Nous insisterons sur le Service de santé militaire allemand parce qu'il est remarquablement bien compris et pratiqué.

Il a fait à peu près son tour d'Europe et servi successivement de modèle aux armées danoise, autrichienne, italienne, russe, etc.

C'est certainement un des rouages les mieux réussis d'une Armée — déjà si perfectionnée cependant.

Pendant la guerre de 1870-71, le Corps de santé prussien s'est composé de 3.851 médecins militaires,

Dont 2.800 attachés à la partie immédiatement mobilisée de l'armée,

Et 1.051 aux formations et corps à mobiliser ultérieurement.

On n'avait, comme ressources immédiates pour parfaire ce chiffre élevé :

Que le Corps de santé de l'Armée active, 1.156.

---

[1] 700 demandes environ (au lieu de 4,000 qui eussent pu se produire) ont été faites pour des emplois de l'Armée territoriale. Beaucoup de docteurs semblent préférer les bénéfices du Volontariat d'un an et d'un grade ultérieur.

Et les médecins du *Beurlaubtenstand* (réserve et landwehr) 1363 médecins.

Restait un déficit de 1332, pour lequel le Ministère de la guerre a dû avoir recours :

1° Aux médecins n'ayant plus à satisfaire à l'obligation générale du service (médecins militaires en retraite et médecins civils âgés). 241

2° Aux médecins étrangers. 77

3° En dernier ressort aux étudiants en médecine à douze inscriptions. 842

Les Troupes de Santé comprenaient :

5,286 *Lazareth-Gehülfen*, aides de lazareth (nos infirmiers de visite, mais mieux compris).

10,576 infirmiers.

13,017 brancardiers ou militaires du train affectés aux ambulances.

(Compte rendu du médecin-major général Grimm. Militair ärztliche Zeitschrift, fascicule d'avril 1873.)

Le Corps médical militaire, auquel l'empereur d'Allemagne (6 février 1873) vient d'accorder de nouveaux avantages « comme témoignage de sa satisfaction pour les services rendus dans la dernière guerre » (termes de l'Ordonnance royale), est complétement autonome, directeur compétent, responsable, et possède la situation militaire absolue (*Soldatenstand*) — l'effectivité de l'assimilation — qui va de général, *Stab-Arzt* (général major), à *Unter-Arzt* (porte-épée, *Faenrich*).

Les hôpitaux sont dirigés par le médecin en chef et ne ressortent de l'intendance que pour le contrôle des dépenses.

Le Corps de santé se recrute au concours parmi les élèves de l'Académie médico-chirurgicale militaire et de l'Institut royal Frédéric-Guillaume.

Les pharmaciens sont des employés civils sans assimilation militaire et sont subordonnés aux médecins.

TROUPES DE SANTÉ. — Elles comprennent : 1° Les aides de lazareth (*Lazareth-Gehülfen*), rouage subalterne, mais très-utile, qu'on pourrait appeler les Sous-officiers de santé.

Ils sont de deux classes. La première correspond à nos infirmiers-majors, avec l'instruction générale et médicale en plus;

La deuxième, à nos infirmiers de visite.

On ne passe titulaire de ces deux classes qu'après examen et un an de service au moins.

2° Les brancardiers. — 4 hommes par compagnie sont exercés par le médecin du régiment à relever et transporter les blessés.

Après suffisante pratique, ils sont réunis au quartier général du Corps d'armée et reçoivent d'un médecin-major une instruction plus complète, puis ils rentrent à la compagnie comme brancardiers auxiliaires.

Ils sont chargés, pendant l'affaire, de relever les blessés.

DÉFENSE ABSOLUE (et des plus pratiques) *est faite à tout combattant de quitter le rang sous ce prétexte* [1].

Le Service sanitaire en campagne comprend :

1° *Les* RÉGIMENTS — 6 médecins par régiment;—une moitié suit au feu, la seconde constitue en arrière une *Verbandplatz*, place de pansement d'urgence;

12 aides de lazareth — 1 par compagnie — porteurs de musettes garnies de linge;

48 brancardiers (*Krankenträger*) — 4 par compagnie.

3 voitures sanitaires, 6 brancards;

3 sacs d'ambulance;

Chaque soldat porte ses munitions de pansement—une bande, compresse et charpie — enveloppées de toile huilée imperméable et cousues dans la poche gauche du pantalon.

2° *Les* AMBULANCES — divisées en :

1° Détachement sanitaire (*Sanitäts Detachment*), ou ambulance de première ligne, 7 médecins;

2° Lazareths de campagne (*Feldlazareths*), ou ambulance de deuxième ligne, 5 médecins.

Beaucoup de choses nous paraissent bonnes à imiter dans le Service sanitaire prussien : — les munitions de pansement portées par chaque soldat, le service d'étapes, le bureau de renseignements, les trains sanitaires (qui ont permis d'évacuer jusqu'au delà de Berlin dans leurs familles la plupart des blessés), les

---

[1] Un ordre de Cabinet du 6 juin 1872 décide qu'à l'avenir les brancardiers auxiliaires des Corps de troupe, au lieu de porter le brassard de Genève, auront une simple bande rouge distinctive au bras gauche.

Plusieurs, pendant la guerre de 1870-71, avaient fait le coup de feu à leurs loisirs. C'est sur la plainte de médecins prussiens eux-mêmes et des plus éminents (Lœffler et Beck,) qu'on vient de leur faire perdre le bénéfice d'une neutralité qu'ils n'observaient pas toujours.

cartes d'identité, qui diminuent la lugubre liste des disparus et permettent de préciser les pertes.

Enfin la carte ou fiche de diagnostic que tout blessé porte sur lui et qui permet de ne pas le manier et remanier 5 ou 6 fois (comme cela s'est trop souvent fait en France), pour connaître de son cas.

Empire d'Autriche.

Après le désastre de Sadowa, l'Autriche a eu la franchise et l'énergie des réformes nécessaires.

Le Corps de santé y a participé; il est devenu autonome et fonctionne sous l'autorité de ses chefs hiérarchiques (14e division du Ministère de la Guerre).

Il comprend : 1° 852 médecins militaires élèves pour la plupart du *Josefinum* (académie Joseph)[1] de Vienne, et assimilés de General-Aerzt à Oberærzt, lieutenant de première classe;

2° 714 médecins de la réserve.

Les pharmaciens sont au nombre de 65; ils sont sous la direction technique du médecin en chef de l'hôpital.

TROUPES DE SANTÉ. — Les troupes de santé se composent de 23 sections de 120 hommes, commandées chacune par un capitaine et attachées à 23 hôpitaux militaires.

En temps de guerre, par suite du rappel des réservistes, il est formé 85 détachements sanitaires, dont 1 par division d'infanterie ou de cavalerie (45), 1 par hôpital de campagne de première classe, 600 malades (27), 1 par hôpital de campagne de deuxième classe, 500 malades (13).

Ces hôpitaux correspondent à nos ambulances de première et de deuxième ligne.

L'effectif total de la troupe sanitaire s'élève à 14,000 officiers, sous-officiers, caporaux, *gefreite*, brancardiers et ordonnances.

En bataille, il est formé, à 1,200 pas du feu, deux lieux de secours (*Hilf-Platz*) par division.

Là, premier pansement et transport par brancardiers à la place de pansement (*Verbandplatz*), 3 kilomètres en arrière.

D'où évacuation par voiture des compagnies sanitaires sur l'ambulance de division de deuxième ligne.

---

[1] Cette Académie vient d'être licenciée, et un nouveau mode de recrutement par les médecins volontaires d'un an est à l'essai. On craint des résultats médiocres.

Cette graduation méthodique des secours nous paraît remarquablement bien comprise — et à imiter.

A côté du personnel purement militaire, l'Instruction du 3 septembre 1874 constitue un Service de santé auxiliaire dit de l'Ordre des Chevaliers allemands.

Ces successseurs de l'ancien Ordre Teutonique, s'équipent à leurs frais et doivent fournir 40 colonnes sanitaires, autant que de divisions d'infanterie. Ils ont déjà 200 voitures du modèle le plus moderne, pourvues de leurs harnais et matériel.

Chaque voiture avec son approvisionnement est dès à présent sur roues jointe à l'établissement sanitaire chargé de sa mobilisation.

Cette dernière disposition est excellente. Il est toutefois à craindre qu'un service non militaire ne présente dans la pratique quelques-unes des difficultés qu'ont fait surgir certaines ambulances de notre Société de secours (en première ligne seulement bien entendu).

Sous la présidence de l'archiduc Albert s'est formée, en outre, une Société patriotique de Secours aux militaires blessés et aux Veuves et orphelins de militaires qui, depuis 1866, a rendu de grands services et dispose de ressources considérables[1].

Italie.

Organisation calquée, avec raison — dans ses grandes lignes — sur le fonctionnement prussien.

Le Corps de santé est autonome — dans chaque division territoriale; le commandement des hôpitaux est confié à un médecin-colonel qui en exerce la direction technique, administrative et disciplinaire.

L'assimilation va de médecin président du Conseil de santé, médecin-général — à médecin de bataillon de deuxième classe, sous-lieutenant.

Comme en Prusse, le médecin porte l'épaulette en usage dans les régiments de cavalerie avec le caducée, plus le panache noir de l'artillerie et du génie.

La plus haute assimilation des pharmaciens est celle de lieutenant-colonel; ils ne sont que 89 et n'ont que l'assimilation et non *l'effectivité* du grade conféré aux médecins.

---

[1] *Revue militaire de l'Etranger* (1873), p. 175, 237, 279 (1875), p. 180, 245.

Troupes de santé. — Elles comprennent : 1° la *Section* de santé attachée à chaque division — notre ambulance volante.

Personnel : 6 médecins,

5 aides d'hôpital (nos infirmiers de visite),

27 infirmiers,

1 détachement de 126 brancardiers,

1 section du train d'artillerie avec cinq voitures de blessés,

2 charrettes de matériel,

1 charrette d'eau (prévision des plus pratiques—on ne saurait avoir trop d'eau pour premiers secours sur le Champ de bataille) (Voir *Guide Chirurgical*, p. 185).

2° Les *Hôpitaux de campagne*, outillés pour 200 malades (nos ambulances de deuxième ligne). Ils reçoivent les malades des sections de santé, et comprennent :

5 médecins,

5 aides d'hôpital,

36 infirmiers,

1 brigade de convoyeurs civils (1 voiture à 4 chevaux),

10 charrettes à 2 chevaux,

De ces hôpitaux, au nombre de 24, 9 suivent l'armée — 15 restent en réserve pour prononcer leur mouvement suivant les circonstances.

Russie.

Le Corps de santé est autonome comme le Génie, l'Artillerie et l'Intendance—il forme la 9e division au Ministère de la guerre.

Il a l'assimilation des *tchins*[1] de la 3e à la 9e classe (lieutenant général à enseigne) et se recrute parmi les élèves de l'Académie impériale de médecine et de chirurgie militaire.

Les troupes de santé se composent :

1° De *Feldschers*, — c'est l'aide de lazareth prussien, mais avec une nuance en plus. Les *Feldschers* sortent de trois écoles, dont l'une, à Saint-Pétersbourg, peut recevoir 300 élèves ; ils entrent à 13 et sortent à 17 ans ;

Ils peuvent à la rigueur arriver au tchin de 12e classe et dans les petits hôpitaux, en l'absence, par maladie ou force majeure,

---

[1] Le *tchin* est très-difficile à définir. C'est un ensemble de préséances, de priviléges, de rang social, englobant tout le personnel civil et militaire Russe. Exemple : Un conseiller d'Etat intime effectif et un général — un capitaine et un secrétaire de collége sont du même *tchin*.

du médecin, le feldscher peut passer une visite à sa façon ; ce qui nous paraît d'une garantie médiocre ;

2° De servants (nos infirmiers d'exploitation) ;

3° De brancardiers.

Au 1er (13 janvier 1872) d'après le *Vœnnyi-Sbornik*, l'Armée russe comptait :

2,065 médecins (4 par régiment, 1 à l'état-major, 1 par bataillon).

3,428 *feldschers* ;

710 élèves *feldschers* ;

Pour l'immense armée que la nouvelle loi veut mettre en campagne (57 divisions d'infanterie, armes accessoires, hôpitaux de 1re et de 2e ligne), il faudra 4,000 médecins environ [1].

On ne les trouvera guère en Russie qu'en enlevant à la médecine civile tous ses praticiens valides et en privant les populations surtout rurales de toute assistance médicale.

Un Comité de Secours aux Blessés et malades militaires qui a de nombreuses attaches officielles et des sous-comités dans toutes les provinces de l'empire s'est mis en rapport (Assemblée générale de 1872) avec le bureau d'Hygiène militaire du Ministère de la guerre pour lui subordonner son concours.

France.

Le Service sanitaire actuel est régi par le Règlement *provisoire* sur le Service de santé de l'Armée (2e partie, *hôpitaux en campagne*, 4 avril 1867).

Il est entièrement à refaire et la loi est à l'étude.

Disons seulement qu'en 1870, nous n'avons eu par Corps d'armée que 40 médecins, quand chaque Corps d'armée Prussien en avait 160.

Que les ambulances s'improvisent à la dernière heure comme les autres services, et d'autant plus mal que la haute direction est confiée à un personnel non médical déjà surchargé d'attributions autres.

Il est urgent que désormais chaque Corps d'armée ait ses ambulances (personnel et matériel) prêtes de longue date, comme ses autres moyens.

---

[1] *Revue militaire de l'Étranger* (1873), p. 19, 106, 283 (2e semestre), p. 60.

Pour le fonctionnement, il n'y a pas de brancardiers; les camarades d'un blessé quittent leur rang, le portent sur les derrières de l'armée et ne reviennent plus; ce sont des combattants perdus.

Les évacuations, les Trains sanitaires, le service médical d'étapes constituent autant d'inconnues, de questions à résoudre, qui ne semblent même pas soupçonnées par le Règlement *provisoire* de 1867.

Nous n'insisterons pas, le parallèle avec le fonctionnement étranger en dit assez.

———

Nous croyons devoir terminer ce GUIDE PRATIQUE par l'énoncé des articles de la Convention de Genève dont le détail exact, la réglementation régulière, est ignoré de bien des intéressés.

L'éducation des sous-officiers et soldats en vue de l'observance de beaucoup de points de cette Loi de Secours internationaux est encore à faire.

Profitons de ce ressouvenir du Drapeau à la Croix rouge pour rendre hommage à l'inépuisable charité française qui a créé la SOCIÉTÉ DE SECOURS AUX BLESSÉS et aux noms qui en sont la haute personnification, qui en eurent la généreuse initiative.

D'abord les membres d'une même famille fondatrice de l'œuvre : MM. le général de Fezenzac, de Goyon, de Flavigny, ce dernier surtout, mort à la peine et que l'on vit si dévoué pendant la guerre 1870-71.

Puis MM. le comte Sérurier, le prince Orloff, président de la Société; de Bréda, de Beaufort, Léonce de Cazenoves, docteur Chenu, Huber Saladin, Dalloz, Laboulaye, de Bussières, Cochin

Foucher de Careil, F. de Lesseps, Ménier, Benoît-Champy, duc de Fitz-James, Kœnigswarter, vice-amiraux Julien de la Gravière et Fourichon, Émile le Camus, de Madre, de Saint-Aignan, Berthelin, Pelletier, de Bellomayre, Wurtz, Mélot, Perrin, Servan, Sallantin, de Riencourt, Salmon, Deschars, de Billy, Ellissen, Rohaut de Fleury, Horace Delaroche, Moynier, Vernes d'Arlandes et tant d'autres...

Et cette Société des *Femmes de France* qui, sur tous les points du territoire, desservit de si dangereuses ambulances varioliques, et prouva au soldat qu'il y a beaucoup de la Sœur de charité dans nos femmes et nos mères.

Les témoins oculaires des grandes luttes de Borny, Gravelotte Saint-Privat et Noisseville ne liront pas sans émotion ces dernières lignes du *Blocus de Metz* (Dr Grellois) :

« Le 7 septembre 1871, Metz a inauguré un monument à la mémoire des 7,203 soldats français, morts dans ses ambulances.

» En avant du monument est placée sur une table de marbre noir une magnifique couronne de bronze accompagnée de cette simple et touchante inscription :

« LES FEMMES DE METZ AUX SOLDATS QU'ELLES ONT SOIGNÉS. »

FIN DE LA CINQUIÈME ET DERNIÈRE PARTIE.

DÉCRET

Promulguant la Convention internationale de Genève, relative aux militaires blessés sur les champs de bataille. (Moniteur du 25 juillet 1865.)

Article 1er.—Les ambulances et les hôpitaux militaires seront reconnus neutres, et, comme tels, protégés et respectés par les belligérants, aussi longtemps qu'il s'y trouvera des malades et des blessés.

La neutralité cesserait si ces ambulances ou ces hôpitaux étaient gardés par une force militaire.

Art. 2. — Le personnel des hôpitaux et des ambulances, comprenant l'intendance, les services de santé, d'administration, de transport des blessés, ainsi que les aumôniers, participera aux bénéfices de la neutralité lorsqu'il fonctionnera, et tant qu'il restera des blessés à relever et à secourir.

Art. 3. — Les personnes désignées dans l'article précédent pourront, même après l'occupation par l'ennemi, continuer à remplir leurs fonctions dans l'hôpital ou l'ambulance qu'elles desservent, ou se retirer, pour rejoindre le corps auquel elles appartiennent.

Dans ces circonstances, lorsque ces personnes cesseront leurs fonctions, elles seront remises aux avant-postes ennemis par les soins de l'armée occupante.

Art. 4. — Le matériel des hôpitaux militaires demeurant soumis aux lois de la guerre, les personnes attachées à ces hôpitaux ne pourront, en se retirant, emporter que les objets qui sont leur propriété particulière.

Dans les mêmes circonstances, au contraire, l'ambulance conservera son matériel.

Art. 5. — Les habitants du pays qui porteront secours aux blessés seront respectés et demeureront libres.

Les généraux des puissances belligérantes auront pour mission de prévenir les habitants de l'appel fait à leur humanité et de la neutralité qui en sera la conséquence.

Tout blessé recueilli et soigné dans une maison y servira de sauvegarde. L'habitant qui aura recueilli chez lui des blessés sera dispensé du logement des troupes, ainsi que d'une partie des contributions de guerre qui seraient imposées.

Art. 6. — Les militaires blessés ou malades seront recueillis et soignés, à quelque nation qu'ils appartiennent Les commandants en chef auront la faculté de remettre immédiatement aux avant-postes ennemis les militaires blessés pendant le combat, lorsque les circonstances le permettront et du consentement des deux partis.

Seront renvoyés dans leur pays ceux qui, après guérison, seront reconnus incapables de servir.

Les autres pourront être également renvoyés, à la condition de ne pas reprendre les armes pendant la durée de la guerre.

Les évacuations avec le personnel qui les dirige, seront couvertes par une neutralité absolue.

Art. 7. — Un drapeau distinctif et uniforme sera adopté pour les hôpitaux, les ambulances et les évacuations. Il devra être en toute circonstance, accompagné du drapeau national.

Un brassard sera également admis pour le personnel neutralisé ; mais la délivrance en sera laissée à l'autorité militaire.

Les drapeau et brassard porteront croix rouge sur fond blanc, etc, etc.

ARTICLES ADDITIONNELS.

Article 1er. — Le personnel désigné dans l'article 2 de la Convention continuera, après l'occupation par l'ennemi, à donner dans la mesure des besoins ses soins aux malades et aux blessés de l'ambulance ou de l'hôpital qu'il dessert.

Lorsqu'il demandera à se retirer, le commandant des troupes occupantes fixera le moment de ce départ, qu'il ne pourra toutefois différer que pour une courte durée et en cas de nécessités militaires.

Art. 2. — Des dispositions devront être prises par les puissances belligérantes pour assurer au personnel neutralisé, tombé entre les mains de l'armée ennemie, la jouissance intégrale de son traitement.

Art. 3. — Dans les conditions prévues par les articles 1ᵉʳ et 4 de la Convention, la dénomination d'*ambulance* s'applique aux hôpitaux de campagne et aux autres établissements temporaires qui suivent les troupes sur les champs de bataille pour y recevoir des malades et des blessés.

Art. 4. — Conformément à l'esprit de l'article 5 de la Convention et aux réserves mentionnées au Protocole de 1864, il est expliqué que, pour la répartition des charges relatives au logement des troupes et aux contributions de guerre, il ne sera tenu compte que dans la mesure de l'équité du zèle charitable déployé par les habitants.

Art. 5. — Par extension de l'article 6 de la Convention, il est stipulé que, sous la réserve des officiers dont la possession importerait au sort des armes et dans les limites fixées par le deuxième paragraphe de cet article, les blessés tombés entre les mains de l'ennemi, lors même qu'ils ne seraient pas reconnus incapables de servir, devront être renvoyés dans leur pays après leur guérison, ou plus tôt si faire se peut, à la condition toutefois de ne pas reprendre les armes pendant la durée de la guerre.

INDEX BIBLIOGRAPHIQUE

Hygiène.

G. Morache .... Traité d'Hygiène militaire. Paris, J.-B. Baillière, 1873.

Marey .... La Machine animale. Paris, Baillière, 1873.

Parkes.. ...... *A Manual of pratical Hygiene, intented especially for medical officers of the Army.* In-8°, London, 1873.

Douillot .. .... Hygiène militaire. Casernement, chauffage, bains, alimentation. In-18, Paris, 1869.

Jeannel...... .. Mémoire sur la coction économique des aliments. Paris, Baillière, 1874.

Fonssagrive .... Entretiens familiers sur l'Hygiène. Paris, Hachette et V. Masson, 1869.

Fonssagrive .... Hygiène et Assainissement des villes. 1 vol. in-8°, Paris, 1874.

Mahé .... Manuel pratique d'Hygiène navale. Paris, Baillière, 1874.

Leroy-Dupré .... Manuel de Santé à l'usage des officiers et soldats, pour être placé à la fin du livret que porte le militaire. Avesnes, 1848.

Mre de la Guerre. Précautions à prendre pour conserver la santé des troupes en Orient. Paris, 13 mai 1854.

Hastings-Hamilton. *A Treatise on military Surgery and Hygiene.* In-8°, New-York, 1865.

Decroix........ Inconvénients de l'usage du Tabac dans l'armée. Paris, 1869.

Wuillot....... Éléments d'Hygiène, et premiers soins à don-
Médecin de bataillon   ner en cas d'accident. Bruxelles, 1870.

A. Marvaud..... Étude sur les casernes et les Camps perma-
                nents. In-8°, Paris, 1873.

Chastang....... Conférence sur l'Hygiène du soldat appliquée
                spécialement aux troupes de la Marine.
                Paris, Baillière, 1873.

Général Bardin. Dictionnaire des Armées de terre. Paris,
                1842.

Général Lewal.. La Réforme de l'Armée. Paris, 1871.

Dumont^capitaine au 114e de ligne......Note sur le Sac-Valise. Périgueux, 1875.

Canonge........ Considérations sur l'Hygiène de l'infanterie
capitaine adjudant-major   à l'intérieur. Thèse de Paris, 1869.
    au 56e de ligne.

Gordon .... *Lessons on Hygiene and Surgery from the
                Franco-Prussian war.* In-8°, London, 1873.

Riant.......... Leçons d'Hygiène contenant les matières du
                programme officiel. In-8°, Paris, 1873.

    —   Hygiène scolaire. Paris, 1875.

Colombier...... Préceptes sur la Santé des gens de guerre ou
                Hygiène militaire. Paris, Lacombe, 1775.

Georges........ De la Chaussure du soldat, 1874. Thèse de
                Paris.

Carrère........ Quelques mots d'Hygiène militaire. Thèse de
                Paris, 1875.

Judée.......... De la Chaussure militaire. (*Spectateur mili-
                taire,* octobre 1868.)

Tourrainne..... Notes sur la Chaussure du fantassin. (*Recueils
                de Mémoires de Médecine militaire;* 3e série,
                t. XXVIII, 1872, p. 56.)

Lèques........ Notes sur quelques lésions produites par la
                Chaussure sur le fantassin; 3e série, t. VIII,
                1863.

Aronssohn...... De l'Habillement et de l'Équipement du soldat;
                3e série, t. XIX, 1869.

Henri Perrussel. Cours élémentaire d'Hygiène. 1 vol. in-18°

A. Marvaud..... Les Aliments d'épargne. In-8°; Paris, 1874.

Pein........... Essai sur l'Hygiène des Champs de bataille. Paris, 1873.

Tarneau....... Leçons élémentaires d'Hygiène militaire. Paris, Dumaine, 1875.

Voizard........ Alimentation du soldat. Thèse de Paris, 1873.

Schatz........ Étude sur les Hôpitaux sous tentes. 1870.

Com^t Corbin .... Mémoires sur les Cuisines à vapeur. 1 fascicule in-8°; Paris, 1874. (Extrait du *Mémorial de l'Officier du génie*.)

Champouillon... Considérations sur quelques Modifications qu'il pourrait être utile d'introduire dans la Tenue de l'Armée. *Recueil de Mémoires de Médecine militaire*, t. XXVII, 3e série, 1871, p. 97.

—   Quelques observations relatives au Régime alimentaire du soldat. Même *vol.*, p. 205.

J. Arnould ..... *Annales d'Hygiène*. Alimentation et Régime du du soldat; 2e série, tome V, p. 24.

L. Colin....... Articles : Morbidité militaire.

Morache .... Hygiène militaire.

Boisseau .... Camps. (*Dictionnaire encyclopédique de Médecine.*)

L. Payen .... Désinfection des locaux affectés pendant le siége aux personnes atteintes d'affections contagieuses.

De Riencourt... Les Militaires blessés et Invalides ; — leur histoire, leur situation en France et à l'étranger. Paris, Dumaine, 2 vol. 1875.

Husson........ Les Consommations de Paris. Hachette, 1875.

Lacassagne..... Précis d'Hygiène privée et sociale. Paris, Masson, 1876.

Guide Chirurgical.

Legouest....... Traité de Chirurgie d'Armée (2e édition).

Didiot .... La Guerre contemporaine et le service de Santé des armées. Paris, Rozier, 1866.

Léon Lefort.... La Chirurgie militaire et les Sociétés de secours en France et à l'étranger. In-8°, Paris, 1872.

Sarrazin....... Clinique chirurgicale de l'hôpital militaire de Strasbourg. Nancy, 1870, — et Art. *Ambulances*, du Dict. de Méd. pratique.

Mac Cormac..... (Traduit par Morache) Souvenirs d'un chirurgien d'ambulance (Sedan, Balan, Bazeilles), 1872.

M. Gori........ Des Hôpitaux, tentes et baraques. Essai sur l'Hygiène hospitalière, le transport des blessés et l'organisation des trains sanitaires. 1 vol. in-8°, Amsterdam, 1872.

Demarquay..... Les Ambulances de la Presse, — annexes du Ministère de la guerre pendant le siége et sous la Commune. In-8°, Paris, 1873.

Billroth et Mundy. Du Transport des blessés et malades en campagne. 1 vol. in-8°, Vienne, 1874.

Després........ Rapport sur les travaux de la septième Ambulance à l'armée du Rhin et de la Loire. Paris, Baillière, 1871.

Piotrowski..... Campagne de 1870-71. Armée de Sedan, Armée de la Loire, Rapport à la Société de Secours aux blessés. Paris, 1871.

Chipault........ Fractures par armes à feu. Armée de la Loire. Paris, Baillière, 1872.

Mre de la Guerre. Manuel de l'Infirmier de visite.

Leclerc........ Tableau statistique des pertes des armées allemandes. Paris, Dumaine et Berger-Levrault, 1873.
Chef de bataillon au 52e de ligne.

Engel.......... *Die Verluste der deutschen Armeen im Kriege gegen Frankreich.* Berlin, 1872.

Fristo .... Petit manuel de Chirurgie de bataille. Metz, 1848.

Mayor .... La Chirurgie populaire, ou l'art de porter de prompts Secours. Paris, 1851.

UYTTERHOEVEN... Sur les moyens de porter immédiatement Secours aux blessés sur les Champs de bataille et en particulier sur une mesure propre à restreindre considérablement la Mortalité par suite de Blessures artérielles. Bruxelles, 1855.

DUMONT .... Mémoire sur les premiers Secours à donner aux blessés sur les Champs de bataille.
  (Conseils aux soldats des Armées volontaires 1862.)

H. ARRAULT..... Notice sur les Secours aux blessés du Champ de bataille. Dumaine, 1866.

APPIA .... Du Transport des blessés pendant la guerre de 1864 dans le Schleswig.

VAN DOMMELIN... Essai sur les moyens de Transport et de Secours en général aux blessés et malades en temps de guerre. La Haye, 1870.

SOCIÉTÉ DE SECOURS AUX BLESSÉS. Bulletin international. 2 vol. in-8°; Genève, 1869-74.

NEUDORFER...... *Handbuch der Kriegs-Chirurgie und der Operations-Lehre, von 1867 zu 1872.* Leipzig; 3 vol.

LOUIS THOMAS... Traité des opérations d'urgence avec 61 fig. dans le texte. 1 vol. in-8°. Paris, 1873.

LONGMORE ...... *A Treatise on the Transport of sick and wounded troops;* 1 vol. in-8°, London.

KRIEGS MINISTERIUM. *Instruction für die militair Aerzte zum Unterricht der Krankenträger.* in-8°, Berlin, 1869.

CORRE......... Pratique de la Chirurgie d'urgence, Baillière, 1872.
  RECUEIL DE MÉMOIRES DE MÉDECINE ET DE CHIRURGIE MILITAIRE.

DIDIOT .. .. Analyse des Documents relatifs à l'histoire médico-chirurgicale de la guerre de la Sécession. 1861-1865, t. XVIII, 3° série.

BINTOT .... Observations de Blessures de guerre traitées après la bataille de Majoma. 1864.

EVANS.......... Histoire de l'Ambulance américaine à Paris, pendant le siége; ses Méthodes et ses Travaux. 1864, Londres.

LARGER .... De l'Ambulance primaire. Paris, Tanera, 1870. THÈSES de Paris.

MONNEREAU ..... Étude comparative de quelques-unes des principales Ambulances sédentaires établies à Paris pendant le Siége. 1870-71.

DUPINET .... Principales causes de la mortalité à Paris pendant le siége.

JOB .... Malades et blessés à l'ambulance de l'hôpital de Rothschild pendant le siége 1870-71.

VIALLE.. ...... Quelques considérations sur l'Hygiène et les maladies au plateau d'Avron.

CHARREYRE...... Des froidures (congélations).

WŒHRLIN....... Plaies par Armes à feu traitées à l'ambulance du lycée de Strasbourg.

STUTEL.... ... .. Histoire de l'Ambulance du petit Séminaire de Strasbourg pendant le bombardement.

Guide Médical.

CHENU.......... Rapport à la Société française de Secours aux blessés des armées de terre et de mer, sur le service médico-chirurgical des Ambulances et Hôpitaux pendant la guerre (1870-71).

—   Statistique médico-chirurgicale de la Campagne d'Italie en 1854 et 1860. Paris, Dumaine, Hachette, V. Masson. 1869.

—   Rapport au Conseil de santé des armées sur les résultats du service médico-chirugical pendant la guerre d'Orient, 1854. Paris, V. Masson et Dumaine, 1865.

—   *Recueil de Mémoires de Médecine militaire.*

DIDIOT .... Le Choléra à Marseille en 1865; des causes essentielles qui ont présidé à son développement et à l'état épidémique. T. XVI, p. 1 à 109.

MARMY .... Études cliniques pour servir à l'Histoire du Scorbut et du Typhus épidémique de l'armée d'Orient; 3me série, t. I, p. 71.

BRAULT .... Du Typhus de Mexico. t. XI, p. 189.

GUILLEMIN ...... Les Origines et la propagation du Typhus. T. XXX, 3e série, 1874, p. 98.

CAZALAS .... Relation de l'Épidémie cholérique dont la première division de l'Armée d'Orient a été frappée dans la Dobrudscha, en juillet-août 1854. 2me série, t. XV, p. 130.

G. MORACHE .... Notice sur une épidémie de Typhus avec cas de *relapsing fever*, observée à Pékin pendant l'hiver 1864-65. 3me série, t. XVI, p. 142.

LÉVI .... Épidémie de Choléra observée au village kabyle de Rzaounia (cercle de Dellys), t. IX, p. 293.

L. COLIN .... La Variole au point de vue épidémiologique et prophylactique. 1 vol. in-8°. Paris, 1873.

— Épidémies et milieux épidémiques. *Annales d'Hygiène*; 2me série, 1874.

VILLEMIN .... Causes et nature du Scorbut. 1 vol. in-8°. Paris, 1874.

PAULY .... Climats et endémies. Paris, 1875.

LAVERAN .... Épidémies des armées. Paris, 1875.

PROUST .... Essai sur l'Hygiène internationale, ses applications contre la Peste, la Fièvre jaune et le Choléra asiatique, avec une carte indiquant la marche des épidémies de choléra par les routes de terre et la voie maritime. 1 vol. in-8°, Paris, 1873.

BUCQUOY .... L'Opportunité de l'isolement des cholériques dans les hôpitaux, prouvée par les documents administratifs. Malteste, Paris, 1865.

CONSEIL DE SANTÉ DES ARMÉES. — Note sur l'apparition possible de quelques cas de Typhus dans les garnisons. 23 mars 1856, imprimerie Christophe.

JACQUOT .... Du Typhus de l'armée d'Orient. In-8°, Paris, 1858.

RAMON . . . . Instructions pratiques sur les soins à donner aux personnes atteintes de Choléra-Morbus asiatique épidémique ou sporadique avant l'arrivée des médecins. Paris, Delahaye, 1867.

DE SAINT-VINCENT. Nouvelle Médecine de famille, premiers soins.

LÉON DEPAUTAINE. Des grandes Épidémies et de leur prophylaxie internationale. Baillière, 1868.

BARNES S.-K. . . . *The medical and surgical History of the War of the Rebellion.* 2 vol. Washington, 1870.

DELPECH. . . . . . . Le Scorbut pendant le Siége de Paris. In-8°, 1872.

GRELLOIS . . . . . . Histoire médicale du Blocus de Metz. Paris, 1872.

NIVET . . . . Étude sur le Goitre épidémique. Paris, 1873.

Dr JACQUOT et TOPIN. De la colonisation et de l'acclimatement
Chef de bataillon au 73e de ligne. en Algérie. Victor Masson, 1849.

BRYON . . . . Essai sur les Oasis du sud de la province d'Oran. Montpellier, Bœhm, 1854.

CUIGNET . . . . Ophthalmie d'Algérie. Lille, Lefebvre-Ducrocq, 1872.
Dictionnaire encyclopédique de Médecine.

LAVERAN. . . . . . . Article *Algérie.*

Recrutement.

BOUDIN . . . . Étude sur le Recrutement des armées. Paris, 1849.

VINCENT . . . . Du Choix du soldat, ou étude sur la constitution des hommes de 20 ans appliquée au recrutement de l'armée. Paris, Rozier, 1861.

CHENU. . . . . De la Mortalité dans l'armée et moyens d'économiser la vie humaine. 1 vol. in-8°. Paris, 1870.
(*Recueil de Mémoires de Médecine et de Chirurgie militaires.*)

PERUY . . . . Compte rendu des opérations du Conseil de révision de l'Aude en 1866, pour servir à l'Histoire du Recrutement. 3e série, t. XVII, p. 238.

PERUY.......... Études statistiques sur le Recrutement et la Géographie médicale du département de l'Aude. T. XVIII, 3e série, p. 81.

H. BERTRAND.... Études statistiques sur le Recrutement dans le Cher. 3e série, t. VII, p. 467.

H. BERTRAND.... Études statistiques sur le Recrutement du département de l'Indre de 1838 à 1864. t. XIV, p. 289.

LÈQUES......... Considérations sur les Infirmités causes d'exemption dans le département de la Vendée; t. XII, 1864.

ALLAIRE........ Recherches sur les Infirmités causes d'exemption du service militaire dans l'arrondissement de Meaux. 3e série, t. VII, p. 130.

MOUILLÉ........ Des causes d'exemptions dans la Haute-Loire, 3e série, t. XVIII, 1867.

ROBERT......... Notice sur la taille et sur le poids du fantassin français ; t. X, 3e série.

COSTA.......... Le Recrutement de la Corse. T. XXIX, 3e série, 1873.

BERNARD........ Études sur la Taille et le Poids du soldat français, suivies de quelques recherches ethnologiques sur le bataillon de Chasseurs à pied de la Garde. T. XX, 3e série, p. 371.

RICHON......... Études statistiques sur le Recrutement dans le département de la Moselle. T. XXIII, 3e série, p. 97.

CHAMPOUILLON... Étude sur le développement de la Taille et de la Constitution dans la population civile et dans l'Armée en France. T. XXII, 2e série.

G. MORACHE..... Considérations sur le Recrutement de l'armée et sur l'aptitude militaire de la population française. 1 vol. in-12, Paris, 1873.

ÉLY............ L'Armée et la Population, études démographiques, *Gazette hebdomadaire*. 1871, p. 16.

LAGNEAU........ Considérations médicales et anthropologiques
                 sur la Réorganisation de l'Armée en France;
                 idem, p. 406.

BERTILLON ...... La Démographie figurée de la France. 1 vol.
                 in-8° avec cartes.

M. PERRIN...... Traité pratique d'Ophthalmoscopie et d'Opto-
                 métrie. (Des affections oculaires au point
                 de vue du Service militaire). Paris, Masson,
                 1872.

F. KRATZ....... *Recrutirung und invalidisirung*. Erlangen,
                 1872.

CAPDEVIELLE .... Quelques considérations sur la Taille et la
                 mensuration de la poitrine.
                 Thèse de Paris, 1873.

SEELAND........ (Traduit par Saniewski). Mémoire sur la Mesure
                 de la poitrine et le poids des recrues
                 Russes. *Bulletin de la Réunion des Officiers*,
                 1873, 1er vol.

ÉLY............ Dictionnaire encyclopédique de Médecine,
                 article *Recrutement*.

J. ARNOULD ..... Considérations sur le degré d'Aptitude physique
                 au recrutement de l'École spéciale militaire
                 pour l'année 1874-1875. Paris, 1875.

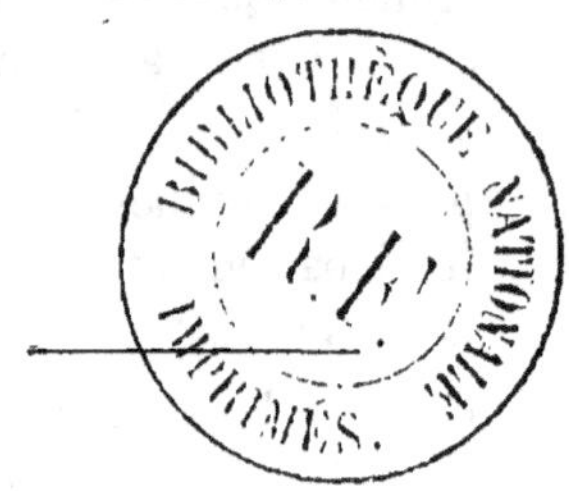

TABLE DES MATIÈRES

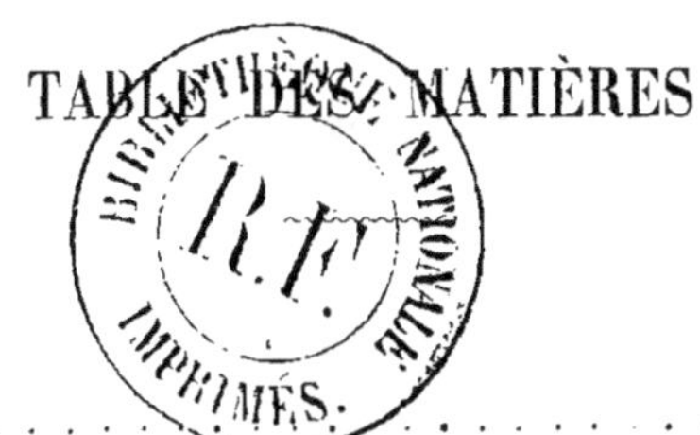

PREMIÈRE PARTIE

ESQUISSE ANATOMO-PHYSIOLOGIQUE

TITRE Ier

APPAREILS DE LA VIE DE RELATION

CHAPITRE PREMIER

ORGANES LOCOMOTEURS

CHAPITRE II

CHAPITRE III

ORGANE DES SENS

CHAPITRE IV

TITRE II

VIE DE NUTRITION

CHAPITRE Ier

CHAPITRE II

CHAPITRE III

CHAPITRE IV

DIGESTION

DEUXIÈME PARTIE

GUIDE D'HYGIÈNE MILITAIRE

TITRE PREMIER

ALIMENTATION DU SOLDAT

CHAPITRE Ier

CHAPITRE II

FONCTIONNEMENT JOURNALIER

CHAPITRE III

BOISSONS DU SOLDAT

TITRE II

LOGEMENT DU SOLDAT.

CHAPITRE Iᵉʳ

CHAPITRE II

CASERNES.

CHAPITRE III

HABITATIONS TEMPORAIRES DU SOLDAT

CHAPITRE IV

HABITATIONS DE GUERRE.

CHAPITRE V

CHAUFFAGE. — ÉCLAIRAGE. — VENTILATION.

TITRE III

—

CHAPITRE Ier

VÊTEMENTS DU SOLDAT.

CHAPITRE II

CHARGE DU SOLDAT D'INFANTERIE.

CHAPITRE III

RÉPARTITION DE LA CHARGE DU SOLDAT D'INFANTERIE. 140

TITRE IV

SOLDAT EN GARNISON

CHAPITRE Ier

PRÉPARATION PHYSIQUE ET INTELLECTUELLE A LA GUERRE.

TITRE V

SOLDAT MALADE.

CHAPITRE Ier

CHAPITRE II

SOLDAT MALADE AU CORPS

CHAPITRE III

HOPITAUX MILITAIRES.

TITRE VI

SOLDAT BLESSÉ OU INVALIDE.

QUATRIÈME PARTIE

GUIDE MÉDICAL

—

CHAPITRE Ier

GRANDES ÉPIDÉMIES D'ARMÉE.

CHAPITRE II

PETITES ÉPIDÉMIES DE GARNISON.

CHAPITRE III

PETITES INDISPOSITIONS USUELLES SAISONNIÈRES ET LEURS PREMIERS SOINS.

CHAPITRE IV

CINQUIÈME PARTIE

CHAPITRE Ier

APPRÉCIATION MATHÉMATIQUE DE L'APTITUDE MILITAIRE

CHAPITRE II

DE L'APTITUDE AUX DIFFÉRENTES ARMES

CHAPITRE III

DES AJOURNEMENTS ET DU SERVICE AUXILIAIRE

CHAPITRE IV

CHAPITRE V

CHAPITRE VI

DES MALADIES PLUS SPÉCIALES A CERTAINS DÉPARTEMENTS

CHAPITRE VII

ROLE SOCIAL DE L'ARMÉE

CHAPITRE VIII

CHAPITRE IX

DU RECRUTEMENT DES ARMÉES ÉTRANGÈRES

TABLE ALPHABÉTIQUE

DES NOMS D'AUTEURS CITÉS DANS LE LIVRE

FIN DE LA TABLE.

IMPRIMERIE CENTRALE DES CHEMINS DE FER. — A. CHAIX ET Cie, RUE BERGÈRE, 20, A PARIS. PRÈS DU BOULEVARD MONTMARTE — 1861½-5.